医易启悟

田合禄 著

中国科学技术出版社
·北京·

图书在版编目（CIP）数据

医易启悟 / 田合禄著 . — 北京：中国科学技术出版社，2022.1（2024.4 重印）
ISBN 978-7-5046-9106-4

Ⅰ.①医… Ⅱ.①田… Ⅲ.①《周易》—关系—中医学 Ⅳ.① B221.5 ② R22

中国版本图书馆 CIP 数据核字 (2021) 第 137442 号

策划编辑	韩　翔　于　雷
责任编辑	王久红
文字编辑	秦萍萍
装帧设计	佳木水轩
责任印制	李晓霖

出　　版	中国科学技术出版社
发　　行	中国科学技术出版社有限公司发行部
地　　址	北京市海淀区中关村南大街 16 号
邮　　编	100081
发行电话	010-62173865
传　　真	010-62179148
网　　址	http://www.cspbooks.com.cn

开　　本	710mm×1000mm　1/16
字　　数	299 千字
印　　张	20.5
版　　次	2022 年 1 月第 1 版
印　　次	2024 年 4 月第 2 次印刷
印　　刷	北京顶佳世纪印刷有限公司
书　　号	ISBN 978-7-5046-9106-4 / R·2740
定　　价	45.00 元

（凡购买本社图书，如有缺页、倒页、脱页者，本社发行部负责调换）

内容提要

　　《周易》与中医学是中国古代文化不可或缺的部分，其在各自的领域发挥着重要作用。

　　《易经》有言："易有太极，是生两仪，两仪生四象，四象生八卦。"而中医学中脏腑和经络的数目、性质及功能，又与阴阳五行、八卦、十干、十二支一一相应，可谓是"同源共宗"。两者均以阴阳为基础，共同探索天文、物候及人的生命、疾病之间的关系与发展规律。本书共三篇，上篇为医易总论，叙述了《周易》中的医学思想及《黄帝内经》中的易学思想，从而建立并奠定了医易学说的基础。中篇瑰集各家学说，详细介绍了《周易》对中医基础理论发展的贡献，并对三焦、心包络、命门、君相二火提出了自己的新观点。下篇阐释了《周易》对中医临床医学各科的指导作用，并列举了医案实例，以期从中窥得历代名医运用易理解决临床疑难病症的思路及方法。全书以古为据，内容翔实，不失为一部将易理与医理完美融合的好书，适合广大中医爱好者及中医文化研究者参考阅读。

前 言

医易学说是用易理阐发医理来研究人体生命科学奥秘的一门学科，医易学是推动中医发展的动力。为什么用《周易》原理能阐发人体生命科学呢？因为《周易》的主题强调"生"，《系辞》中言"生生之谓易"。《周易·乾·象》载："乾道变化，各正性命。"这里的"性命"二字，就是指生命。乾，《说文》"上出也"，准此，乾有生生不已之象。《老子·四十二章》谓："道生一，一生二，二生三，三生万物，万物负阴而抱阳，冲气以为和。"由太极（道生一）产生出阴和阳（一生二），阴和阳生出天、地、人（二生三），以及宇宙间的一切（三生万物），所以一切物体都包含着阴阳两部分（万物负阴而抱阳），且处于动态平衡状态（冲气以为和），贯穿万物之中的就是一个"生"字。《周易·系辞》又说："天地之大德曰生""易有太极，是生两仪，两仪生四象，四象生八卦。"《经传释词》："有，犹为也"，"为，犹用也"，"由，用也"，故"有"同"由"。这就是说，万物之生由太极开始，太极产生出阴和阳（两仪），阴阳生出太阴、少阳、少阴、太阳（两仪生四象），四象生出八卦，其中也贯穿着一个"生"字。不过八卦既是代表万物的符号，又可分为四象。而四象昭示了阴阳消长的变化规律，即显示了万物生、长、壮、老、死的规律。人为万物之灵，包含于万物之中，故用易理能够阐发人体的生命奥秘。《周易》学者早在汉代以前就提出了"八卦气验"理论（如《易纬通卦验》等），阐述了节气与疾病的关系，是中医五运六气医学之源。《周易参同契》更是通过养生理论，从天人合一方面阐释了人体的生命节律。因此，学医必须知易，易为医之源。国际易经学会会长成中英教授说："《周易》是生命的学问,是史无前例的生命科学理论。"

医易学说是中医药学的基础理论,中医学天人相应理论及阴阳、五行学说皆发源于易理。历代医家在《周易》原理的指导下,不断发展创新中医药学。中医命门学说的形成,就是《周易》原理在中医基础理论中的具体应用。王肯堂《证治准绳》提出了"八廓应乎八卦"的理论,在此基础上今人彭静山的眼针疗法,则是《周易》原理在中医临床中的新应用,周子藩《推拿秘诀》则运用八卦行推拿之术。因此,医易学说是中医药学的一大宝库,是取之不尽、用之不竭的瑰宝。它推动了中医药学的大发展,赋予了中医药学无限的生命力,若忽略易理对医理的指导作用,舍易论医,中医理论的许多秘密就难以完全揭开。

不知易,不可以言大医。为了推广普及医易学说,非常有必要发掘和整理历代医家关于医易研究的成果。因此,笔者不揣浅陋,查阅历代医家对医易学说的研究,找出在学术渊源和内容实质上与中医药学理论和临床有直接关联的论述,加以瑰集,并按中医学说归类,使读者在阅读时眉目更加清楚,还可以从中体悟历代医家运用医易原理创造出种种新说的过程。本书异说并存,在于广开门路以集思广益,仁者见仁,智者见智,各为一路神仙显神通。为了保持各家学说的基本面貌及其创新思路,一些引文略显冗长,请原书作者及读者谅解。

笔者通过对历代医家有关医易学说的研讨探微,基本掌握了医易学说的原理,同时运用《周易》原理,结合现代医学知识,破解了中医三焦、心包络、命门实质的千古之谜,揭开了长寿的秘密,并对君火相火学说提出了新的学术观点,建立了以脑-心-脾-肾为生命轴线的新理论,以及中医太极三部六经说新理论。这将对治疗脑病、心血管系统疾病、泌尿系统疾病、结缔组织疾病等诸多疑难杂症产生重大影响和突破,使其在临床中开花结果。此外，还从医易角度评述了李东垣的学术思想，重新讨论了东垣的"阴火"说。笔者认为，东垣言阴火是指心火，不是指相火。由此可知，医易学说将会打开通往人体生命科学奥秘的神奇之路。近年来其与五运六气合用，如虎添翼，充分体现了医易的重要性。

有人说，《周易》原理是建立中医药学的说理工具，现在中医药学理论体系已经建立起来了，没有必要再学习《周易》了。但笔者的实践证明，这种说法是站不住脚的。研究医易学说，对促进中医药学的教学质量、推动中医药学理论的研究、开拓临床实践的新前景等都具有十分重要的意义。希望读者在阅读本书之后，能对医易产生兴趣，并认真深入地研究医易，从中得到灵感和启悟，让医易这把金钥匙打开你的灵机，创造出更具实用价值和科学活力且富有时代气息的医易，把中医药事业推向更高的境界。

滑县田合禄
于龙城桃园书屋

目 录

绪论 ………………………………………………………………… 001

上篇　医易总论

第1章　《周易》中的医学思想 ………………………………… 022
　一、何谓"易" ……………………………………………… 022
　二、"《易》逆数"新解 …………………………………… 035
　三、《周易》的说理工具——卦 …………………………… 037
　四、《周易》精髓——阴阳理论 …………………………… 050
　五、河图、八卦与五行 ……………………………………… 055
　六、太极图与八卦的关系——世界模式图 ………………… 057
　七、《周易》的尚中思想 …………………………………… 060
　八、八卦与人体 ……………………………………………… 064
　九、八卦与生命 ……………………………………………… 066
　十、八卦与健康 ……………………………………………… 068
　十一、《周易》哲学思想体系——水地说 ………………… 069
　十二、《周易》的辩证法思想 ……………………………… 072

第2章　医易典籍《黄帝内经》 ………………………………… 073
　一、洛书八卦的应用——科学实验 ………………………… 073
　二、天地之至数的应用 ……………………………………… 083
　三、太极原理的应用 ………………………………………… 089
　四、易象的应用 ……………………………………………… 093
　五、取象种类 ………………………………………………… 099

壹

六、《周易》对脏象、经络形成的贡献 ⋯⋯⋯⋯⋯⋯⋯⋯⋯⋯⋯⋯ 101

　　七、左肝右肺取易象 ⋯⋯⋯⋯⋯⋯⋯⋯⋯⋯⋯⋯⋯⋯⋯⋯⋯⋯⋯ 104

　　八、《周易》尚中思想的应用 ⋯⋯⋯⋯⋯⋯⋯⋯⋯⋯⋯⋯⋯⋯⋯ 105

　　九、五行的应用 ⋯⋯⋯⋯⋯⋯⋯⋯⋯⋯⋯⋯⋯⋯⋯⋯⋯⋯⋯⋯⋯ 108

　　十、五运六气 ⋯⋯⋯⋯⋯⋯⋯⋯⋯⋯⋯⋯⋯⋯⋯⋯⋯⋯⋯⋯⋯⋯ 110

　　十一、病因学易理应用 ⋯⋯⋯⋯⋯⋯⋯⋯⋯⋯⋯⋯⋯⋯⋯⋯⋯⋯ 116

　　十二、病机学易理应用 ⋯⋯⋯⋯⋯⋯⋯⋯⋯⋯⋯⋯⋯⋯⋯⋯⋯⋯ 120

　　十三、辨证论治用易理 ⋯⋯⋯⋯⋯⋯⋯⋯⋯⋯⋯⋯⋯⋯⋯⋯⋯⋯ 121

　　十四、中药学中用易理 ⋯⋯⋯⋯⋯⋯⋯⋯⋯⋯⋯⋯⋯⋯⋯⋯⋯⋯ 121

　　十五、组方用天地之数 ⋯⋯⋯⋯⋯⋯⋯⋯⋯⋯⋯⋯⋯⋯⋯⋯⋯⋯ 123

　　十六、三才之道的应用 ⋯⋯⋯⋯⋯⋯⋯⋯⋯⋯⋯⋯⋯⋯⋯⋯⋯⋯ 124

　　十七、结语 ⋯⋯⋯⋯⋯⋯⋯⋯⋯⋯⋯⋯⋯⋯⋯⋯⋯⋯⋯⋯⋯⋯⋯ 125

中篇　《周易》对中医基础理论发展的贡献

第3章　脏腑学说 ⋯⋯⋯⋯⋯⋯⋯⋯⋯⋯⋯⋯⋯⋯⋯⋯⋯⋯⋯⋯⋯ 128

　　一、脏腑配太极八卦说 ⋯⋯⋯⋯⋯⋯⋯⋯⋯⋯⋯⋯⋯⋯⋯⋯⋯⋯ 128

　　二、胃腑中气为太极元气说 ⋯⋯⋯⋯⋯⋯⋯⋯⋯⋯⋯⋯⋯⋯⋯⋯ 135

　　三、脑主神明和脑为命门说 ⋯⋯⋯⋯⋯⋯⋯⋯⋯⋯⋯⋯⋯⋯⋯⋯ 136

　　四、肾间命门说 ⋯⋯⋯⋯⋯⋯⋯⋯⋯⋯⋯⋯⋯⋯⋯⋯⋯⋯⋯⋯⋯ 147

　　五、三焦说 ⋯⋯⋯⋯⋯⋯⋯⋯⋯⋯⋯⋯⋯⋯⋯⋯⋯⋯⋯⋯⋯⋯⋯ 162

　　六、心包络说 ⋯⋯⋯⋯⋯⋯⋯⋯⋯⋯⋯⋯⋯⋯⋯⋯⋯⋯⋯⋯⋯⋯ 174

第4章　经络学说 ⋯⋯⋯⋯⋯⋯⋯⋯⋯⋯⋯⋯⋯⋯⋯⋯⋯⋯⋯⋯⋯ 179

　　一、十二经脉的《周易》框架 ⋯⋯⋯⋯⋯⋯⋯⋯⋯⋯⋯⋯⋯⋯⋯ 179

　　二、六经的《周易》框架 ⋯⋯⋯⋯⋯⋯⋯⋯⋯⋯⋯⋯⋯⋯⋯⋯⋯ 181

　　三、八卦与十二经气血流注的关系 ⋯⋯⋯⋯⋯⋯⋯⋯⋯⋯⋯⋯⋯ 181

　　四、八卦与奇经八脉的关系 ⋯⋯⋯⋯⋯⋯⋯⋯⋯⋯⋯⋯⋯⋯⋯⋯ 183

第5章 阴阳气血学说 186
一、用卦象说明人体阴阳气血的正常运行 186
二、用卦象说明人体阴阳气血运行失常 196
三、用坎离说明人体阴阳气血的离合情况 197

第6章 病机学说 200
一、六气病机论 200
二、脏腑病机论 221

第7章 诊断学说 251
一、面部形色八卦诊法 251
二、脉诊中的八卦原理 255
三、眼部形色八卦诊法 256
四、手部形色八卦诊法 259
五、舌部诊法 261

第8章 治则学说 263
一、养生的尚中原理 263
二、调整阴阳的尚中思想 265

第9章 本草学说 266
一、四气五味的取象比类原理 267
二、升降浮沉的取象比类原理 268
三、中药归经的取象比类原理 269
四、中药功效的取象比类原则 270

第10章 方剂学说 273
一、用卦象或卦爻辞命名方剂 273
二、用易学原理解释方义 275

下篇　易学原理对中医临床医学的指导作用

第11章　杂病学说 278
　　一、臌胀 278
　　二、战栗 282
　　三、伤寒 283

第12章　妇科学说 286

第13章　儿科学说 289
　　一、手掌图 289
　　二、运八卦 290

第14章　外科学说 292

第15章　五官科学说 294
　　一、鼻病 294
　　二、眼针疗法 295

第16章　针灸学说 298
　　一、灵龟八法 298
　　二、飞腾八法 300

第17章　气功学说 303
　　一、内丹气功的理法与易学关系 303
　　二、内丹三要 307

第18章　医案举隅 310
　　一、中医医案 310
　　二、气功医案 316

绪 论

医易是中医学的重要学科，这可被中医学的历史所证明。关于医易的价值，张介宾在《类经附翼·医易义》中讲得很精彩，今天仍不失其灿烂光辉，所以我引于此，并加以解说作为绪论，以便读者认真品味。

宾尝闻之孙真人曰："不知易，不足以言大医。"每窃疑焉。以为《易》之为书，在开物成务，知来藏往，而医之为道，则调元赞化，起死回生。其义似殊，其用似异。且以医有《内经》，何藉于《易》？舍近求远，奚必其然？而今也年逾不惑，茅塞稍开，学到知羞，方克渐悟。乃知天地之道，以阴阳二气而造化万物；人生之理，以阴阳二气而长养百骸。易者，易也，具阴阳动静之妙；医者，意也，合阴阳消长之机。虽阴阳已备于《内经》，而变化莫大于《周易》。故曰天人一理者，一此阴阳也；医易通源者，同此变化也。岂非医易相通，理无二致，可以医而不知易乎？

按：唐代大医学家孙思邈在《千金要方·大医习业》中说："凡欲为大医，必须谙《素问》《甲乙》《黄帝针经》《明堂流注》及十二经脉、三部九候、五脏六腑、表里孔穴、本草药对、张仲景、王叔和、阮河南、范东阳、张苗、靳邵等诸部经和方。又须妙解阴阳禄命诸家相法及灼龟五兆，《周易》《六壬》并须精熟，如此乃得为大医。若不尔者，如无目夜游，动致颠殒。"开始张介宾对孙思邈说"不懂《易经》，不能成为高明的好大夫"表示怀疑，可是到了四十不惑之年，阅历日广，知识日增，渐渐地开悟了，方知

医易启悟

医易同源于天地阴阳二气之理，于是得出"医易相通，理无二致，可以医而不知易乎"的结论。孙思邈是如何应用易理的呢？如他在《千金要方·伤寒》中说："《易》称，天地变化，各正性命。然而变化之迹无方，性命之功难测，故有炎凉、寒燠、风雨、眩冥、水旱、妖灾、虫蝗、怪异、四时、八节种种施化不同，七十二候、日月运行各别，终其咎度，方得成年。……天地尚且如然，在人安可无事？"孙思邈注意到，包括人在内的万物"各正性命"是"天地变化"的结果，"天地变化"必然会影响到人，天地生灾，在人则生病。

"医者意也"，初见于《后汉书·郭玉传》，本意是讲针灸医生的注意力。后被历代医家引用，并引申到用意上来，指医家的聪明才智及其悟性。孙思邈深有体会，曾多次讲到这一观点：张仲景曰，"欲疗诸病，当先以汤药涤五脏六腑……故用汤也；若四肢病久，风冷发动，次当用散；……次当用丸……能参合而行之者，可谓上工。故曰医者意也"。"若夫医道之为言，实惟意也。固以神存心手之际，意析毫芒之理，当其情之所得，口不能言；数之所在，言不能谕"。"医者意也，善于用意，即为良医"。所以张景岳有此语。

予因默契斯言，潜心有日，管窥一得，罔敢自私，谨摭掇易理精义，用资医学变通，不揣鄙俚而为之论曰：易有太极，是生两仪，两仪生四象，四象生八卦。天尊地卑，乾坤定矣；卑高以陈，贵贱位矣；动静有常，刚柔断矣；方以类聚，物以群分，吉凶生矣；在天成象，在地成形，乾坤设位而易行乎其中矣。是故天生神物，圣人格之；天地变化，圣人效之；天垂象，见吉凶，圣人象之；河出图，洛出书，圣人则之。于是乎近取诸身，远取诸物，作八卦以通神明之德，以顺性命之理。八卦成列，象在其中矣；因而重之，爻在其中矣；刚柔相摩，八卦相荡，变在其中矣；系辞焉而命之，动在其中矣；吉凶悔吝生乎动，而天地鬼神之为德，万物一体之为能，森乎昭著而无所遁乎易矣。

按：《易》的核心内容是讲生物的，其中有天、地、人三才之道，其说理的工具是太极图、河图、洛书、八卦。就是说，《易》是用象数来阐发天地阴阳变化之理的。

伟哉人身，禀二五之精，为万物之灵；得天地之中和，参乾坤之化育；四象应天，四体应地；天地之合辟，即吾身之呼吸也；昼夜之潮汐，即吾身之脉息也；天之北辰为群动之本，人之一心为全体之君也。由是观之，天之气，即人之气；人之体，即天之体。故康节曰：思虑未起，鬼神未知，不由乎我，更由乎谁？盖谓一念方萌，便达乎气；神随气见，便与天地鬼神相感通。然则天人相与之际，精哉妙矣，诚可畏矣。人身小天地，真无一毫之相间矣。今夫天地之理具乎易，而身心之理独不具乎易乎？矧天地之易，外易也；身心之易，内易也。内外孰亲？天人孰近？故必求诸己而后可以求诸人，先乎内而后可以反乎外；是物理之易犹可缓，而身心之易不容忽。医之为道，身心之易也。医而不易，其何以行之哉？然易道无穷，而万生于一，一分为二，二分为四，四分为八，八分为十六，自十六而三十二，三十二而六十四，以至三百八十四爻，万有一千五百二十策，而交感之妙，化生之机，万物之数，皆从此出矣。

按：继续阐述"不知易，不足以言大医"的道理。易理源于天地，人是一小天地，岂能不具易理？天人合一，具有易理，医易相通，易理是医理的指导理论，中医看病岂能不用易理？如何把握人体之医理？求诸天地。如何掌握天地规律？熟悉易理。天地万物化生之理，全在太极之中，所谓"易有太极，是生两仪，两仪生四象，四象生八卦"，乃至六十四卦、三百八十四爻、万有一千五百二十策也。

详而言之，则其所谓一者，易有太极也。太极本无极，无极即太极，象数未行理已具，万物所生之化原，故曰：五行不到，父母未生前。又曰：杳杳冥冥，其中有精，其精甚真，其中有信。是为造物之初，因虚以化气，因气以造形，而为先天一气之祖也。医而明此，乃知生生化化，皆有所原，则凡吾身于未有之初，便可因之以知其肇基于父母，而预占其禀受之象矣。

按："太极本无极，无极即太极"源于周敦颐《太极图说》。一，就是太极，就是气。气是天地万物化生的本原，气化是生命基本形式，如《素问·五常政大论》说，"气始而生化，气散而有形，气佈而蕃育，气终而象变。"《素问·宝命全形论》说，"人以天地之气生。"故曰"因气以造形""医而明此，乃知生生化化，皆有所原"。并指出，人禀受于父母先天之精气。

所谓一分为二者，是生两仪也。太极动而生阳，静而生阴。天生于动，地生于静，阳为阴之偶，阴为阳之基。以体而言为天地，以用而言为乾坤，以道而言为阴阳。一动一静，互为其根，分阴分阳两仪立焉。是为有象之始，因形以寓气，因气以化神，而为后天体象之祖也。医而明此，乃知阴阳气血，皆有所钟，则凡吾身之形体气质，可因之以知其纯驳偏正，而默会其禀赋之刚柔矣。

按：太极含有两仪，即天地乾坤阴阳二气。阴阳二气寓于形之中，形体气质皆阴阳二气变化所致，"医而明此，乃知阴阳气血"之偏盛也。

所谓二分为四者，两仪生四象也。谓动之始则阳生，动之极则阴生，静之始则柔生，静之极则刚生。太少阴阳，为天四象；太少刚柔，为地四体。耳目口鼻以应天，血气骨肉以应地。医而明此，乃知阳中有阴，阴中有阳，则凡人之似阳非阳、似阴非阴，可因之以知其真假逆顺，而察其互藏之幽显矣。

按：太少阴阳、太少刚柔天地四象说源于邵雍《皇极经世书》。七窍通天之四象，形体通地之四象，只有明白了阴阳生四象及阴阳互根的道理，才能把握人体阴阳之真假逆顺，以及五脏之阴阳。

所谓四分为八者，四象生八卦也。谓乾一、兑二、离三、震四、巽五、坎六、艮七、坤八也。乾，健也。坤，顺也。震，动也。巽，入也。坎，陷也。离，丽也。艮，止也。兑，说也。伏羲八卦分阴阳之体象，文王八卦明五行之精微。医而明此，方知阴阳之中，复有阴阳；刚柔之中，复有刚柔。而其对待之体，消息之机，交感之妙，错综之义，昭乎已备。则凡人之性理神机，形情病治，可因之以得其纲领，而会通其变化之多矣。自兹而四象相交成十六事，八卦相荡为六十四，分内外以配六爻，推九六以成蓍数，人物由之而大成，万象因之以毕具。

按：本段源于《说卦传》。伏羲八卦为先天八卦图，讲对待；文王八卦为后天八卦图，讲流行。医者掌握了八卦之理，就懂得了阴阳互根、互补、消长变化，以及你中有我、我中有你的道理，就掌握了诊治疾病的纲领。

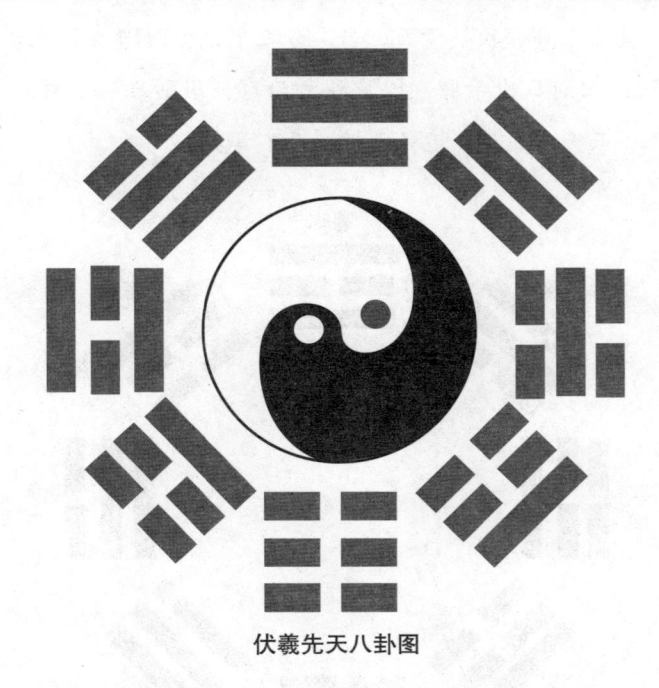

伏羲先天八卦图

前阅圆图，即其精义，是图虽象乎万有，尤切夫人之一身，故曰先天图者，环中也。环中者，天之象也。六十四卦列于外，昭阴阳交变之理也；太极独运乎其中，象心为一身之主也；乾南坤北者，象首腹之上下也；离东坎西者，象耳目之左右也。自复至同人，当内卦震离之地，为阴中少阳之十六，在人为二八；自临至乾，当内卦兑乾之地，为阳中太阳之十六，在人为四八；自姤至师，当内卦巽坎之地，为阳中少阴之十六，在人为六八；自遁至坤，当内卦艮坤之地，为阴中太阴之十六，在人为八八。阳生于子而极于午，故复曰天根，至乾为三十二卦，以应前之一世；阴生于午而极于子，故姤曰月窟，至坤为三十二卦，以应后之半生。前一世始于复之一阳，渐次增添，至乾而阳盛已极，乃象人之自少至壮；后半生始于姤之一阴，渐次耗减，至坤而阳尽终，乃象人之自衰至老。纵观之，则象在初爻，其乾尽于午，坤尽于子，当二至之令，为天地之中而左右以判。左主升而右主降，升则阳居东南，主春夏之发生，以应人之渐长；降则阴居西北，主秋冬之收敛，以应人之渐消。横观之，则象在二爻，其离于卯，坎尽于酉，当二分之中，为阴阳之半而上下以分，上为阳而下为阴，阳则日出于卯，以应昼之为寤，阴则日入于酉，以应夜之寐焉。即此一图，而天人之妙，运气之理，无不具矣。

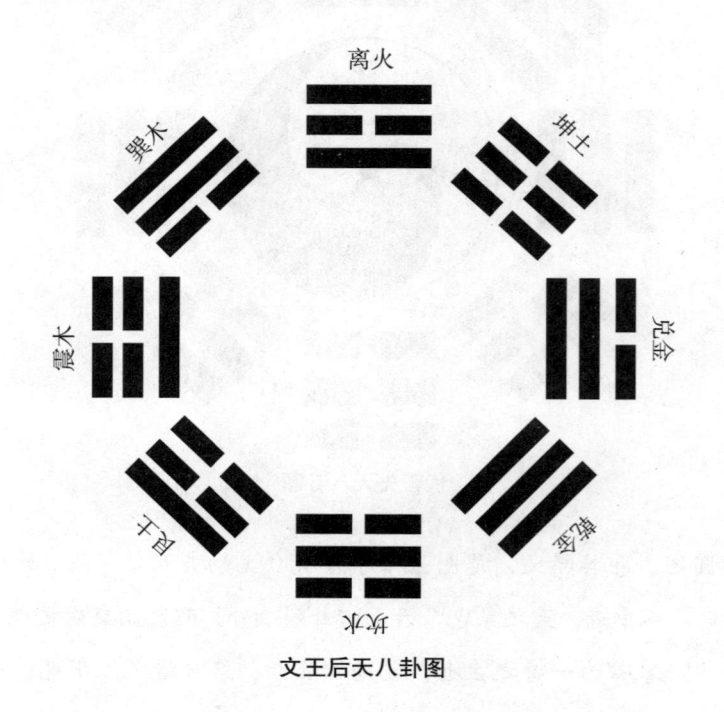

文王后天八卦图

绪 论

按：此以伏羲六十四卦圆图言。

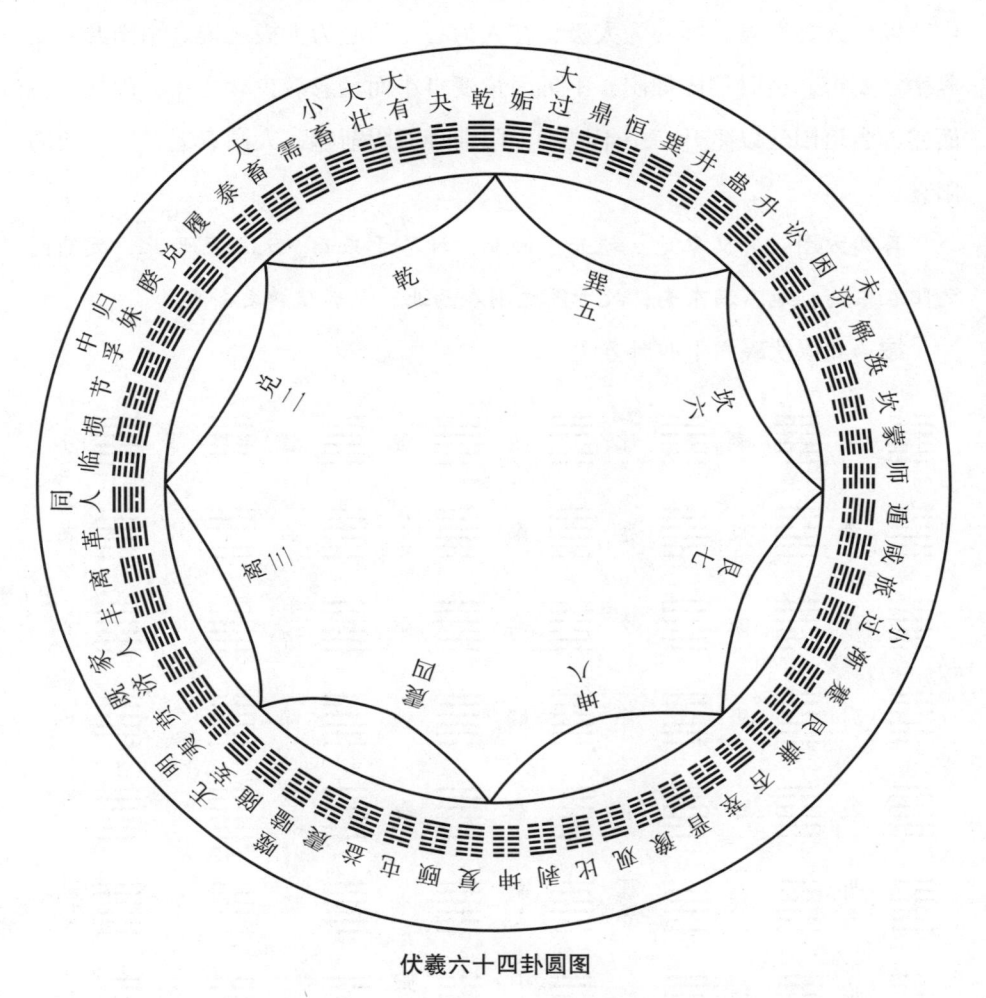

伏羲六十四卦圆图

伏羲六十四卦圆图有太极含少阳、太阳、少阴、太阴之四象，有天地纵横之妙，并以这四象阐说人体生理现象，形容人体生长的少、青、壮、老四个阶段。自复至同人，为少阳，当一年之春，如人16岁以前的童年与少年；自临至乾，为太阳，当一年之夏，如人17—32岁的青壮年时期；这32卦为阳仪，象春夏之发生，为人的前半生，以应人之渐长。自姤至师，为少阴，当一年之秋，如人33—48岁的中年时期；自遁至坤，为太阴，当一年之冬，如人49—64岁的老年时期；这32卦为阴仪，象秋冬之收敛，为人的后半生，以应人之渐衰。圆心为太极，在人为心，乃心为太极之说。阴阳升降是养生之要道，适时培阳抑阴，不可因量变事小而轻忽。少壮之年，阳气有生而盛，当培阳气以生升；中年以后，阳渐衰而阴渐盛，人渐衰老，所以要防阳衰。

再阅方图，其义象地。乾始于西北，坤尽于东南。天不足西北，故圆图之阳在东南；地不满东南，故方图之刚在西北，是皆伏羲之卦也。

按：此以伏羲六十四卦方图言。

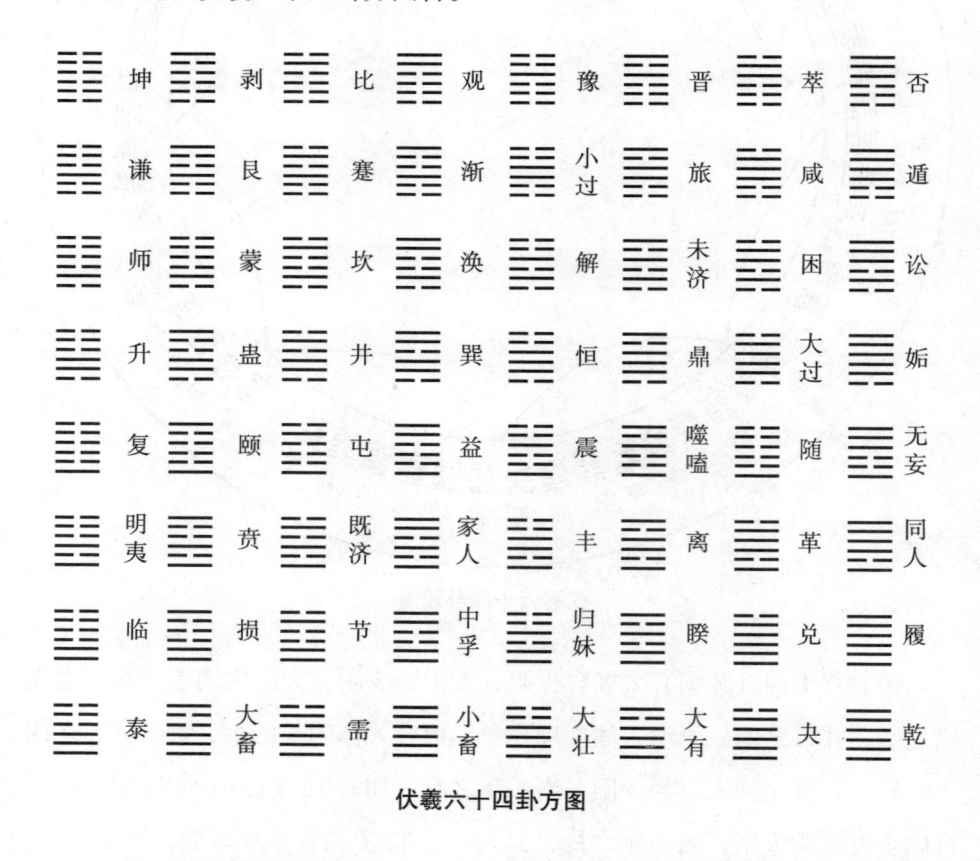

坤	剥	比	观	豫	晋	萃	否
谦	艮	蹇	渐	小过	旅	咸	遁
师	蒙	坎	涣	解	未济	困	讼
升	蛊	井	巽	恒	鼎	大过	姤
复	颐	屯	益	震	噬嗑	随	无妄
明夷	贲	既济	家人	丰	离	革	同人
临	损	节	中孚	归妹	睽	兑	履
泰	大畜	需	小畜	大壮	大有	夬	乾

伏羲六十四卦方图

伏羲六十四卦圆图以象天，方图以象地，此乃中国古代天圆地方的宇宙论。圆图与方图，天对地，天为阳，地为阴。天阳对地阴，故圆图之乾天在南而方图之坤在东南；天阴对地阳，故圆图之坤地在北而方图之乾在西北。西北为天门，东南为地户。

又若文王八卦，位有不同。伏羲出自然之象，故乾上坤下，离左坎右；文王合河图之数，故火南水北，木东金西。质诸人身，天地形体也，乾坤情性也，阴阳气血也。左右逢源，纤毫无间，详求其道，无往不然。

按：此言伏羲八卦与文王八卦之不同，伏羲八卦以天道言，故其象是天上地下，离日坎月运行其间。文王八卦以地道言，故其象是火南水北，木东金西。

故以爻象言之：则天地之道，以六为节，三才而两，是为六爻，六奇六偶，是为十二。故天有十二月，人有十二藏；天有十二会，人有十二经；天有十二辰，人有十二节。知乎此，则营卫之周流，经络之表里，象在其中矣。

按：《素问·六节脏象论》专讲六节之事。谓，"天以六六之节，以成一岁，人以九九制会，计人亦有三百六十五节，以为天地久矣，不知其所谓也……夫六六之节、九九制会者，所以正天之度、气之数也。天度者，所以制日月之行也；气数者，所以纪化生之用也。"天之六节，在卦为六爻。故卦象既有天度历法的作用，又为万物生化的纲领。

以脏象言之：则自初六至上六为阴为脏，初六次命门，六二次肾，六三次肝，六四次脾，六五次心，上六次肺。初九至上九为阳为腑，初九当膀胱，九二当大肠，九三当小肠，九四当胆，九五当胃，上九当三焦。知乎此，而脏腑之阴阳，内景之高下，象在其中矣。

按：乾阳坤阴，腑阳脏阴，故以坤六爻配脏、乾六爻配腑，具体配法如下。

医易启悟

坤卦	乾卦
− − 肺	—三焦
− − 心	—胃
− − 脾	—胆
− − 肝	—小肠
− − 肾	—大肠
− − 命门	—膀胱

以形体言之：则乾为首，阳尊居上也；坤为腹，阴广容物也；坎为耳，阳聪于内也；离为目，阴明在外也；兑为口，拆开于上也；巽为股，两垂而下也；艮为手，阳居于前也；震为足，刚动在下也。天不足西北，故耳目之左明于右；地不满东南，故手足之右强于左。知乎此，而人身之体用，象在其中矣。

按：卦配形体说见《说卦传》。左阳右阴，上阳下阴，故左上阳强——左耳目比右耳目强，而右下强——右足强于左足。《素问》对此也有记载。

以生育言之：则天地絪缊，万物化醇；男女构精，万物化生。天尊地卑，乾父坤母。乾道成男，坤道成女。震坎艮是为三男，巽离兑是为三女。欲知子强弱，则震巽进而前，艮兑退而止；欲辨脉息候，则乾健在东南，坤顺向西北；欲为广嗣谋，则畜坎填离宫，借兑为乾计；欲明布种法，则天时与地利，亏盈果由气，冬至始阳强，阴胜须回避。知乎此，而胎孕交感之道，存乎其中矣。

按：八卦生育之理见于《说卦传》。人体生命之事，不仅是父母交媾，还要强调天地之气。继承了《周易》和《内经》生命两成说，一是父母交媾所成之有形生命体，二是天地合气所成之无形生命体。就是说，人是父母和天地的共生体。

以精神言之：则北一水，我之精，故曰肾藏精；南二火，我之神，故曰心藏神；东三木，我之魂，故曰肝藏魂；西四金，我之魄，故曰肺藏魄；中五土，我之意，故曰脾藏意。欲知魂魄之阴阳，须识精神之有类。木火同气，故神魂藏于东南，而二八、三七同为十；金水同原，故精魄藏于西北，而一九、四六同为十；土统四气，故意独居中，其数惟五，而脏腑五行之象，存乎其中矣。

按：此以河图模型与五藏神相配来谈五藏神的来源和功用，所谓"木火同气"，同为春夏之阳气也，肝木藏魂主春，心火藏神主夏，"故神魂藏于东南"。东南为阳，为地户。说明神魂之病源于阳。所谓"金水同原"，同为秋冬之阴气也，肺金藏魄主秋，肾水藏精主冬，"故精魄藏于西北"。西北为阴，为天门，说明精魄之病源于阴。此乃五藏法于时也。

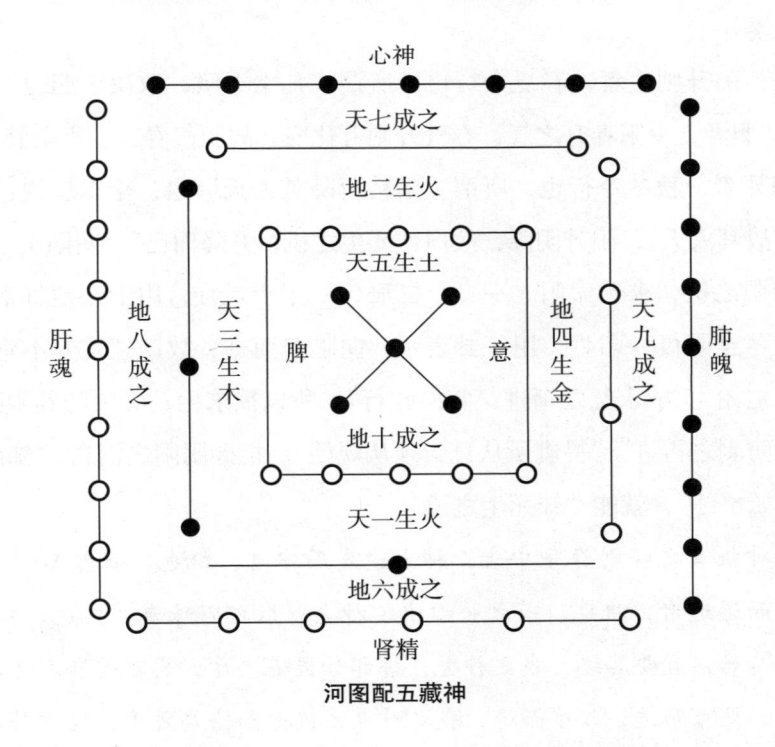

河图配五藏神

以动静言之：则阳主乎动，阴主乎静；天圆而动，地方而静；静者动之基，动者静之机。刚柔推荡，易之动静也；阴阳升降，气之动静也；形气消息，物之动静也；昼夜兴寝，身之动静也。欲详求夫动静，须精察乎阴阳。动极者镇之以静，阴亢者胜之以阳。病治脉药，须识动中有静；声色气味，

医易启悟

当知柔里藏刚。知刚柔动静之精微，而医中运用之玄妙，思过其半矣。

按：一阴一阳之谓道，万物万事不越乎阴阳，阳主动而阴主静，故曰"欲详求夫动静，须精察乎阴阳"。

以升降言之：则阳主乎升，阴主乎降；升者阳之生，降者阴之死。故日在于子，夜半方升，升则向生，海宇俱清；日在于午，午后为降，降则向死，万物皆鬼。死生之机，升降而已。欲知升降之要，则宜降不宜升者，须防剥之再进。宜升不宜降者，当培复之始生。畏剥所从衰，须从观始；求复之渐进，宜向临行。此中有个肯綮，最在形情气味。欲明消长之道，求诸此而得之矣。

按：阳升则生者，春夏令行也，所谓"凡十一藏，取决于胆也"，李东垣说："胆者，少阳春升之气，春气升则万化安。故胆气春升，则余脏从之。"阴降则死者，秋冬令行也，所谓"阳精所降其人夭"也，李东垣说："收藏令行，故其人夭。"阳升阴降，故曰"死生之机，升降而已"。阴阳主于太阳，故寻阴阳之机，求于太阳。一日十二辰，一年十二月，用十二地支来表示。夜半、冬至阴极一阳生，用复卦表示，向临卦而进，故曰"宜升不宜降者，当培复之始生""求复之渐进，宜向临行"。所以欲求生，必须防其阳降，故曰"须防剥之再进""畏剥所从衰，须从观始"。把握阴阳之消息，"知幽明之故，原始反终"，就能"知死生之说"。

以神机言之：则存乎中者，神也；发而中者，机也。寂然不动者，神也；感而遂通者，机也。蕴之一心者，神也；散之万殊者，机也。知乎此，则财原其始，直要其终，我之神也；挥邪如匠石之斤，忌器若郢人之鼻，我之机也。见可而进，知难而退，我之神也；疾徐如轮扁之手，轻重若庖丁之刀，我之机也。神之与机，互相倚伏，故神有所主，机有所从；神有所决，机有所断；神为机之主，机为神之使。知神知机，执而运之，是即医之神也矣。

按：《素问·五常政大论》说："根于中者，命曰神机，神去则机息；根于外者，命曰气立，气止则化绝。故各有制，各有胜，各有生，各有成。故曰：不知年之所加，气之同异，不足以言生化，此之谓也。"《素问·六微旨大论》说："出入废，则神机化灭；升降息，则气立孤危。故非出入，则无以生长壮老已，非升降，则无以生长化收藏。是以升降出入，无器不有。故器者生化之宇，器散则分之，生化息矣，故无不出入，无不升降。"《内经》神机论，本指生化言，张景岳则引而申之，用于诊断治疗之中，悟之慧也。

以屈伸言之：如寒往则暑来，昼往则夜来，壮往则衰来，正往则邪来。故难易相成，是非相倾，刚柔相制，冰炭相刑，知乎此，则微者甚之基，盛者衰之渐。大由小而成，远由近而偏。故安不可以忘危，治不可以忘乱。积羽可以沉舟，群轻可以折轴。是小事不可轻，小人不可慢，而调和相济，以一成功之道，存乎其中矣。

按：祸福相依，即阴阳互根、互存之理，防微杜渐，而治未病，乃至理名言。

以变化言之：则物生谓之化，物极谓之变。阴可变为阳，阳可变为阴。只此一二，交感生成，气有不齐物当其会，而变化之由所从出矣。故阳始则温，阳极则热；阴始则凉，阴极则寒。温则生物，热则长物，凉则收物，寒则杀物，而变化之盛，于斯著矣。至若夷父羌母，蛮男苗女，子之肖形，虬髯短股。杏之接桃，梨之接李，实必异常，多甘少苦。迨夫以阴孕阳，以柔孕刚，以小孕大，以圆孕方，以水孕火，以紫孕黄，以曲孕直，以短孕长。知乎此，则可以和甘苦，可以平膻香，可以分经纬，可以调宫商，可以为蛇蝎，可以为鸾凰，可以为尧桀，可以为彭殇，庶胸次化同大象，而应用可以无方矣。

按：《素问·六微旨大论》说："夫物之生，从于化，物之极，由乎变，变化之相薄，成败之所由也。"说明物之生之变，皆由天地父母阴阳所决定，而阴阳是其纲领，故《素问·天元纪大论》说："夫五运阴阳者，天地之道也，万物之纲纪，变化之父母，生杀之本始，神明之府也，可不通乎！故物生谓之化，物极谓之变，阴阳不测谓之神，神用无方谓之圣。"

以常变言之：则常易不易，太极之理也；变易常易，造化之动也。常易不变，而能应变；变易不常，靡不体常。是常者，易之体；变者，易之用。古今不易，易之体；随时变易，易之用。人心未动，常之体；物欲一生，变之用。由是以推，则属阴属阳者，禀受之常也；或寒或热者，病生之变也。素大素小者，脉赋之常也；忽浮忽沉者，脉应之变也。恒劳恒逸者，居处之常也；乍荣乍辱者，盛衰之变也。瘦肥无改者，体貌之常也；声色顿异者，形容之变也。常者易以知，变者应难识。故以寒治热得其常，热因热用为何物？痛随利减得其常，塞因塞用为何物？检方疗病得其常，圆底方盖为何物？见病治病得其常，不治之治为何物？是以圣人仰观俯察，远求近取，体其常也；进德修业，因事制宜，通其变也，故曰不通变，不足以知常；不知常，不足以通变。知常变之道者，庶免乎依样画瓠芦，而可与语医中之权矣。

按：《周易乾凿度》卷上说，"孔子曰：易者，易也，变易也，不易也……易者，以言其德也……变易也者，其气也，天地不变不能通气……不易也者，其位也。"常之与变，体与用也，知常才能通其变，故《内经》有《五常政大论》和《气交变大论》等篇。张氏认为，体虽常易而不变，用虽变易不常而不失常，所谓"不通变，不足以知常；不知常，不足以通变"也。然而"常者易以知，变者应难识"，所以要在"变"上多下功夫。只有"知常变之道者，庶免乎依样画瓠芦，而可与语医中之权矣"。这一切都可以从卦的常变中领悟到。

以鬼神言之：则阳之灵曰神，神者伸也。阴之灵曰鬼，鬼者归也。鬼神往来，都只是气。故曰鬼神者，二气之良能也，阳为天地之神，阴为天地之鬼。春夏为岁候之神，秋冬为岁候之鬼，昼午为时日之神，暮夜为时日之鬼。推之于人，则仁义礼智，君子之神；奸盗诈伪，小人之鬼。乐天知命，道德之神；阿谀诌容，势利之鬼。推之于医，则神圣工巧，得其神也；凡庸浅陋，类乎鬼也。精进日新，志惟神也；苟且殃人，心犹鬼也，察之形声，则坚凝深邃，形之神也；轻薄娇柔，形之鬼也。长洪圆亮，声之神也；短促轻微，声之鬼也。诊之脉色，则绵长和缓，脉之神也；细急休因，脉之鬼也。清苍明净，色之神也；浅嫩灰颓，色之鬼也。是皆鬼神之征兆也。至若鬼神之原，尚有所谓，夫天之鬼神，既不能出天地之外；而人物之鬼神，又安能外乎人心？是以在天地则有天地之鬼神，在人物则有人物之鬼神。善恶出之吾衷，良心自然难泯；强弱皆由阳气，神鬼判乎其中。以故多阳多善者，神强而鬼灭；多阴多恶者，气戾而鬼生。然则神鬼从心，皆因我造；灵通变幻，匪在他求。知乎此，而吉凶祸福之机，求诸心而尽之矣。

按：中医是无神论者，中医所说的鬼神，指阴阳二气，阴阳不测谓之神，一切阳物为神，一切阴物为鬼，那些说中医是迷信的人知此乎？

以死生言之：则人受天地之气以生，聚则为生，散则为死。故气之为物，聚而有形；物之为气，散归无象。《丹经》云："分阴未尽则不仙，分阳未尽则不死。"故原始而来属乎阳，是生必生于复，阳生而至乾；反终而归属乎阴，是死必死于坤，阳尽而归土。得其阳者生，故阳无十，阳无终也；得其阴者死，故阴无一，阴无始也。是以阳候多语，阴证无声；无声者死，多语者生。魂强者多寤，魄强者多眠，多眠者少吉，多寤者易安。故善操斯柄者，欲拯其死，勿害其生，将逐其寇，勿伤其君。阴阳聚散即其理，剥复消长是其机，而死生之道，尽乎其中矣。

按：死生者，乃气之聚散。"原始反终，故知死生之说。"有阳则生，多阴则死，长寿之秘密也，养生者知之。

以疾病言之：则泰为上下之交通，否是乾坤之隔绝。既济为心肾相谐，未济为阴阳各别。大过、小过，人则阴寒渐深，而出为癥痞之象。中孚、颐卦，中如土藏不足，而颐为膨胀之形。剥、复如隔阳脱阳，夬、姤如隔阴脱阴。观是阳衰之渐，遁藏阴长之因。姑象其概，无能赘陈。又若离火临乾，非头即藏，若逢兑卦，口肺相连，交坎互相利害，入东木火防炎。坤艮虽然

医易启悟

喜暖，太过亦恐枯干。坎为木母，震巽相便，若逢土位，反克最嫌。金水本为同气，失常燥湿相干。坤艮居中，怕逢东旺，若当乾兑，稍见安然。此虽以卦象而测病情，以坎离而分水火，惟是坎本属水而阳居乎中，离本属火而阴藏乎内，故北方水地，一反存焉；南是火乡，二偏居上；东方阳木，八在其中；西是阴金，九当其位。可见离阳属火，半为假热难猜；坎水是阴，岂尽真寒易识？云从龙，风从虎，消长之机。水流湿，火就燥，死生之窍。倘知逆顺堪忧，须知假真颠倒。是以事变之多，譬诸人面，面人人殊，而天下之面皆相殊，古今之面无不殊。人面之殊，即如人心之殊，人心之殊，所以人病亦皆殊，此疾患之生，有不可数计。今姑举其大纲，而书不尽言，言不尽意，神而明之，存乎人耳。然神莫神于易，易莫易于医，欲该医易，理只阴阳。故下之万声，出于一阖一辟。天下之万数，出于一偶一奇。天下之万理，出于一动一静。天下之万象，出于一方一圆。方圆也，动静也；奇偶也，阖辟也。总不出于一与二也。故曰天地形也，其交也以乾坤；乾坤不用，其交也以坎离；坎离之道，曰阴曰阳而尽之。

按：疾病之状，千千万万，然总不出阴阳水火，在卦为坎离。离为火，坎为水，"水流湿，火就燥，死生之窍"。坎离者为用，其体为乾坤。乾火为纯阳，在经为少阳，"少阳之上，相火主之"，标本皆阳是纯阳，故少阳配乾火。坤湿为纯阴，在经为太阴，"太阴之上，湿气主之"，标本皆阴是纯阴，故太阴配坤湿。乾坤合为太极，是少阳合太阴为人身之太极，乃百病之根源。亚健康无不源于此。然阴阳无形难以说，故举卦象以明之，以易说医，"神莫神于易，易莫易于医，欲该医易，理只阴阳"。

然合而言之：则阴以阳为主，而天地之大德曰生。夫生也者，阳也，奇也，一也，丹也。易有万象，而欲以一字统之者，曰阳而已矣。生死事大，而欲以一字蔽之者，亦曰阳而已矣。虽曰阳为阴偶而乾阳健运，阴为阳基而坤静常宁，然坤之所以得宁者，何莫非乾阳之所为？故曰如艮其止，止是静，所以止之便是动。是以阴性虽狡，未尝不听命乎阳，而因其强弱以为进退也。所以元贯四德，春贯四时，而天地之道，阳常盈、阴常亏，以为万物生生之本，此先天造化之自然也。惟是阳如君子，阴如小人，君子则正大光明，独立不倚而留之难；小人则乘衅伺隙，无所不为而进之易。安得春光长不去，君子长不死？惜乎哉，阳盛必变，逝者如斯。故日中则昃，月盈则亏，亦象夫阳一而阴二，反觉阴多于阳，所以治世少而乱世多，君子少而小人多，期颐少而夭折多，此后天人欲之日滋也。是以持满捧盈，君子惧之。

故圣人作易，至于消长之际，淑慝之分，则未尝不致其扶阳抑阴之意，非故恶夫阴也，亦畏其败坏阳德，而戕伐乎乾坤之生意耳。以故一阴之生，譬如一贼，履霜坚冰至，贵在谨乎微，此诚医学之纲领，生命之枢机也。是以易之为书，一言一字，皆藏医学之指南；一象一爻，咸寓尊生之心鉴。故圣人立象以尽意，设卦以尽情伪，系辞焉以尽言，变而通之以尽利，鼓之舞之以尽神，虽不言医而义尽其中矣。故天之变化，观易可见；人之情状，于象可验。病之阴阳，有法可按，丽于形者，不能无偶；施于色者，不能无辨。是以君子将有为也，察之以理，其应如响。神以知来，知以藏往。参伍以变，错综其数。通其变，极其数。寂然不动，感而遂通天下之故。非天下之至精至神，其孰能与于此？与于此者，大其道以合天地，廓其心以合至真，融其气以生万物，和其神以接兆民。是谓得天地之纲，知阴阳之房，见精神之窟，搜隐秘之藏。

按："天运当以日光明"，人身一轮红日——乾阳少阳相火，乃人生之本，生命之总纲，可不养之乎！然乾阳以坤阴为基，又不可遗其阴，一阴一阳之谓道，神机在于消长之际。

然而易天地之易诚难，未敢曰斡旋造化，易身心之易还易，岂不可变理阴阳？故以易之变化参乎医，则有象莫非医，医尽回天之造化；以医之运用赞乎易，则一身都是易，易真系我之安危。予故曰易具医之理，医得易之用。学医不学易，必谓医学无难，如斯而已也。抑孰知目视者有所不见，耳听者有所不闻，终不免一曲之陋。知易不知医，必谓易理深玄，渺茫难用

017

也，又何异畏寒者得裘不衣，畏饥者得羹不食，可惜了错过此生。然则医不可以无易，易不可以无医，设能兼而有之，则易之变化出乎天，医之运用由乎我。运一寻之木，转万斛之舟；拨一寸之机，发千钧之弩。为虚为实者易之，为寒为热者易之，为刚为柔者易之，为动为静者易之。高下者易其升降，表里者易其浮沉，缓急者易其先后，逆顺者易其假真。知机之道者，机触于目，神应于心，无能见有，实能见虚，前知所向，后知所居。故可以易危为安，易乱为治，易亡为存，易祸为福。致心于玄境，致身于寿，气数可以挽回，天地可以反复。固无往而非医，亦尤往而非易。易之与医，宁有二哉？

然而用易者所用在变，用医者所用在宜。宜中有变，变即宜也；变中有宜，宜即变也。第恐求宜于变，则千变万化，孰者为宜？求变于宜，则此宜彼宜，反滋多变。有善求者，能于纷杂中而独知所归，千万中而独握其一，斯真知医易之要者矣。

按：回应文首主题，"学医不学易，必谓医学无难，如斯而已也……知易不知医，必谓易理深玄，渺茫难用也""故曰易具医之理，医得易之用""易之与医，宁有二哉"。对医易相通及医易之间的辩证关系阐述得很清楚，很能启悟人之智慧。

然而知归知一，岂易言哉？余忽于孔子之言，有以得之，曰知止而后有定也。夫止即归之根，一之极也。盖病之止，止于上；功之止，止于成；恶之止，止于去；善之止，止于积。事之得失也必有际，际即止也；数之利钝也必有艮，艮即止也。至若一动一静，一语一默之间，无不皆有所止。止之所在，即理之窟也，即化之基也，即不二之门也。能知止所，有不定乎？既定矣，有不静乎？既静矣，有不安乎？既安矣，有不虑乎？既虑矣，有不得乎？所得者何？得诸易，即得其变；得诸医，即得其宜。然则得由于虑，而虑由乎止。所谓止者，意有在而言难达也，姑拟其近似者曰：易有不易之易，宜有不疑之宜，即止所也。又拟之曰：必先于不摇不动处，立定脚跟，然后于无二无三处，认斯真一，亦止所也。夫止为得之本，得是止之未；得之生意萌乎止，止之实效归于得。观《孟子》曰：不动心。邵尧夫《不语禅》曰：请观风急天寒夜，谁是当门定脚人？此二子之功夫，谓不从止处得来耶？止之为义，神哉至矣！是诚医易之门路也。有能知此，则福胎于祸者，何祸不消？危生于安者，何危不却矣？是之谓养生主，何不可也？夫是之谓医国手，亦何不可也？又岂特以一匕之济，足云医易之义哉？

按： 艮卦成终成始，艮为止为静，止就是归处，止就是一处，静中有动，萌生之机。故人云艮卦为养生之卦。知止之义，即知医易之门路，乃不二之法门。

嗟呼！圣贤之心，千古一贯；乐吾斯道，仁爱无穷。秘发鬼神，二竖奚从逃遁？玄同天地，六宫焉有西东？醉造化于虚灵，美壶中之日月，运阴阳于掌握，滴指上之阳春。至精至微，蒙圣人之教诲；其得其失，由自己之惰勤。五十学易，讵云已晚？一朝闻道，立证羲黄。即道即心，谁无先觉？余虽不敏，犹企医王。因尔重申其义曰：不知易不足以言大医，亦冀夫掞斯道之门墙。谨纪夫著论之岁月，则皇明之万历，壬子之一阳。

按： 孔子五十以学易尚且不晚，是我们学习的榜样。要想做一个高明的医生，就得学易，"不知易，不足以言大医"，那些不学易的人知之否？

上 篇

医易总论

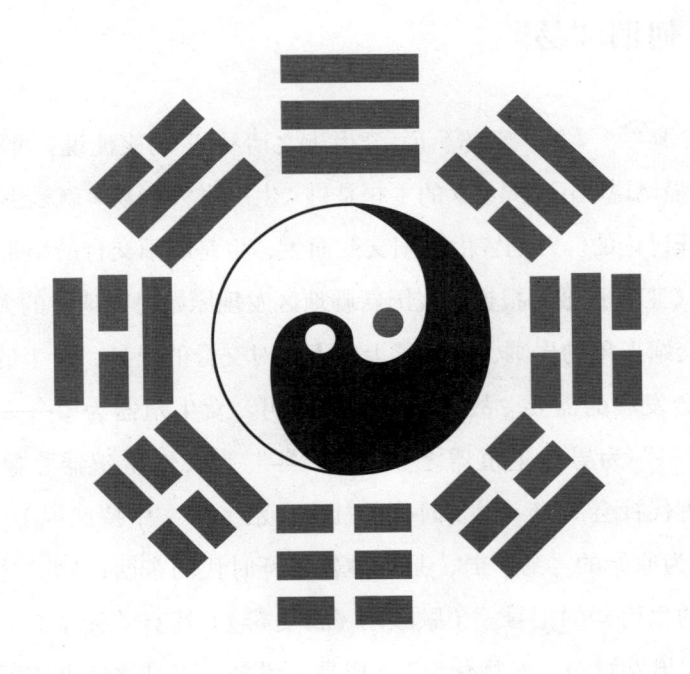

医易促进了中医药学的壮大和发展,是中医药学的生命线,即使是在21世纪的今天也是如此,其生命力永远不会熄灭。

第1章 《周易》中的医学思想

一、何谓"易"

何谓"易"？《易·系辞》说："生生之谓易。"荀爽注说："阴阳相易转相生也。"强调说明了《周易》的主题是讲"生"的。《周易》就是围绕着"生"的思想展开讨论的。万物皆由阴阳交变而生，生是阴阳交合的结果。1988年3月18日《工人日报》报道的我国新疆地区发现原始时期遗留的大型男、女及牝牡兽交媾形象的岩画，证实了上古人类对交合的崇拜，对生的需求，生是人类社会发展的需要。故伏羲画卦即取男、女生殖器为象——"近取诸身"，以"—"为男性生殖器之象；以"--"为女性生殖器之象（郭沫若在《中国古代社会研究·周易时代的社会生活》一文中持此说）。钱玄同也说："我以为原始的《易》卦，是生殖器崇拜时代的东西；'乾''坤'二卦即是两性的生殖器的记号。"（顾颉刚《古史辨》）其实《系辞》早已道破天机——谓"男女媾精，万物化生"。《周易·说卦》更具体地讲述了父母交合而得男女六子的繁衍情况。《系辞》更是生动地描绘了男女交合时的情态，谓："夫乾，其静也专（按：专，训团），其动也直，是以大生焉。夫坤，其静也翕（按：翕，训闭），其动也辟（按：辟，训开），是以广生焉。"徐志锐说："切于人身即可领会其意。"（《周易大传新注》）所以屯卦继乾、坤之后，

第1章 《周易》中的医学思想

专讲人类始生优生,《屯·彖》说:"屯(☵),刚乘始交。"刚为阳,柔为阴。以阴、阳的关系,去解释人与自然万物的发生与变化。说明《易经》的起点,就是从阴、阳既定之后,产生交合衍化开始的。屯卦既讲始生,又讲优生。为了优生,男女合精要有好的环境条件,故初爻即讲选择居住地和观察气候变化。男女交合要有正式婚姻,心情安定喜悦而不惊慌,才能优生,故六二讲求婚。然求婚是要经过考验的,故六三讲求婚就像打猎一样难。六四讲求婚已达顺利阶段。九五讲结婚,男女可以交合而生育繁殖了,但要适度。上六讲男女交合过度是忧惧之事。

豫卦讲述了阳入于阴,男女媾合的和乐情景。随卦和临卦则讲述阳入阴之后,男动而女悦的性交秘史(按:此三卦之意,参《易象通说》)。情悦而交为孚育之能事。两性交合是生育的必要,生育是人类社会发展的需求,故观卦专进生育之事。

但是,人类有生、长、壮、老、死的过程,人类的生存需要必要的条件,如社会状况、气候的变化、地理环境、饮食居住及生态的平衡。

人为了生存,需要发展农林、牧、渔业、商业,兴修水利,适应地理环境及气候变化。人为了生存,还可能发生战争,争夺劳力、土地或食物。故这都是《周易》涉及的内容。

健康是人生存的最重要的条件。在古代人们养生、预防、医疗和卫生活动中,《周易》作者"记载了若干人体生理、病理、解剖、养生和预防等医学内容,为医学理论的建立提供了方法论的启示和哲学的借鉴"。(《医易概论》)如张荣明所说如下。

《周易·乾卦》说:"乾、元、亨、利、贞。"尚秉和指出:"元亨利贞,即春夏秋冬。"《乾卦》接着说:"象曰,乾道变化,各正性命,保合太和,乃利贞。"尚氏对此解释说:"此释贞义,于时为冬"。"变化者,天道必然之理也。性命者,精神;太和者,元气,正者,定也。……各正性命者,言万物入冬而形气定也,保合者,固也。保合太和,言万物静定而无为,正所以养育其生命也。各正性命，保合太和，略如人入夜寝息，休养神明"。

……尚氏认为，《周易》所谓"各正性命，保合太和，乃利贞"，意即人们在冬季应保养元气，安定精神。这样索解，完全符合古代传统思想观点及中医养生学说。（《中国古代气功与先秦哲学》第十七章）

钱世明在解释《坤》"上六：龙战于野，其血玄黄"时认为，这是男女阴阳交合，"玄黄混杂一起，血色不复纯一——合而生息新生命矣"。钱氏的解释很好。又说："六十四卦中，乾、坤乃根本，乾为男阳，坤为女阴。咸卦乃男、女相感成交之卦，阴阳相感成交之卦。于人、于自然之本能，生息之天性，尽已显示。"（《易象通说》）

《周易》中的颐卦（䷚），不少的注家都认为其大意是气功养生的。其中张荣明之说最为雄辩，如下。

《易经》说："观颐，自求口实。"强调的是"自求口实"，即养生立足于自我。李中正认为颐卦的"全卦之体，有龟之象。龟以气为养，不求养于人，此养正之义"。（《泰轩易传》卷三）这一解释颇为精辟，符合"自求口实"的本意。

《易经》接着说："初九，舍尔灵龟，观我朵颐。凶。"

李中正《泰轩易传》卷三解释说："人之所养，鲜不为嗜欲所诱者，故于初而致其戒。颐之全卦，有龟之象，龟之灵者，咽息不食，以元气为养，而不志于物以为养，故可御大寒，去大饥，可以长生不死。人之良贵，即龟之灵也。如舍尔之灵龟，以观我之朵颐，良贵已丧矣。'朵颐'者，动口而嚼也。"

综合起来，《易经》这一句大意是说，人们倘如不去模仿灵龟食元气而自养，只知一味贪嚼厚味，那是不吉的。（《中国古代气功与先秦哲学》）

宋人郭雍对颐卦的解释则又带有病理的观点，如下。

颐，养也，饮食所以自养也。……饮食之养，朝夕有常，不可变者如此，然后尽颐养之道，所以必取饮食之象，而颐非止于饮食而已也。

盖言语饮食，人所以致养，亦所以为颐之患。(《郭氏传家易说》卷三)

郭氏指出，如果只是依赖外物而养，那么"福兮，祸之所伏"，有利之处即是致患之处。意思是说外物饮食难免发生肠胃疾患。

《周易》中的艮卦（䷳），是一个讲医学的专卦。卦辞说："艮，艮其背，不获其身，行其庭，不见其人。无咎。"爻辞说："初六，艮其趾。无咎。利永贞。六二，艮其腓，不拯其随，其心不快。九三，艮其限，列其夤，厉，薰心。六四，艮其身。无咎。六五，艮其辅；言有序。悔亡。上九，敦艮。吉。"

李镜池如下说。

全卦讲注意保护身体，卦辞说全身，爻辞分部说，由下而上，从脚趾说到额头。每部分谈生理，也谈心理或思想，并且提出整体护理、防微杜渐等观点。这些都是祖国医学的优良传统。(《周易通义》)

艮卦既讲生理，也有预防及分部的解剖知识。而张荣明的解释更加精辟，如下。

笔者经过研究，认为《周易》艮卦与古代气功确有深刻的内在联系。……笔者在这里借助中医理论及佛道典籍，试对艮卦内涵做一初步的探讨。

艮，《说文》说："从匕目"，是集中视力，有所注意的意思。获，《仪礼·大射篇》说："获者兴。"郑玄《注》说："古文获（繁体作獲）皆作护（繁体作護）。"准此，卦辞"艮其背，不获其身"，就是人的精神意识先专注背部，而不必顾及全身。那么，何以要专注背部呢？李中正《泰轩易传》卷五说："人心之欲无穷，患其不能止者，盖不知止于无欲之地也。背者，所欲不存之地，……艮其背者，止于无欲之地，则内心不动，故能忘我而不获其身。"明人张镜心《易经增注》卷六说："艮其背，背为身为阴，其形止，艮象也。五官有欲，背独无欲，而五脏皆系于背，艮义也。人之止一如其背，泊然无欲，内宁于极寂，尔丧我，嗒焉丧耦，心无其心，止无其止，是为真止。"

医易启悟

两人皆从排除欲念的角度出发，提出"艮其背"能导致物我皆忘，泊然无欲。这不失为一种解释，但不免有牵强之处，并且没有触及要害。

众所周知，历代气功家只主张意守"丹田"，以便取得蓄积真气的效果。但是根据中医理论，人体脐背（按：背作腰为妥。）这一部分，是"命门"所在，亦即人体原动力之所在（图1-1）。

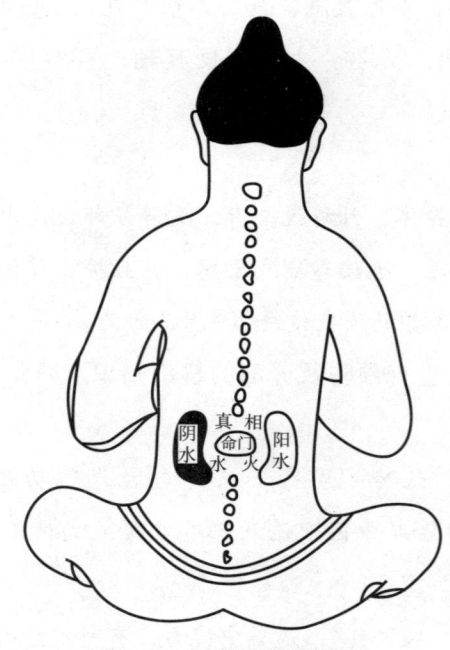

图1-1 古铜人图描摹像

在气功锻炼中，人的精神意识首先专注这个部位，自然有提纲挈领、培养真气之妙。明代医家赵献可《医贯》一书详尽地阐述了人体背部"肾间命门"的重要性，如下。

命门即在两肾各一寸五分之间，当一身之中。命门无形之火，在两肾有形之中，……命门为十二经之主：肾无此，则无以作强，而技巧不出矣；膀胱无此，则三焦之气不化，而水道不行矣；脾胃无此，则不能蒸腐水谷，而五味不出矣；肝胆无此，则将军无决断，而谋虑不出矣；大小肠无此，则变

第1章 《周易》中的医学思想

化不行，而二便闭矣；心无此，则神明昏，而万事不能应矣。正所谓"主不明，则十二官危也"。余有一譬焉。譬之元宵之鳌山走马灯，拜者舞者飞者走者，无一不具，其中间惟是一火耳。火旺则动速，火微则动缓，火熄则寂然不动，而拜者舞者飞者走者，躯壳未尝不存也。……余所以谆谆必欲明此论者，欲世之养身者治病者，以命门为君主，而加意于火之一字。夫既曰立命之门，火乃人身之至宝。

道教《天仙正理直论·鼎器直论》指出："言外鼎者，指丹田之形言也。言内鼎者，指丹田中之炁言也。以形言者，言炼形为炼精化炁之用。故古云，前对脐轮后对肾，中间有个真金鼎。"所谓"真金鼎"，自然是指丹田。"前对脐轮后对肾"，看来丹田的部位是在身体当中[①]。既然在身体当中，那么，历代所谓意守丹田，不仅可意守前腹，亦可意守后背，二者殊途同归，大有异曲同工之妙。明乎此，我们就能憬然悟及佛家在气功禅定中提倡精神意识系念于腰背是颇有深意，并非标新立异。佛家《禅秘要法经》中卷说："当起念系念在腰中脊骨大节上，令心不散。"

综上所述，通过佛道文献及中医理论的互相印证，我们才知道《周易》所谓"艮其背，不获其身"，与后世气功中意守丹田如出一辙，有培养真气、积蓄能量之效。卦辞的下一句是："行其庭，不见其人。"这大抵是一种隐喻。"庭"，指整个身体，精神意识在意守着人体内部的生理状况，专注一处，渐渐地物我皆忘，忘掉了自身。

以上分析的是艮卦的卦辞，现在再来分析艮卦的爻辞。爻辞开首说："初六；艮其趾。无咎。利永贞。"接下去是："艮其腓（腿肚），艮其限（腰），艮其身，艮其辅（颊腮），艮其敦（额）。"这如何解释呢？莫非气功锻炼中还存在着这样一种从意守脚趾开始进而意守头额的方法？确乎其然。在佛家的

[①] 赵台鼎《脉望》卷一亦有相同看法："脐下一寸三分，圣人下手养胎仙之处。《难经》注云'脐下肾间动气者，丹田也，人之性命也'。丹田，性命之本，道士思神，比丘作禅，皆聚真于脐下，良由此也。"赵氏又自注道："脐下一寸三分者，谓仰卧而取之，入里又一寸三分者，为是即肾间也。"

医易启悟

禅定中就充分体现了这一特点。

《禅秘要法经》卷上说:"结跏趺坐,齐整衣服,正身端坐,……闭目以舌拄腭,定心令住,不使分散,先当系念着左脚大指上,谛观指半节,……次观踝骨",接下去是按着顺序自下而上地谛观,如"胫骨""膝骨""髋骨""胁骨""脊骨""肩骨""头皮""脑",及至"系念额上"。佛家《安般守意经》康僧会《序》讲还要简明:"还观其身,自头至足,反复微察内体。"令人吃惊的是,佛家禅定正是从意守脚趾开始,随后直达额上的。这的确给人以极大的启迪。由此可以推测艮卦从"艮其趾"到"艮其敦(额)",大抵亦是一种古老的气功方法,并非以其罕见而不可思议。(《中国古代气功与先秦哲学》第十七章)

引文虽然长了点,但读起来,总想一气读完它,而且回味无穷。张氏以命门理论阐述艮卦涵义,真是太精彩了。这使我想起另一易学著作《连山》来了。郑玄说:"《连山》者,象山之出云,连连不绝。"(《易赞》)准张荣明氏之说,艮卦涵有命门元气,则《连山》者,当是元气连连不绝,为人生有命之根本,故以艮卦为首。

《周易》六十四卦,详细阐述人体从脚趾开始,随后直达额辅上的,除艮卦之外,还有咸卦。咸,感也。感,动也。《说文》:"动人心也。"艮卦主静,主意守。讲要排除杂念虚心静养。咸卦主动,主张以意引气动而通行。咸卦卦辞为:"咸,亨,利贞。取女,吉。"爻辞为:"初六,咸其拇。六二,咸其腓,凶。居吉。九三,咸其股,执其随,往吝。九四,贞吉,悔亡。憧憧往来,朋从尔思。九五,咸其脢,无悔。上六,咸其辅颊舌。"

咸卦(䷞)上兑下艮,中互巽、乾。艮为鼻,兑为口,巽乾为少阳三焦元气(参《医易破译》)。《老子》对此卦有发挥,如下。

谷神不死,是谓玄牝。玄牝之门,是谓天地根,绵绵若存。用之不勤。

河上公注说:谷,养也,人能养神则不死也。神,谓五脏之神也。肝藏魂、肺藏魄、心藏神、肾藏精、脾藏志,五脏尽伤则五神去矣。玄,天也,于人为鼻；牝，地也，于人为口。天食人以五气，从鼻入，藏于心，五气清微，为精神、聪明、音声、五性，其鬼曰魂，魂者雄也，主出入人鼻，与天通，故鼻为玄也。地食人以五味，从口入藏于胃，五味浊厚，为形骸、骨肉、血脉、六情，其鬼曰魄，魄者雌也，主出入于口，与地通，故口为牝也。根，元也。言鼻口之门，是乃通天地之元气所从往来。鼻口呼吸喘息，当绵绵微妙，若可存，复若无有。用气常宽舒，不当急疾勤劳也。(《老子河上公章句》成象)

天地阴阳二气相交感则万物化生。所以咸卦，在人体为口、鼻，鼻呼吸，口饮食。口、鼻通天地之气以养生。在人体阴阳二气相交感则结成金丹。河上公发挥呼吸气功，极为精要。呼吸气功，要求匀、细、深、长，使气不耗散。后世养生家把丹田作为谷神所在，成为气功意守的重要之处。一些气功家又把脐称为"玄牝之门"，或称脐为"命蒂"，而发展成为"胎息"功夫。所以，咸卦是讲养生之道的，大要以五气养神，五味养形。五气五味相调和，津液相成，神旺而长寿。

咸卦讲元气之动，气动而通。故曰亨。《子夏传》说："利，和也。"《说文》："和，相应也。"徐志锐说："和字之义，为本来是不相同的东西而能协调统一在一起以发挥作用。"此讲以意领气能协调一致而发挥作用。练气功要做到三合，即心与意合，意与气合，气与劲合，才能加强气血运行。《系辞》谓："天下之动，贞夫一者也。"太极，也称太一。《文选·傅毅赋》注："太贞，太极之气也。"故贞为一。气道打通，阴阳相交而为一。这就是气功中讲的"得一"。即得到阴阳合一，得到神、气合一。取，《集韵》："获也。"古文獲通護。護，保安之也（《中华大字典》），即保护之意。女，通"汝"，即你。故卦辞"咸，亨，利贞，取女，吉"，意思是说丹田动气，以意领之，通达周身，能保护你的身体健康，是有益的事。现在再来分析咸卦的爻辞。爻辞开首说："初六，咸其拇（足大趾）。"接下去是：咸其腓（腿肚），咸其股（髋骨），咸其脢（背肉），咸其辅颊舌。这与艮卦的所经路线相同。这个路线与冲脉的循行路线暗合。冲脉起足大趾，上入胫骨内廉（腓），上入阴股内廉（股），上入肾下丹田，上循背部（腜），上行入面舌（《灵枢经》）。这个路线也是气功大周天功中一派的运气路线。大周天功从足大趾入足心引向足跟，沿小腿、大腿上升，至环跳向会阴合拢，接着提肛，沿督脉过三关，往上直达头顶，再分两道向眼外侧两耳前入口，会合于舌尖（参《气功精洗续篇·大周天功法》），所以这是一种古老的气功锻炼方法。

这种古老的气功方法，为什么要首起于足大趾呢？这在《灵枢经》中可以找到来龙去脉。《灵枢·本输》："三焦下腧在于足大趾之前，少阳之后，出于腘中外廉，名曰委阳，是太阳络也，手少阳经也。三焦者，足少阳太阴之所将（按：关于"足少阳太阴之所将"一句，历代注家有不同看法。《太素》卷十一本输无"足少阳"三字。"太阴"作"太阳"。《景岳全书》遗溺类引"少阳"作"少阴"。罗树仁《素问灵枢针灸合纂》说："按肾合三焦、膀胱，则三焦为足少阴太阳之所将。少阳太阴必系少阴太阳之误刊无疑。"周学海说："太阴之阴，原注一本作阳，今寻本篇文义，非'阴'误'阳'，乃'太'误'少'也。"以上诸说都不妥，因为他们不知少阳太阴合为人身之太极。《素问·六节藏象论》说："凡十一藏，取决于胆也。"李东垣《脾胃论》对此的解释非常精辟，谓："胆者，少阳春升之气，春气升则万化安。故胆气春升，则余脏从之。胆气不升，则飧泄、肠澼不一而起矣。病从脾胃生者三也"，就是从少阳太阴解释的。因为少阳三焦相火寄予胆，胆气升必是三焦相火的作用，故曰："足少阳太阴之所将，太阳之别也，上踝五寸，别入贯腨肠，出于委阳，并太阳之正，入络膀胱。"另外，足大趾又是足太阴经所起之处。而少阳太阴相合为太极元气（参《中医从感三部六级说》），故足大趾乃元气所聚之处。再者，《灵枢·终始》："三脉动于足大趾之间，……其动也，阳明在上，厥阴在中，少阴在下。"前有少阳、太阳、太阴，此有阳明、厥阴、少阴，说明六条经脉皆能动于足大趾之间。为什么六脉皆动于此呢？因有冲脉入于足大趾。《灵枢·动腧》说："黄帝曰，足少阴何因而动？岐伯曰，冲脉者，十二经之海也,与少阴之大络,起于肾下(按:命门所在处),出于气街,循阴股内廉,邪(斜)入腘中,循胫骨内廉,并少阴之经,下入内踝之后。入足下,其别者,邪入踝,出属跗上,入大指之间,注诸络,以温足胫,此脉之常动者也。"看来冲脉是关键。

《周易》颐卦讲炼气自养,要像灵龟一样吞气进行胎息。张荣明还认为《大畜卦》是讲蓄积元气。艮卦讲静,重意守。咸卦主动,讲运行大周天。这种古老气功的奥妙还有待进一步深入研究。《周易·系辞上传》说:"《易》无思也,无为也,寂然不动,感而遂通天下之故。"这是对艮卦和咸卦作用的高度概括。所谓"无思无为,寂然不动",正是艮卦讲静养的要领。由静而动,随后运气血于周身,不正是讲咸卦主动的作用吗!

从颐卦、艮卦和咸卦的医学思想中,我们可以鲜明地体会到《周易》整体观在中医学中的运用,为中医学整体观奠定了基础。

以上论述了六十四卦中的中医气功思想,以下再来探讨一下《易传》与中医气功的联系。

《系辞上传》接着又说:"圣人以此斋戒,以神明其德夫。是故阖户谓之坤,辟户谓之乾,一阖一辟谓之变,往来不穷谓之通。"……

然则何谓"一阖一辟谓之变,往来不穷谓之通"呢?俞琰《易外别传》引程颐之言说:"涵养之道,出入之息者,阖辟之机而已。又曰阖辟往来,见之真息。"俞氏自己也进一步对此解释说:"呼则气出,阳之辟也;吸则气入,阴之阖也。盖人身之阴阳,与天地阴阳之相似,若能御呼吸于上下,使之周流不息,则阖辟往来之妙,尽在吾身中矣。"

俞琰这样索解《周易》,是颇具见地的。张载《横渠易说》也提供了一个明证。张载也把人的呼吸比喻为乾坤阖辟之象,他说:"人之有息,盖刚柔相摩,乾坤阖辟之象也。"(《中国古代气功与先秦哲学》)

这里把乾坤阖辟之象应于人的呼吸生理现象。

徐志锐对《系辞上》"《易》与天地准,故能弥纶天地之道。仰以观于天文，俯以察于地理，是故知幽明之故，原始反终，故知死生之说；精气为物，游魂为变，是故知鬼神之情状"的解释如下。

《易》书是以天地为准则，所以能包罗天地万物的规律。

《易》书作者仰观天文日月星辰的运行，俯察地理水土草木枯荣，因此便知阴阳变化所以然之理。

《九家易》："阴阳交合物之始也，阴阳分离物之终也。合则生离则死。"推原万物其所始，又复归其所终，因此便知生死之说不外乎阴阳变化的一合一离。

原其人之始生，不外阴精阳气凝聚而成形体。终其人之所死，不外魂升魄降阴精阳气溃散形变而化无。因此便知所谓鬼神的情状只不过是阴阳变化一往一来一屈一伸。（《周易大传新注》）

徐氏从人体生理"阴精阳气"的聚散阐发解释人的生死，是很有特色的。

张荣明指出，《大畜卦·象》言："大畜，刚健笃实，辉光日新。"上面已经说过，"大畜"的对象是气。习静养气之后就会导致"刚健笃实，辉光日新"。这如何理解呢？宋儒胡瑗说："人当先养其气，气完则精神全，其为文则刚而敏，治事则有果断。"这里的"刚而敏""有果断"对于"刚健笃实"确是一种很好的解释。李道平《周易集解纂疏》卷四说："'其为气也，至大至刚，以直养而无害，则塞乎天地之间矣'，刚健笃实即至大至刚，可以观其所养即直养无害，辉光日新即塞乎天地。"显然，这里在古代养气的理论上，把《易传》思想同孟子思想进行了对比，很有特色。

所谓"辉光日新"，也是指习静养气之后产生的一种现象。《庄子·庚桑楚篇》说："宇泰定者，发乎天光。"褚伯秀《南华真经义海纂微》引陈碧虚说："灵宇大宁者，慧光内发。"林云铭《庄子因》说："'宇'，心宇也。心宇泰然而定，则定而生慧，可以回光自照。"马其昶《庄子故》引薛蕙说："言心定则明也。"概括起来，意思是说，人心入静之后自然会发"光"，这里的

"光"是指智慧。故道教《性天正鹄》卷一引邱祖说:"念止则心定,定极则慧光生。"后来,《至游子·坐忘下篇》对此说得更为详尽:"宇者心也,天光者慧照也。先定其心,则慧照内发,照见万境,虚忘而融心于寂寥。"

这种定而生光,静而生慧的现象,不仅道家有所指出,宋代理学家也充分注意到了。《近思录》卷四引张载之言说:"定然后始有光明,若常移易不定,何求光明?《易》大抵以艮为止,止乃光明。故《大学》定而至于能虑,人心多则无由光明。"《注》接着说:"人心静定而明生焉,盖不役于妄动,则泰宇定而天光发。苟使纷移变易,扰攘不宁,智识何由而开乎?《易》之艮象,以止为义,惟止乃笃实而有光辉,故《大学》必自有定做起,自然渐次到能虑。"

……

除此之外,"辉光日新"还可指气功实践中有时会产生的一种特殊的生理现象。后来道教典籍反复指出这一点。《太平经》说:"欲寿者当守气而合神,精不去其形,念此三合以为一,久则彬彬自见,身中形渐轻,精益明,光益精""守一复久,自生光明,昭然见四方"。《悟真篇正义》说:"吾身一阳才动之候,则铅鼎(指丹田)中之真气和暖,其光华上耀于两目而生明,遍照于周身而生白也。"明儒罗侨对此亦有亲身体会:"每于暗室中静坐,久亦自生明,触目光辉,岂有此心静久而不生明者乎!"

十分清楚,上述"自生光明""光华上耀于两目而生明""触目光辉"显然是一种特殊的生理现象。而现代科学仪器测试证明:气功实践中人体确实会发出一些不同程度的光。这并不是幻觉,而是客观存在的发光现象。(《中国古代气功与先秦哲学》)

张氏对气功练功出现的发光生理现象,考核阐发得非常清楚。

《复卦·大象》说:"先王以至日闭关,商旅不行,后不省方。""至日"即冬至之日。冬至之日天气寒冷,人们应当保养元气,安定精神。所以冬季人们要静养,少出入活动,以免冒犯寒邪伤人阳气。这讲的就是中医的预防

医易启悟

养生学说。

综观以上的论述，可以知道《周易》中有中医理论、气功和人体特异功能。

我国著名科学家钱学森教授近年来发表一系列文章，指出气功、中医理论和人体特异功能三者蕴含人体科学最根本的道理，而人体科学的研究，符合现代科学发展的趋势，是与现代科学发展的前沿相吻合的。这几方面的结合，也许会导致一场新的科学革命，甚至可以认为这是东方的科学革命。

同时，钱学森教授指出，在人体科学中要研究"人天观"（指人和环境、人和宇宙的关系），"其中宏观人天观的素材是中医理论和气功理论，也就是中医对人体的理论和古来道、释、儒三家讲修身养命的学问"。应该说，这是一种极为精辟的见解。(《中国古代气功与先秦哲学》前言）

就此而言，《周易》的思想有强大的生命力。所以《复卦·彖》说："复，其见天地之心乎。"徐志锐注解如下。

《系辞》："天地之大德曰生。"张载："天地之心惟是生物。"天地之心惟生物不息，空言此心不可见，于复卦则具体可见。当剥之时，一阳残存将消尽，其生机几乎息止了，然而一变而复生于下，作为新生的一阳又充满无限生机，于此处即可见天地的本心是使万物生生不息，永无毁灭之时。(《周易大传新注》)

那么，何以注重探讨宇宙生成的《周易》同人体养生也相通也相连呢？这一点，恰如明代大医家张介宾指出："天地之道，以阴阳二气而造化万物；人生之理，以阴阳二气而长养百骸。易者，易也，具阴阳动静之妙""天地之理具乎易，而身心之理独不具易乎？矧天地之易，外易也；身心之易，内易也"。明人赵台鼎也持有类似的观点："天地定位，而易行乎其中者，天地者，吾身之天地也；易行者，吾身之易行也""易者，其吾身之生理乎，其天地之根乎"。这充分说明涵盖面极广极大的易理确已反映了一些人体生理活动的规律。(《中国古代气功与先秦哲学》第十七章)

准此之理，中医必须学习易理。研究人的生命，是中医的灵魂。《周易》研究的课题是以"生"为主题，讨论了与"生"有关的种种情况。我们必须努力深入地挖掘其中的奥秘，揭开人生之谜。

二、"《易》逆数"新解

《周易》对祖国医学的形成和发展做出了积极的贡献，尤其是《说卦》中的一些内容对于理解《周易》中生生不息的意义具与重要的启示，特别是论述"《易》逆数"的观点，是《周易》讲"生"的总纲领。

《说卦》说：昔者圣人之作《易》也，幽赞于神明而生蓍，参天两地而倚数。

"参天两地，旧注众说纷纭，解得异常复杂，其实就是天地两参。"（《周易大传新注》）《说文》："倚，依也。"即依据的意思。数，指天地之至数。本节主要说明圣人画卦作《易》的根据。一是两参天地之象，而人在其中。即上观天象，下察地理，中理人事。二是筮法所得之数。但二者又都要依据天地至数的数理排列次序为规律，即河图洛书之数序。因为天地至数的数理之中有奇偶、阴阳、五行及顺序等。

观变于阴阳而立卦，发挥于刚柔而生爻。

这是具体讲天地两参的，"立天之道曰阴与阳，立地之道曰柔与刚""分阴分阳，迭用柔刚，故《易》六位而成章"。（《说卦》）阴阳无形，刚柔有形，无形之象见于天，有形之物见于地，比类取象，大自然和社会变化的迹象就显现在你眼前了。可据此而画爻立卦。

和顺于道德而理于义，穷理尽性以至于命。昔者圣人之作《易》也，将以顺性命之理。

《周易尚氏学》注："虞翻曰，和顺谓坤，道德谓乾。以乾通坤，谓之理义。以乾推坤，谓之穷理。以坤变乾，谓之尽性，性尽理穷，故至于命，巽

035

为命也。"按：此说乾坤阴阳相互求交之理。"以乾通坤"和"以乾推坤"，就是以乾与坤相交而得三男。"以坤变乾"，就是以坤与乾相交而得三女。男女阴阳交变而化生万物。这清楚地表明《周易》对于人体生理及性与命相当重视。由此出发，我说《周易》的主题是讲生生不息的，则是不难理解了。

  天地定位，山泽通气，雷风相薄，水火不相射，八卦相错。

  此节旧注多认为是就先天八卦方位图对待讲的，不符实际。金景芳说："'天地定位'，我看这里也有'乾坤其《易》之蕴邪'的意思。因为八卦主要是乾坤，其他是乾坤的发展。"（《周易讲座》）此说很好。《序卦》说："有天地然后有万物，有万物然后有男女，有男女然后有夫妇，有夫妇然后有父子"，即是此意。"山泽通气"，通即为往来交通。山是艮为少男，泽是兑为少女，一阴一阳，阴阳二气相交通则化生矣。"雷风相薄"，薄借为搏，《说卦》："战乎乾……，言阴阳相薄也"。《说文》壬下说："战者，接也。"所以薄言阴阳相交接。雷是震为长男，风是巽为长女，一阴一阳相交接。旧注言风雷相击迫不妥。"水火不相射"，马王堆出土帛书《周易》无"不"字是对的。《中华大字典》载："射，绎也。""绎者，各绎己之志也。"水是坎为中男，火是离为中女，一阴一阳各绎放自己之气以相交接。"八卦相错"是对本节的总结。八卦四阴四阳，阴阳相互交错而化生万物。八卦两两对立，一男一女，一阴一阳，又相互结为夫妻，统一在一起。这是矛盾对立的统一，是讲辩证法。但本节的重点是讲阴阳相互交接，重点不是讲对立。

  数往者顺，知来者逆，是故《易》逆数也。

  尚秉和说：数往者顺，谓四阳卦。知来者逆，谓四阴卦。阳性强健其动直，自内往外，顺行，故曰数往者顺。阴性敛啬闭藏，自外来内，逆行，故曰知来者逆。逆，迎也。阳往阴来，自然相遇，相遇然后相交，《易》道乃成，故曰《易》逆数也。言阳逆阴，阴逆阳，故能定位通气相薄不相射也。此仍言八卦相错之理，相错故阴阳能相逆，不相错则阴自阴阳自阳，故能相值而相交哉。

第1章 《周易》中的医学思想

按尚氏以阴阳说解释甚好。不过其解释"往""来"不妥。往,去也(《左昭七年传》取而臣以往)。去,离也(《国策·齐策》不能相去)。所以往者,相离也,阴阳不交。来者,相遇也,阴阳相交。阴降阳升为阴阳之本性,故曰顺。阴升阳降反阴阳之本性,故曰逆。顺反成否,故《否卦·象》说:"天地不交而万物不通也"。逆反成泰,故《泰卦·象》说:"天地交而万物通也"。所谓生,乃天阳之气下降,地阴之气上升,天地二气召感,而万物化生。《咸·象》所谓"柔上而刚下,二气感应以相与"也。《周易》专讲阴阳相交及其变化生育万物之理,谓"天地之大德曰生""生生之谓易""是故《易》逆数也"。又"数"作规律讲(见刘禹锡《天论中》夫物之合,必有数存乎其间焉)。"知",作为讲,引申为功能。所以,这三句话是说,阴阳的一般规律是阳升阴降之相离曰顺,阳降阴升相交合的功能曰逆。《易》重点是讲阴阳相交合的规律,故曰"逆数",这是全《周易》的总纲领。对此三句话,历来注家众说纷纭,多不得其真旨,不可从。

就人体而论,阳经由手走头,由头走足,阳降也;阴经由足走腹胸,由胸走手,阴升也。此人所以生存之由也。

乾,天也,故称乎父。坤,地也,故称乎母。震一索而得男,故谓之长男。巽一索而得女,故谓之长女。坎再索而得男,故谓之中男。离再索而得女,故谓之中女。艮三索而得男,故谓之少男。兑三索而得女,故谓之少女。

朱熹:"索,求也。"此段用比喻之法具体讲阴阳相交化生万物之理。人为万物之灵,故举为例。凡乾阳来交于坤阴则成阳卦而得三男,坤阴来交于乾阳则成阴卦而得三女。总明乾坤为阴阳之根本,万物之祖宗。

三、《周易》的说理工具——卦

(一)卦的起源

黄自元说:"医易是《周易》和中医药学互相联系的产物。《周易》的思想向医学渗透,是医易产生的前提和条件。因此研究医易不得不涉及《周易》的知识。"(《医易概论》)而《周易》的基本内容包括卦画、卦爻辞和《易传》三部分。但卦爻辞和《易传》是对卦画做出的解释、说明、补充和发挥,所以卦画是《周易》最根本的东西。关于卦画的起源,《周易》有详细的文字记载。

昔者圣人之作《易》也,幽赞于神明而生蓍,参天两地而倚数,观变于阴阳而立卦。(《说卦》)

昔者圣人之作《易》也,将以顺性命之理,是以立天之道曰阴曰阳,立地之道曰柔曰刚,立人之道曰仁曰义。兼三才而两之,故《易》六画而成卦。分阴分阳,迭用柔刚,故《易》六位而成章。(《说卦》)

古者包羲氏之王天下也,仰则观象于天,俯则观法于地,观鸟兽之文与地之宜,近取诸身,远取诸物,于是始作八卦。仰以观于天文,俯以察于地理,是故知幽明之故。

极其数,遂定天下之象。

河出图,洛出书,圣人则之。(《系辞》)汉·孔安国注《尚书·顾命》说:"伏羲氏王天下,龙马出河,遂则其文,以画八卦。"

根据上文的记载和《周易》中颐卦、艮卦、咸卦的气功知识,可以知道,伏羲画八卦的依据有:①天地之数;②河图、洛书;③天文;④地理;⑤人事;⑥物情(包括动植物);⑦阴阳;⑧气功实践。从八卦的制作可以看出,八卦来源于宇宙自然界之象和生物之象。所以《周易》的内容极其广大。

(二)依天地画卦

《周易》说"观象于天""观法于地""观于天文""察于地理""天之道""地之道",是对依天地画卦的记载。

天地定位,山泽通气,雷风相薄,水火相射,八卦相错(《说卦》;按:帛书《周易》无"不"字及"水火相射"在"雷风相薄"之前为是)。

天地为乾坤,山泽为艮兑,雷风为震巽,水火为坎离。邵雍认为它的方位是"乾南、坤北、离东、坎西、震东北、兑东南、巽西南、艮西北。"(朱熹《周易本义·周易本义图》)朱熹称之"伏羲八卦"(图1-2),后世一般称为"先天八卦图"。

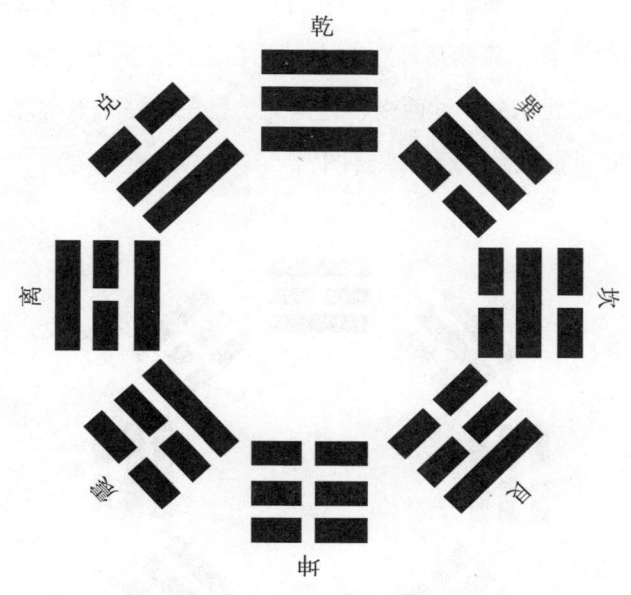

图1-2 伏羲八卦方位图

(三)依四时阴阳物候节律画卦

《周易》说"观变于阴阳而立卦""变通配四时,阴阳配日月"。这是对依四时阴阳物候节律画卦的记载。

帝出乎震,齐乎巽,相见乎离,致役乎坤,说言乎兑,战乎乾,劳乎坎,成言乎艮。

万物出乎震,震,东方也。齐乎巽,巽,东南方也。齐也者,言万物之洁齐也。离也者,明也,万物皆相见也,南方之卦。圣人南面而听天下,向明而治,盖取诸此也。坤也者,地也,万物皆致养焉,故曰:致役乎坤。兑,正秋也,万物之所说也,故曰:说言乎兑。战乎乾,乾,西北之卦也,

039

言阴阳相薄也。坎者，水也，正北方之卦也，劳卦也，万物之所归也，故曰：劳乎坎。艮，东北之卦也，万物之所成终，而所成始也，故曰：成言乎艮。(《说卦》)

文中震、巽、离、乾、坎、艮占据了六个方位，坤、兑二卦虽未论及，但是从排列的顺序看，显然是坤在西南，兑在正西，其方位应当是离南、坎北、震东、兑西、巽东南、坤西南、乾西北、艮东北，朱熹称之"文王八卦"（图1-3）。后世一般称为"后天八卦图"。

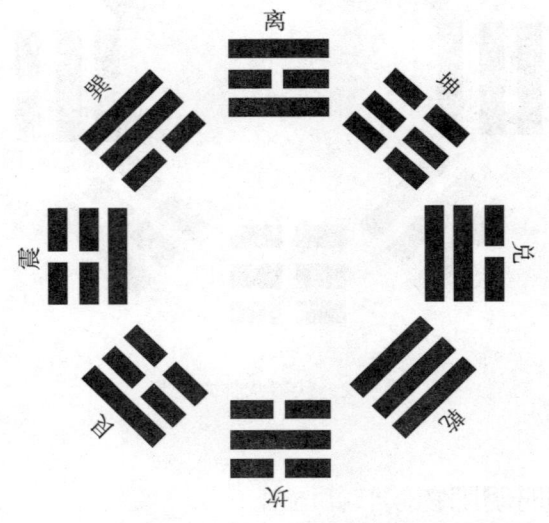

图1-3 文王八卦方位图

先天八卦图与后天八卦图最根本的区别是：先天八卦为天地自然模拟图，天在上，地在下，日从东升，月从西升。后天八卦图为天地阴阳相交图，天阳下降于地，地阴上升于天，天地交泰而生万物。

一年有上下两个半年，一日有黑夜和白天。黑夜为阴，白天为阳。一年之内阴阳的消长过程是：冬至黑夜最长，白昼最短；夏至白昼最长，黑夜最短。故冬至为阴之极，夏至为阳之极。冬至到夏至为阴消阳长，夏至到冬至为阴长阳消。在周天360°内，将夏至与冬至这两个极点作为界限，上下相连，就将

第 1 章 《周易》中的医学思想

周天分为左右两半，便成了"太极既分，两仪立矣"的太极图像（图 1-4）。

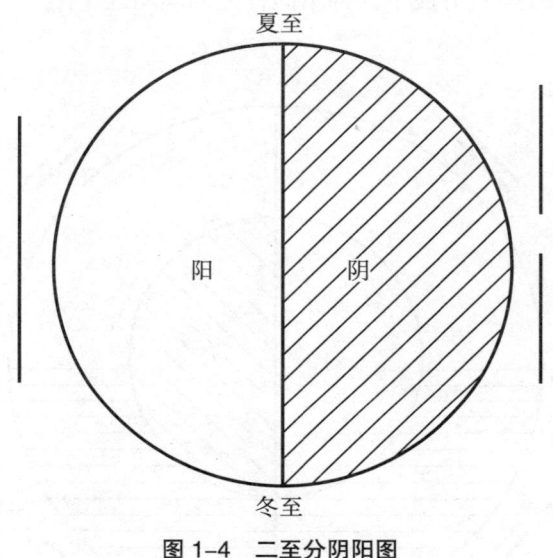

图 1-4 二至分阴阳图

这个阴阳已含有运动的倾向性，变化的阴阳，不是固定不变的，具有时间性和空间性。

一年之内阴阳的消长过程中，春分和秋分昼夜阴阳大致平均。以此二点为界限，将一周天分为上下两半，上为阳，下为阴（图 1-5）。

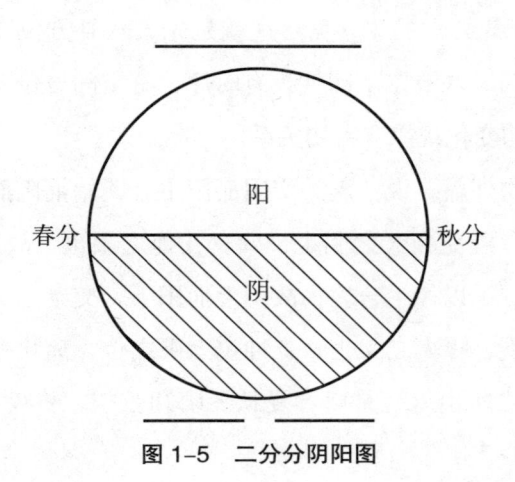

图 1-5 二分分阴阳图

041

但是，二分连线与二至连线一旦垂直相交，便产生了太少阴阳四个部分。这四个部分，也就分成了四种不同程度的倾向性（图1-6）。

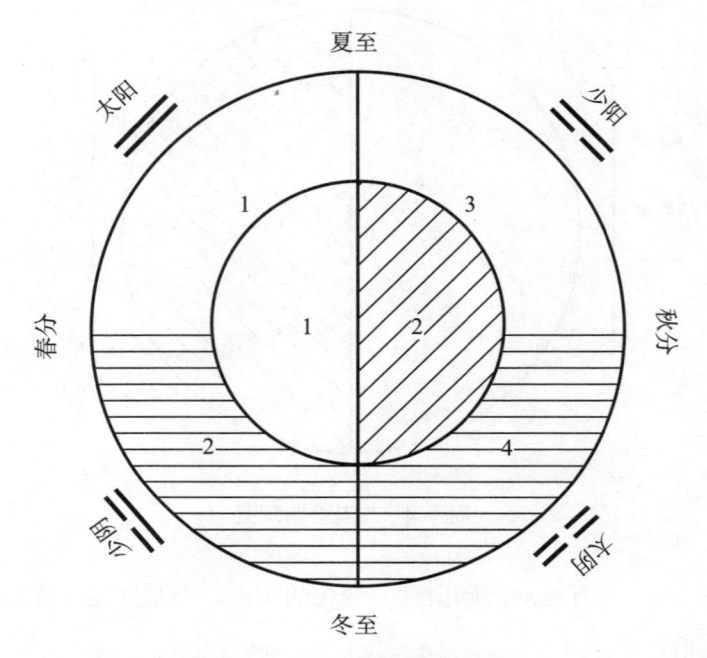

图1-6　二分为四太少阴阳图

前二至、二分划分阴阳，再加入立春、立夏、立秋、立冬，则四分为八，一年四时八节备矣，三才立矣。这就是先天八卦方位图。至此，八卦有序有象。八卦主四时八节二十四气，有时序，有空间方位。因此，八卦的本源与时序和方位的变化规律有密切关系。

邵雍在《观物外篇》说：震始交阴而阳生，巽始消阳而阴生，兑，阳长也；艮，阴长也。震兑在天之阴也，巽艮在地之阳也。故震兑上阴而下阳，巽艮上阳而下阴。天以始生言之，故阴上而阳下，交泰之义也。地以既成言之，故阳上而阴下，尊卑之义也。乾坤定上下之位，离坎列左右之门，天地之所阖辟，日月之所出入，是以春夏秋冬晦朔弦望，昼夜长短，行度盈缩，莫不由此矣（图1-7）。

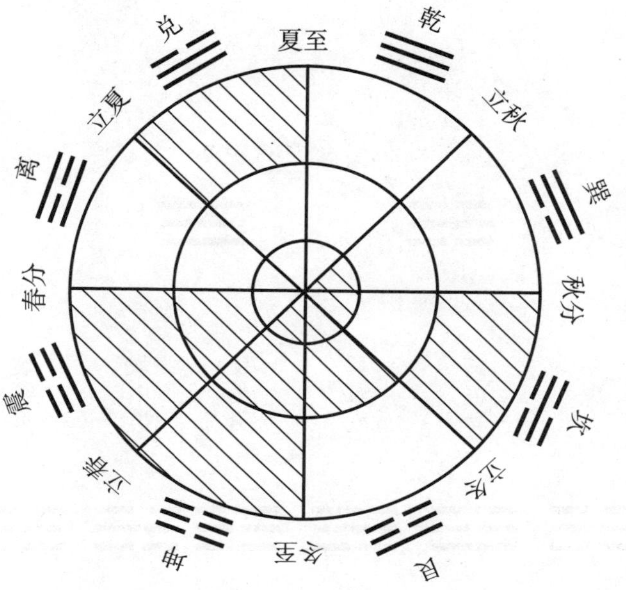

图 1-7 先天八卦的方位图

（四）依人体画卦

《周易》说"立人之道""近取诸身"，是对依人体画卦的记载。郭沫若立足于人体，提出对"—"和"--"的看法。他说："从八卦的根柢我们很鲜明地可以看出是古代生殖器崇拜的孑遗。画一以象男根，分而为二以象女阴，所以由此而演出男女、父母、阴阳、刚柔、天地的观念。"（《中国古代社会研究·周易时代的社会生活》）

乾，天也，故称乎父。坤，地也，故称乎母。震一索而得男，故谓之长男；巽一索而得女，故谓之长女。坎再索而得男，故谓之中男；离再索而得女，故谓之中女。艮三索而得男，故谓之少男；兑三索而得女，故谓之少女。（《说卦》）

乾坤为天地、父母，震巽坎离艮兑为六子女。人取天地之气而得生，故把人生放在自然界的天地之中（图 1-8）。

图 1-8 文王八卦次序图

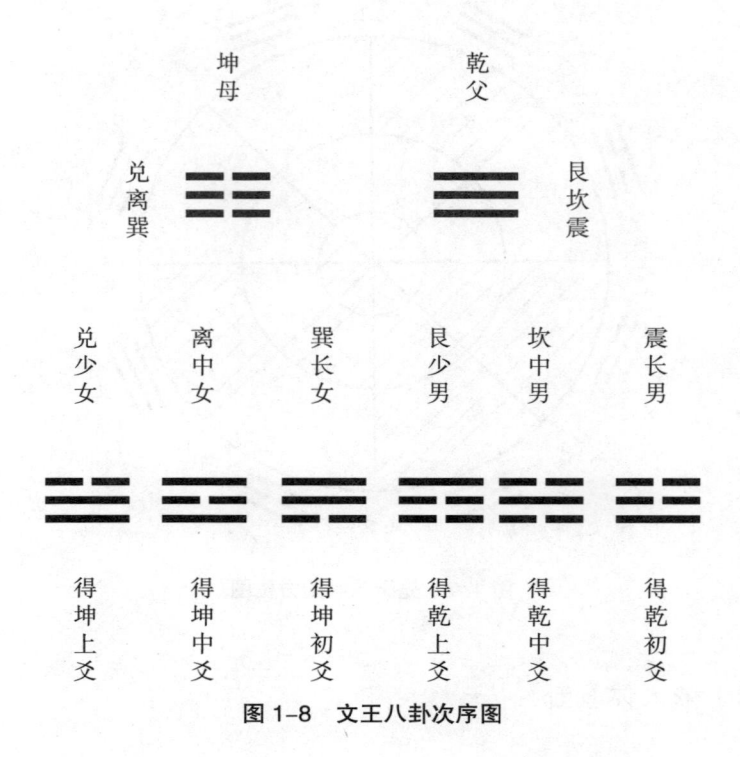

（五）依数和河图洛书画卦

《周易》说"生蓍""倚数""极其数，遂定天下之象"是对依数画卦的记载。

《左传·僖公十六年》记载："筮，数也。"这就是说，卦画与筮数有密切关系。张政烺有数字卦一说。然而，数素的存在，古代有两种形式的说法：一是《内经》的说法，一是《系辞》的说法。

天地之至数也，始于一而终于九。（《灵枢·九针》）天一，地二，天三，地四，天五，地六，天七，地八，天九，地十。天数五，地数五，五位相得各有合。天数二十有五，地数三十，凡天地之数五十有五。此所以成变化而行鬼神也。(《系辞》)"天地之至数"存在的另一种形式是洛书。洛书"戴九履一，左三右七，二四为肩，六八为足"（图1-9）。

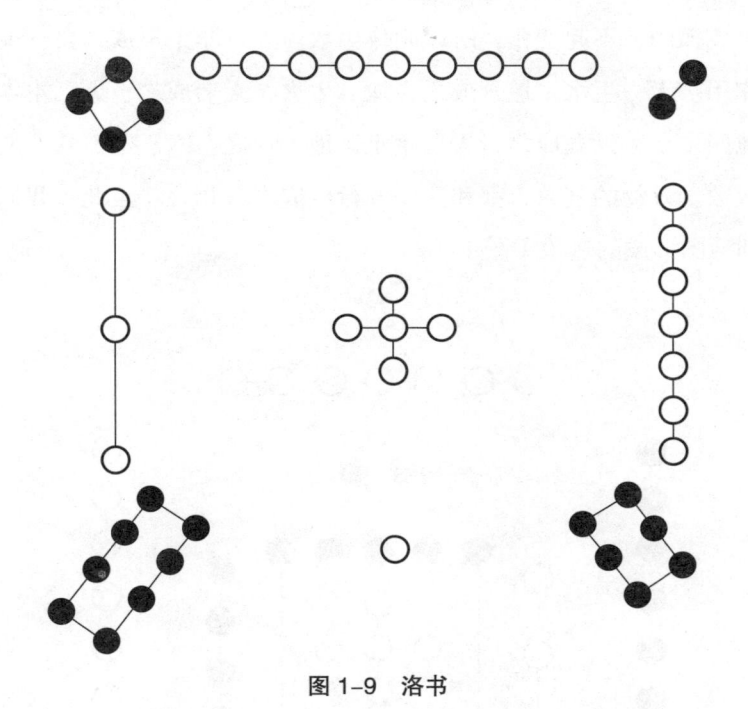

图1-9　洛书

"天地之数"存在的再一种形式是河图。河图二、七在前，一、六在后，三、八在左，四、九在右，五、十居中。所以，又说伏羲效法河图、洛书画八卦。如何由天地之数演变成河图、洛书的呢？《周易》没有谈到。但据《礼记·月令》疏引，郑玄注《易》"大衍之数"时提到了有关天地数中生数和成数的问题。

天地之数五十有五，……天一生水于北，地二生火于南，天三生木于东，地四生金于西，天五生土于中。阳无耦，阴无配，未得相成。地六成水于北与天一并，天七成火于南与地二并，地八成木于东，与天三并，天九成金于

045

西与地四并，地十成土于中与天五并也。

这就使天地数有五行的性质了。其中天地数中的一、二、三、四、五，分别代表水、火、木、金、土五行及北、东、南、西、中五个方位。自一至五为孤阳或孤阴，不起变化，所以叫作生数。五行非土不成，自五加一始能起生化作用。天一生水，地六成之；地二生火，天七成之；天三生木，地八成之；地四生金，天九成之；天五生土，地十成之。六、七、八、九、十为五行的成数。万物的气数，都和这些五行生成之数相合。至此，我们可以清晰地看到河图形成的迹象（图1-10）。

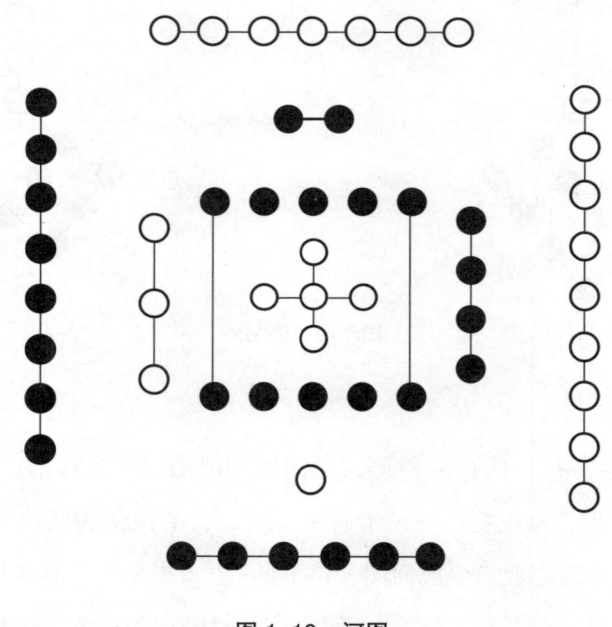

图 1-10 河图

从上文可知，河图、洛书的存在形式，已不是单纯数的概念了。它们已涵有天文、地理、四时阴阳及五行的内容了。关于河图洛书的形成和结构及其内涵，诸家论述颇多，此不赘言。

伏羲根据天地之数而画卦，故卦画之中本隐有数学之密。所以，德国数学家莱布尼茨从卦画图象中看出了这个秘密，揭示出了《周易》卦序排列体系中的二进位制，创造了二进制数学体系，并把它应用到电子计算机中。《古易新编》的作者，又用现代世界通行的二进制结构形式，破译出陈抟制的《伏羲六十四卦次序图》二进制数学。这是数与八经卦和六十四卦的关系。

然而"天地之至数"与八经卦的关系究竟如何呢？我们知水生于一，故一数配水。人们只知道坎为水，却不知道"坤为水""特坤水象至东汉失传"（《周易尚氏学》）之故。今以坤一，即坤为水之象，复其原貌也。《灵枢经》说："太一者，水尊号也。"故《灵枢·九宫八风》说，"太一日游，以冬至之日，居叶蛰之宫，数所在日？从一处，至九日，复反于一，常如是无已，终而复始。"坤在冬至一之所始处，故坤母为一。凡坤之一阴来交于乾阳，则成阴卦而得三女。故次长女为二，次中女为三，次少女为四，五为中宫。凡乾之一阳来交于坤阴，则成阳卦而得三男。乾阳在上，坤阴在下，故坤阴从下上升交阳，从初爻始。乾阳从上下降交阴，则从上爻始，故艮之少男为六，坎之中男为七，震之长男为八，乾父为九。是八卦的次序为从坤一开始，至乾九而终（表1-1）。表中"5"，中文为"五"，《说文》说："五，五行也。从二，阴阳在天地间交午也。"二象天地，天阳下降，地阴上升，天地交泰生万物而化五行。故五含太极之意。所以唐容川在《医易通说》中说："中五者太极也，四方者四象也。中五之极临制四方，五行皆得中五乃能生成所谓物，物各有一太极。"

表 1-1　新后天八卦次序

坤母 1　9 乾父								
兑--4 ⑤ 6—艮								
离--3　7—坎								
巽--2　8—震								
1	2	3	4	5	6	7	8	9
☷	☴	☲	☱		☶	☵	☳	☰
坤母	巽长女得坤初爻	离中女得坤中爻	兑少女得坤上爻		艮少男得乾上爻	坎中男得乾中爻	震长男得乾初爻	乾父

从这里看出，生数一、二、三、四、五皆生于阴，成数六、七、八、九皆成于阳。这反映了生万物虽在于地阴，成万物必赖于天阳的自然规律，也证明了《归藏》以坤为首的正确性。我们平日所说的"阴阳"，也是阴在前，阳在后，而不曰"阳阴"，正是其顺序本义所在。这个顺序与洛书的关系见图 1-11。

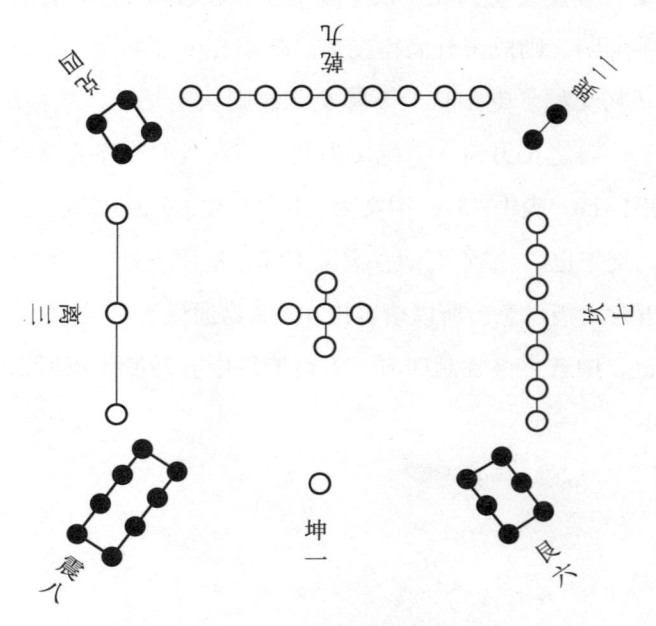

图 1-11　洛书配八卦图

第1章 《周易》中的医学思想

由此图可以看出,"天地之至数"形成的八卦次序,正与洛书九宫图相应。也与先天八卦方位图相应。这个顺序与河图的关系见图 1-12。

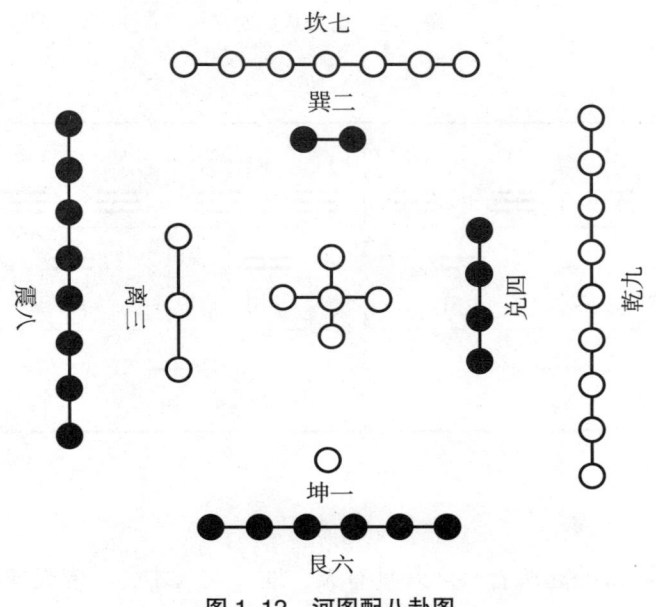

图 1-12 河图配八卦图

由此图可以看出,一与六为水,三与八为木,二与七为火,四与九为金,五在中为土。河图化生四象而生五行。由河图四象又变成了先天八卦次序表(表 1-2)。

综观以上叙述,可以知道,天地之数贯穿于河图、洛书、后天八卦图和先天八卦图之中,画卦的方法虽有依天地、阴阳、人、体、数及河图、洛书等多种,但都可统一在数之中。

杭辛斋说:"数定而象之无定者,可因数而定。古人观象必倚数,如物体者必准诸度量,测远者必察其角度。自舍数言象,而象茫茫如捕风矣。"(《学易笔谈初得·象义一得》)而刘完素也说:"大道不可筹算,道不在数故也。可以筹算者,天地之数也。若得天地之数,则大道在其中矣。"(《素问·玄机原病式序》)数能确定事物的形象,反映事物的规律。如果掌握了数的变化,就可以推测事物之象及其规律，这就具古人纳数入筮、以数定象、以数推理的根据。

表1-2 先天八卦次序

	八	七	六	五	四	三	二	一	
	坤	艮	坎	巽	震	离	兑	乾	八卦
	太阴		少阳		少阴		太阳		四象
	阴				阳				两仪

从以上画卦的起源看，八卦具有天、地、人三才矣。依天地四时阴阳画卦，就给卦体赋予了天地气交的信息。依生物节律和人体画卦，则卦体具有了生生不息的强大生命力。

四、《周易》精髓——阴阳理论

庄子说："《易》以道阴阳。"这一句话非常精确地概括了《周易》的精华。在先秦哲学著作中无一不用阴阳概念阐发自家的哲学观点。而《周易》则是对古代阴阳学说的集大成者。

《系辞》说："《易》有太极，是生两仪，两仪生四象，四象生八卦。"太极为元气，元气一分为二即是阴仪和阳仪，阴仪用"--"代表，叫阴爻；阳仪用"—"代表，叫阳爻，构成了八卦和六十四卦的全部"卦符"。所有的卦，都由阴爻和阳爻两种符号组成。所有的卦象无一不是阴和阳的对立统一休。如乾为阳，坤为阴。卦位的排列也无一不是以阴阳为基础。如乾为阳位南，坤为阴位北，卦序本身也有阴阳之分。如乾一为阳，坤八为阴。

从《周易》的卦符、卦象、卦位、卦序可以看到阴阳学说的全部基本要素。如果说伏羲创八卦时代是阴阳学说发生之始，而《周易》的形成则标志着古代阴阳学说成熟的一个里程碑。

（一）阴阳学说的模拟图——太极图

《灵枢·阴阳系日月》说："夫阴阳者，有名而无形。"即阴阳看不见，摸不着，但却又是客观存在的，而又不是事物的本身。比如人类有男女之分，男属阳性，女属阴性，可是阴和阳并非男人和女人本身。古人为了使阴阳有直觉感，把它图像化，就绘制成太极图。古今太极图有多种，内涵意义稍异。

1. 流行太极图

太极图由一个大圆圈、两条阴阳鱼及两个鱼眼组成（图1-13）。大圆圈象征宇宙自然界的整体，名曰太极。太极是元气，元气一分为二为两仪。两条阴阳鱼即太极之两仪，即乾坤也。阴阳鱼与两个鱼眼配合看，阴中含阳，阳中蕴阴，有坎离之象，象征着水与火。乾坤为本，坎离为用。如《周易参同契》说："乾坤者，易之门户，众卦之父母，坎离匡郭，运毂正轴。牝牡四卦，以为橐籥，覆冒阴阳之道，……处中以制外，数在律历纪。"两条阴阳鱼，一边从大到小，另一边从小到大，表示阴阳的量变及阴阳消长过程，说明阴阳有顺序性、时间性及空间性，有阴阳

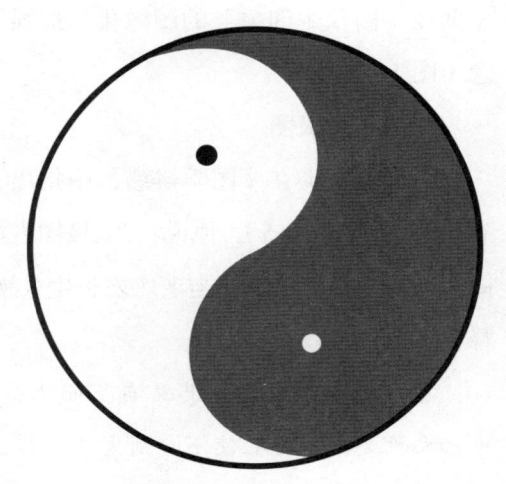

图1-13　流行太极图

的升降出入。头尾交接显示阴阳相交合及质变的过程。从而表明宇宙间一切物质和事物总是运功、变化、发展的。

2. 太极先天图

唐《上方大洞真元妙经》载有太极先天图。今本《道藏》《洞玄部》有《上方大洞真元妙经图》（见《道藏》第百九六册）。《道藏》解说此图时，先引《系辞》中"《易》有太极，是生两仪"一段话，并加以解说：言万物皆有太极、两仪、四象之象，四象八卦具而未动谓之太极，太极者天地之大本耶。此图最上"阴静"一圈，即是不动之太极。两仪指第二圈，就卦象说，即乾坤之象，左为乾象，右应为坤象，可是今本《道藏》为坎象，何也？可能因坤为水，坎也为水，为图之清晰，故以坎代坤。乾坤相抱，天地男女阴阳相交之象。对《系辞》原文"《易》有太极，是生两仪，两仪生四象"的图像化，加强了直观概念（图1-14）。

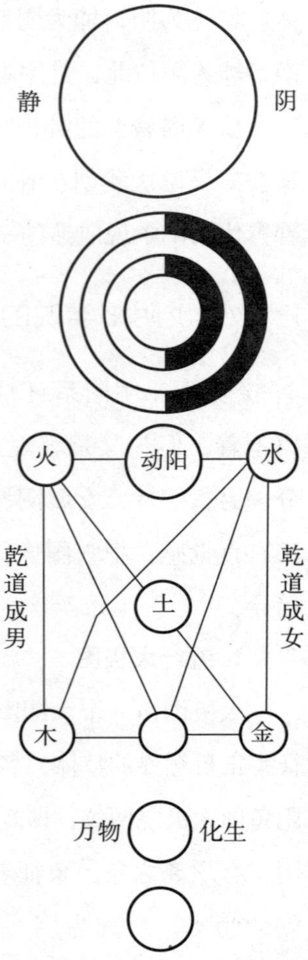

3. 陈抟无极图

明末黄宗炎在《图学辨惑》中指出，陈抟传有无极图（图1-15）。他说："太极图者始于河上公，传自陈图南，名为无极图，乃方士修炼之术，与老庄之长生久视又其旁门歧路也。"黄氏对此图式解释如下。

乃方士修炼之术，其义自下而上，以明逆则成丹之法。其大较重在水火，火性炎上，逆之使下，则火不燥烈，惟温养而和煦；水性润下，逆之使上，则水不卑湿，惟滋养而泽。滋养之至，接续不已；温养之至，坚固而不

图1-14 太极先天图

败；律以老氏虚无之道已为有意。其最下圈名为玄牝之门，玄牝即谷神。牝者窍也，谷者虚也，指人身命门两肾空隙之处，气之所由以生，是为祖气。凡人五官百骸之运用知觉，皆根于此。于是提其祖气上升为稍上一圈，名为炼精化气，炼气化神。炼有形之精，化为微芒之气。炼依希呼吸之气，化为出入有无之神。便贯彻于五脏六腑，而为中层之左木火，右金水，中土相联络之一圈，名为五气朝元。行之而得也，则水火交媾而为孕。又其上之中分黑白而相间杂之一圈，名为取坎填离，乃成圣胎。又使复还于无始，而为最上之一圈，名为炼神还虚，复归无极，而功用至矣。

按此无极图的解说，此图式是对《说卦》"《易》逆数也"的图像化（图1-15）。

4. 周敦颐太极图

周敦颐根据道教的太极先天图和陈抟的无极图，经过修订，亦绘制了一幅图式（图1-16）。周氏图式与太极先天图基本一致，不同的地方有四：一是第二圈。太极先天图为乾坎相抱，左半圈为乾卦象，右半圈为坎卦象，黑中有白，白中无黑。周氏图式为阴阳相交，即离坎相抱，是采取了无极图的形式。二是从下数第二圈。原图有"万物化生"四字，周氏图则移之于最下边。三是原图五行相生图的左右两边有"乾道成男，坤道成女"八字，周氏图则移之于下数第二圈的左右。四是原图首图为"阴静"，第三圈为"阳动"；周氏图则移之于第二圈左右。周氏还撰有《说》以解释其《图》。

《太极图说》：无极而太极。太极动而生阳，动极而静，静而生阴，静极复动。一动一静互为其根；分阴分阳，两仪立焉。阳变阴合而生水火木金土，五气顺布，四时行焉。五行一阴阳也，阴阳一太极也，太极本无极也。五行之生也，各宜其性。无极之真，二五之精，妙合而凝。乾道成男，坤道成女。二气交感，万物化生，万物生生而变化无穷焉。惟人也得其秀而为灵。形既生矣，神发知矣，五性感动而善恶分，万事出矣，圣人定之以中正仁义（自注：圣人

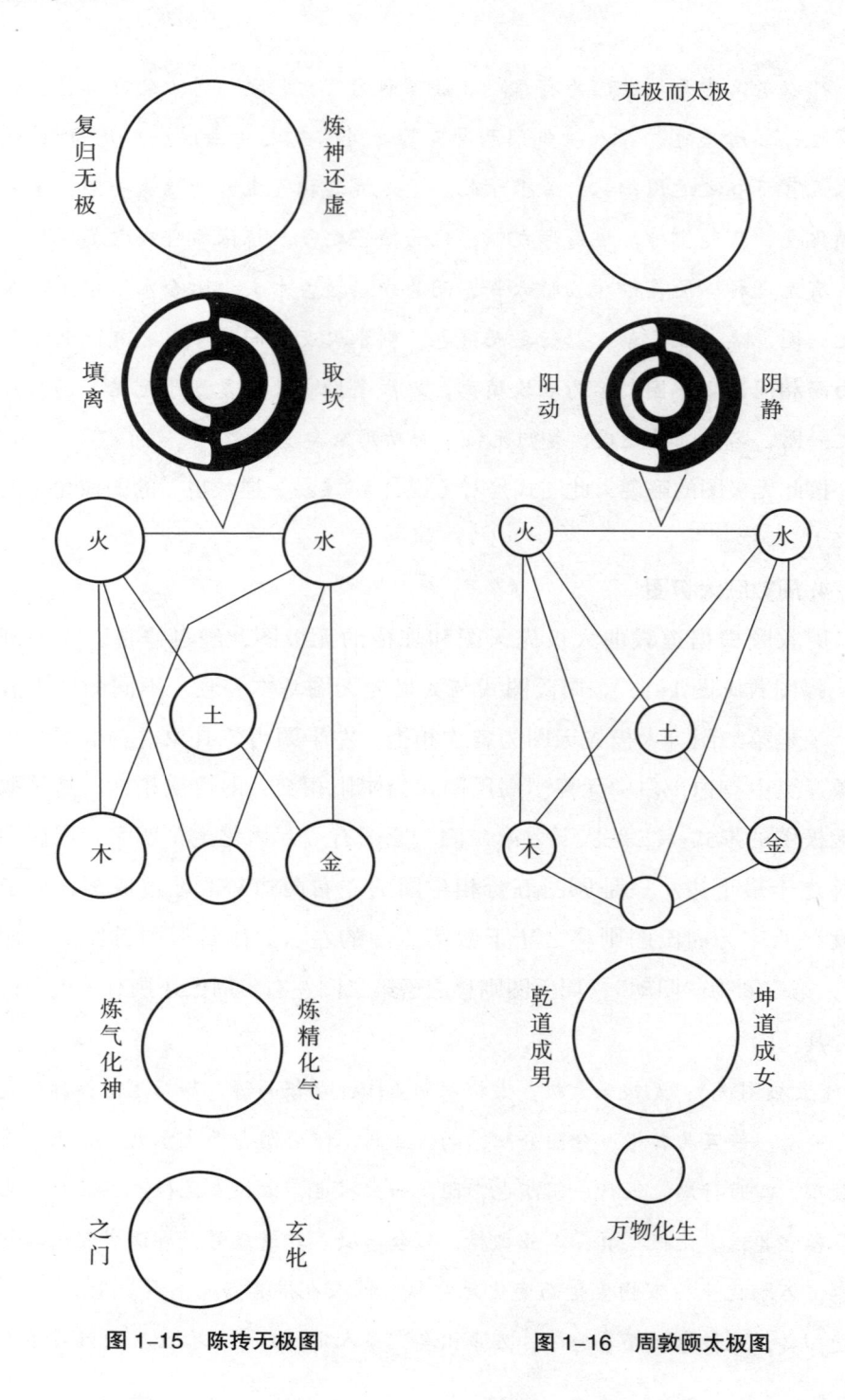

医易启悟

图 1-15　陈抟无极图　　　　　图 1-16　周敦颐太极图

054

之道，仁义中正而已矣）而主静（自注：无欲故静），立人极焉。故圣人与天地合其德，日月合其明，四时合其序，鬼神合其吉凶。君子修之吉，小人悖之凶。故曰立天之道曰阳与阴，立地之道曰柔与刚，立人之道曰仁与义。又曰原始反终，故知生死之说。大哉易也，斯其至矣！（《周子全书》卷一）

周氏之今太极图概括了自然界及人体阴阳五行关系，反映了人体内部的生理，更适合中医及气功的研究。

（二）论太极图

以上太极图各有长处，相辅相成。

流行太极图的图式是：太极——两仪——四象。主要表示阴阳的盈虚消长、对立制约、互存互根、相互转化及阴阳的顺序、时间、空间性。

周氏太极图的图式是：无极——太极——阴阳二气——五行之气——万物和人类。主要表示万物和人类的生生不息。更切合于显示人体的生理变化及研究人体生命的存亡。

流行太极图与先天八卦取义相同，取天地自然之象。周氏太极图与后天八卦取义相同，取万物和人类生息不已。

五行在太极图中的出现，使阴阳的理论更加完善了。用五行的相生相克理论来说明阴阳的生化功能，可谓妙矣。所以，五行理论就不再单独讲了。

五、河图、八卦与五行

在《易经》的卦、爻辞中，没有谈到八卦与五行的关系。至《说卦传》出，才讲到了八卦与五行的关系。《说卦传》说："乾为金""坤为地（土）""巽为木""离为火""坎为水""艮为山（土）"。虽然没有提到震、兑两卦与五行的关系，但震居东为木、兑居西为金是一个常识问题，不言而喻。据此，八卦与五行的关系可以用图1-17表示。

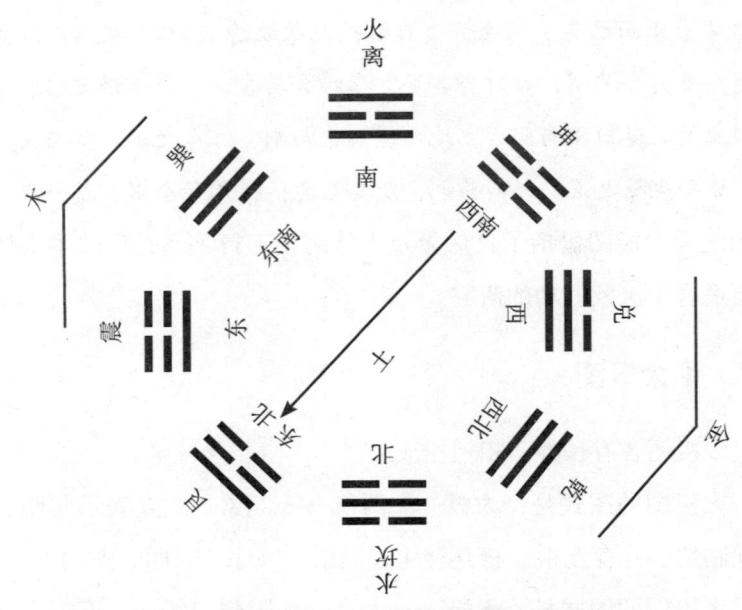

图 1-17 八卦与五行的关系（录自《医易概论》）

从《说卦传》原文看，《说卦传》作者是通过后天八卦与五行相结合的。其对五行的安排是按五行相生的顺序。

震卦居东方，是春天的象征，春风吹来暖洋洋，促使万物萌生；巽卦居东南方，表示春夏之交，象征万物蓬勃成长、长齐；离卦居南方，是夏天的象征，南风吹来热乎乎，烈日当空照，万物长高相见；坤卦居西南方，是夏秋之交的象征，到了雨季，万物得到湿土致养，开花结实；兑卦居西方，是秋天的象征，秋收丰满，人人喜悦；乾卦居西北方，是秋冬之交的象征，由秋向冬过度，自然界的生物面临着生死搏斗；坎卦居北方，是冬天的象征，万物潜藏以待来年；艮卦居东北方，是冬春之交的象征，万物"成终""成始"，开始新的生息。故人们称文王八卦图是反映春、夏、秋、冬四时变化及植物在一年中的生长过程的模型。

这样，八卦与五行就具有了生物生息的含义了。至于河图中的五行则是明确的。谓：天一生水，地六成之；地二生火，天七成之；天三生木，地八成之；地四生金，天九成之；天五生土，地十成之。木、火、土、金、水，五行具矣。

六、太极图与八卦的关系——世界模式图

卦中虽涵有阴阳和生生不息的思想，但对阴阳的性质和万物、人类的化生显示得不够清晰明白，为了弥补这种缺陷，古人又创制了太极图。使卦中的阴阳原理和生生不息的生命力图像化，予人以直观感。太极图配八卦，构成了世界模式模型。明初赵㧾谦认为："有太极含阴阳，阴阳含八卦之妙。"（《六书本义》）

（一）古太极图与先天八卦图

《系辞》据伏羲先天八卦图说："《易》有太极，是生两仪，两仪生四象，四象生八卦。"古人对这段话加以图像化，而创制了先天八卦图（图1-18和图1-19）。

先天八卦图中的数字，从一至八的走向连线呈S形曲线，这就是原始的太极图。后人据之发展成了两条阴阳黑白鱼构成的太极图，并与八卦相配合，成为先天太极图（图1-20和图1-21）。

另有的学者则根据先天八卦阴阳爻的多少及爻位变化而画太极图。

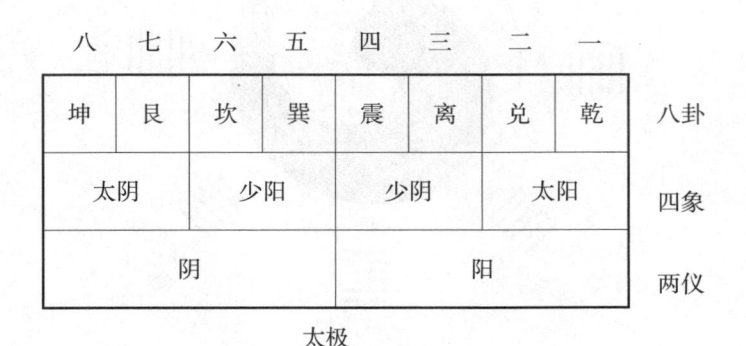

八	七	六	五	四	三	二	一	
坤	艮	坎	巽	震	离	兑	乾	八卦
太阴		少阳		少阴		太阳		四象
阴				阳				两仪
太极								

图1-18　先天八卦次序图

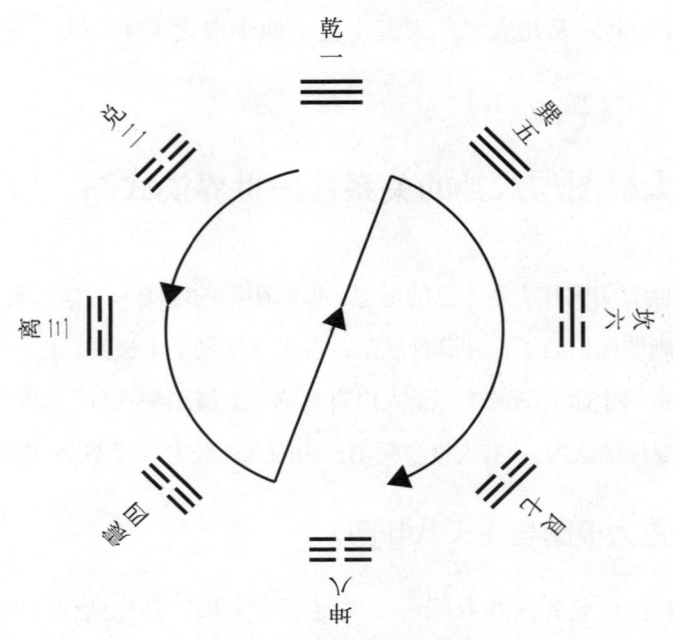

图 1-19　先天八卦方位图

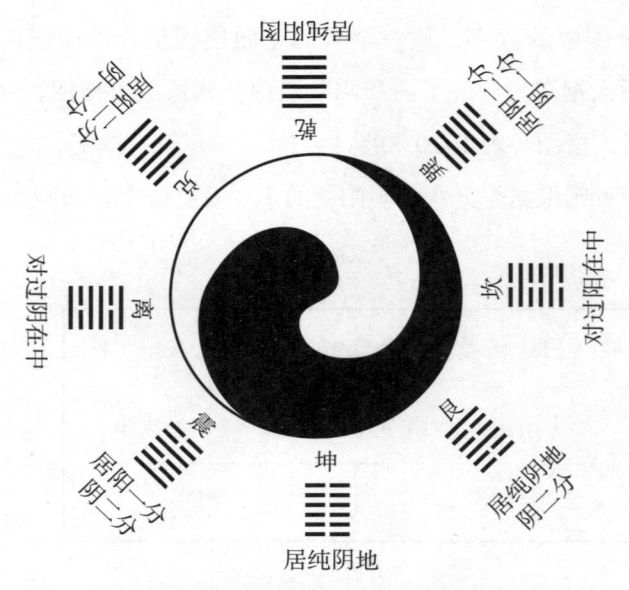

图 1-20　先天太极图（录自《六书本义》）

第1章 《周易》中的医学思想

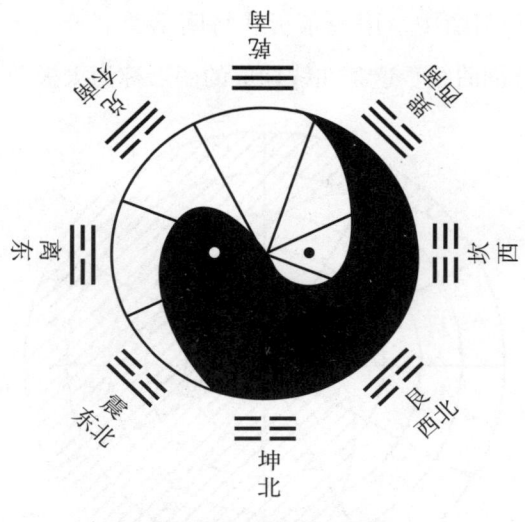

图1-21 后制太极图

（二）古太极图与十二消息卦

《周易》十二消息卦通过阴阳爻的消长变化显示着阴阳的原理，将十二消息卦卦象画成圆图的形式（图1-22）。（参《医易概论》）

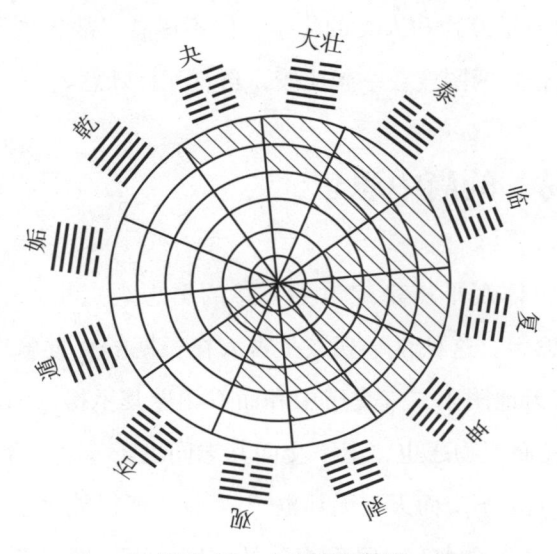

图1-22 十二消息卦图

059

在十二消息卦圆图中，用一条折线将阴阳爻划开，再把这条折线平滑化，便得出阴阳分剖曲线。这条曲线构成的图形称为太极图（图1-23）。

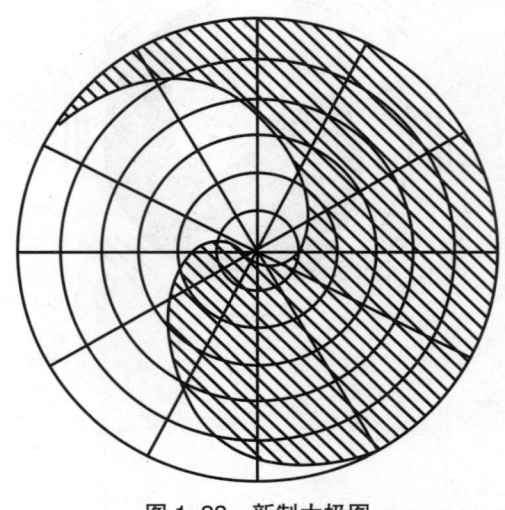

图1-23 新制太极图

（三）今太极图与后天八卦图

后天八卦图表示万物和人类的化生。但不尽意，故古人又创制了今太极图与之相匹配。若将两图放在一起比较，自有互补妙意。

七、《周易》的尚中思想

《周易》从整体观平衡稳定生生不息的思想观点出发，非常推崇"尚中""用中"的思想。这种哲学观点是古人在长期的直觉思维中形成的。这是古人通过观察天地阴阳二气交感中和而万物遂其生得出的结论。如《泰·象》说："天地交而万物通也，上下交而其志同也。"《否·象》说："天地不交而万物不通，上下不交而天下无邦也。"万物之所以能生生不息，是由于天地阴阳二气交感，"保合大和，乃利贞"的作用。天、地、人三才，人与万物在其中。天地阴阳适中，人与万物才能有生。故伏羲观象画卦，即以中和为机要。

（一）先天八卦次序图的尚中思想

在先天八卦次序图中，两仪取阴阳的中和，四象有少阳与少阴的中和及太阳与太阴的中和；八卦中，乾三个阳爻与坤三个阴爻阴阳平衡，爻位相对，震二个阴爻一个阳爻与巽二个阳爻一个阴爻阴阳平衡，爻位相对，离二个阳爻一个阴爻与坎二个阴爻一个阳爻阴阳平衡，爻位相对；兑二个阳爻一个阴爻与艮二个阴爻一个阳爻阴阳平衡，爻位相对（表1-3）。这种卦画的制作充分体现了"尚中""用中"的思想。

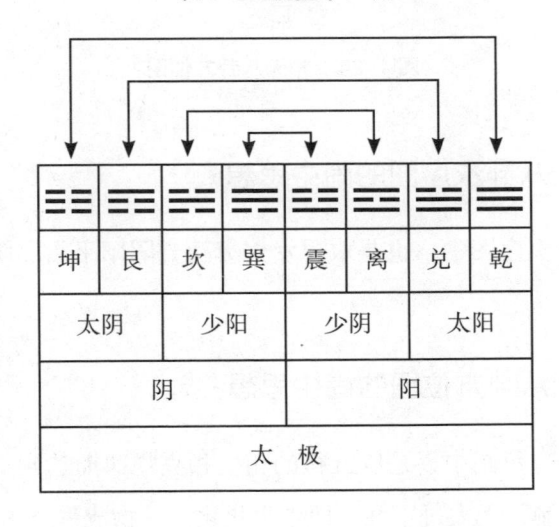

表 1-3 阴阳中和表

坤	艮	坎	巽	震	离	兑	乾
太阴		少阳		少阴		太阳	
阴				阳			
太　极							

（二）先天八卦方位图的尚中思想

在先天八卦方位图中，凡是相对应的两卦皆为夫妻卦，夫妻两卦阴阳平衡，阴阳爻位相对应，也体现了"尚中""用中"的思想（图1-24）。

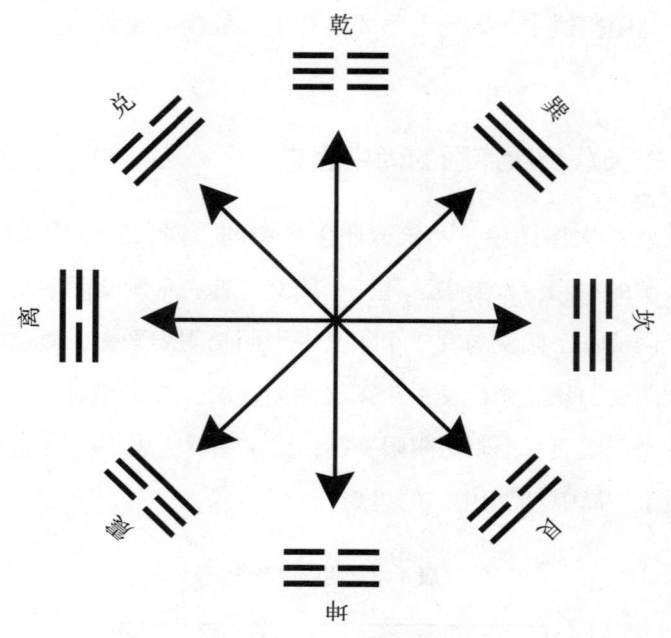

图 1-24　先天八卦方位图

（三）后天八卦次序图的尚中思想

在后天八卦次序图中，也是取男女夫妻两卦阴阳平衡，阴阳爻位相对应的"尚中"思想。

（四）后天八卦方位图的尚中思想

在后天八卦方位图中，是以五行的相生相克规律而达到适中思想的。相生相克，有促有制，无太过不及，而生生化化，品物成彰矣（图 1-25）。

图 1-25　后天八卦方位图

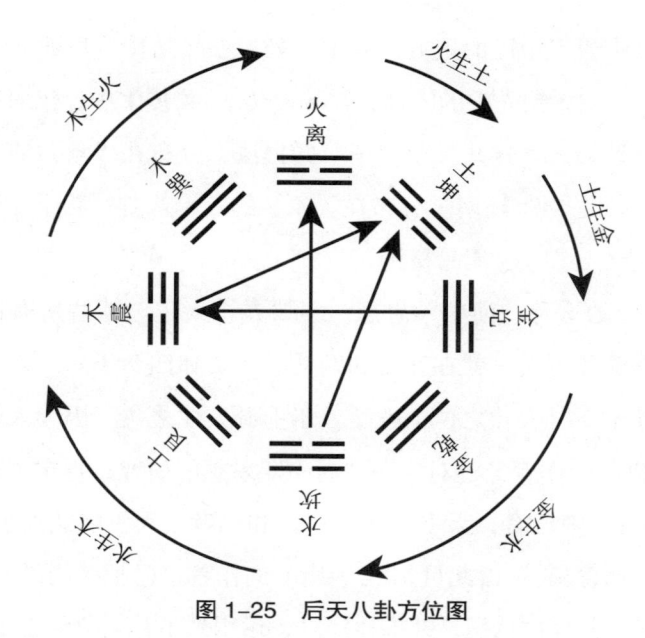

（五）河图的尚中思想

在河图中，天一降下在下方，地二升上在上方，天地阴阳二气交感之象。天三升在东，地四降在西。天一加中五为六之成数，地二加中五为七之成数，天三加中五为八之成数，地四加中五为九之成数，其"用中"思想不亦明乎！

（六）洛书的尚中思想

在洛书中，其纵横斜径相加都是十五。这不正是《易纬·乾凿度》中"《易》一阴一阳合而为十五之谓道"的平衡适中思想吗？

（七）卦爻辞及《易传》中的尚中思想

卦爻辞及《易传》的作者秉承卦画中的"尚中""用中"思想，用文字加以说明，并大加赞誉和发挥。

在卦爻辞中谈"中"的地方，有十三处。在《易传》里面谈"中"的地方就很多了。据刘大钧先生的统计，在《彖传》《象传》中，仅对"中"的称谓就有二十九种提法。这些关于"中"的提法，分布在《彖》的三十六卦之中，占六十四卦的 56% 还多。分布在《象》的三十八卦，四十三爻之中，占六十四卦的 59% 还多。(《周易概论》)

《周易》中的这种"尚中"思想，主要是讲人道。那些所有讲"中"的地方，不在二爻和五爻，就在三爻和四爻。三爻和四爻于六画卦中处于人才之位，二爻处于下卦人才之位，五爻处于上卦人才之位。因为人受天地之中以生也。《中庸》的作者经过对这种"尚中"思想的研究，肯定了其重要性而大大称誉，谓："中也者，天下之大本也；和也者，天下之达道也。至中和，天地位焉，万物育焉。"由此可知，《中庸》的作者，已把《周易》的"尚中"思想大大加强了其理性认识，并推而广之，运用到了社会科学之中。

八、八卦与人体

《说卦》：乾为首，坤为腹，震为足，巽为股，坎为耳，离为目，艮为手，兑为口。

张介宾《医易义》：以形体言之，则乾为首，阳尊居上也；坤为腹，阴广容物也；坎为耳，阳聪于内也；离为目，阴明在外也；兑为口，折开于上也；巽为股，两垂而下也；艮为手，阳居于前也；震为足，刚动于下也。

《周易》"近取诸身"，以八卦与人的形体相通应，说明八卦本含人的生理在内。江永《河洛精蕴·卦象考》整理出 32 卦与人体解剖和生理有关，记载有 36 个解剖与生理部位名称，详述如下：

(1) 身，如艮其背，不获其身；六四：艮其身；涣卦六三：涣其躬。

(2) 首，如《说卦传》"乾为首"；比卦上六：比之无首。

(3) 顶，如大过卦上六：过涉灭顶。

(4) 额，如《说卦传》"巽为广颡"（即额）。

(5) 面，如革卦上六：小人革面。

(6) 颧骨，如夬卦九三："壮于頄"（即颧骨）。

(7) 鼻，如噬嗑卦六二：噬肤灭鼻。

(8) 目，如《说卦传》"离为目"。

(9) 眇，如履卦六三：眇能视。

(10) 盱，如豫卦六三：盱豫悔。

(11) 视，如震卦上六：视觉矍矍。

(12) 观，如观卦初六：童观。

(13) 辅颊舌，如咸卦上六：咸其辅颊舌。

(14) 口舌，如《说卦传》"兑为口舌"。

(15) 颐，如颐卦初九：观我朵颐。

(16) 须，如贲卦六二：贲其须。

(17) 耳痛，如《说卦传》"坎为耳痛"。

(18) 耳，如噬嗑卦上六：灭耳。

(19) 心，如艮卦九三：熏心。

(20) 腹，如明夷卦六四：入于左腹。

(21) 夤，如艮卦九三：列其夤（即夹脊肉）。

(22) 背，艮其背，不获其身。

(23) 脢，如咸卦九五：咸其脢（好背部）。

(24) 手，如《说卦传》"艮为手"。

(25) 肱，如丰卦九三：折其右肱。

(26) 指，如艮为指。

(27) 臀，如困卦初六：臀困于株木。

(28) 肤，如剥卦六四：剥床以肤。

(29) 血，如需卦六四：需于血。

(30) 汗，如涣卦九五：涣汗其大号。

(31) 足，如《说卦传》"震为足"。

(32) 股，如咸卦九三：咸其股。

(33) 腓，如艮卦六二：艮其腓。

(34) 拇，如解卦九四：解而拇。

(35) 趾，如大壮卦初九：壮其趾。

(36) 跛，如归妹卦初九：跛能履。

九、八卦与生命

《系辞传》说："天地之大德曰生""生生之谓《易》"。什么是《易》？《易》就是研究生命的书，就是研究天地生化万物的书。故又说："乾，阳物也；坤，阴物也。阴阳合德而刚柔有体，以体天地之撰，以通神明之德""天地絪缊，万物化醇；男女媾精，万物化生"。怎样生化万物的呢？《说卦传》说："观变于阴阳而立卦，发挥于刚柔而生爻，和顺于道德而理于义，穷理尽性以至于命。""阴阳合德"显象于卦，"刚柔有体"显象于爻。道就是精气、元气，德就是生化万物。如《管子·心术》说："虚而无形之谓道，化育万物之谓德。"《老子》的道德学就是中国古代的生命之学，讲生命的发生与衍化。这种道德性命之学，可以用阴阳刚柔来解释。阴阳就是天地之气，所以《管子·内业》说："凡人之生也，天出其精，地出其形，合此以为人。和为生，不和不生。"《素问·宝命全形论》说："天覆地载，万物悉备，莫贵于人。人以天地之气生，四时之法成""人生于地，悬命于天，天地合气，命之曰人。人能应四时者，天地为之父母"《灵枢·本神》说："天之在我者德也，地之在我者气也，德流气薄而生者也。"

《说卦》：乾，天也，故称乎父。坤，地也，故称乎母。震一索而得男，故谓之长男。巽一索而得女，故谓之长女。坎再索而得男，故谓之中男。离再索而得女,故谓之中女。艮三索而得男,故谓之少男。兑三索而得女,故谓之少女。

张介宾《医易义》:以生育言之,则天地絪缊,万物化醇,男女媾精,万物化生。天尊地卑,乾父坤母,乾道成男,坤道成女,震坎艮是为三男,巽离兑是为三女。

由此可知,《周易》是讲生生的,生儿育女是人的正常生理力能。不过《周易》所讲生命的起源有二:一来源于父母媾精,二来源于天地之气化。

因此,郭沫若据八卦"近取诸身"之说,提出了阳爻和阴爻是男女性生殖器符号的观点,他说:"八卦的根底我们很鲜明可以看出,是生殖器崇拜的孑遗,'—'以象男根,分而为'--'以象女阴,由此演出男女、父母、阴阳、刚柔、天地的概念"。这是生殖文化的原始记录。《周易》用山象征男性生殖器,用泽象征女性生殖器,并以生殖力旺盛时期的少男少女为代表说明生命的延续,如《周易》咸卦用"泽山咸"之说,表示少男少女的性行为,《象传》曰"柔上而刚下,二气感应以相与",这样"山泽通气"(《说卦传》),然后变化成万物。乾卦《象传》"云行雨施,品物流行",就是对男女交媾性生活的雅致描述,"云雨"是中国传统文化描述男女性生活的一个重要概念,在《周易》小畜卦、睽卦都有记载。

从自然界而论是天地阴阳二气的交媾,这在乾、坤、泰、否四卦中都有阐述,天地交则万物化生,天地不交则万物不生。《系辞传》概括地说:"天地絪缊,万物化醇。男女构精,万物化生。"

此外,《周易》中描述男女性器官和性行为的还有以下几种。

《系辞传》:"夫乾,其静也专,其动也直,是以大生焉。夫坤,其静也翕,其动也辟,是以广生焉。"

《序卦传》:"有天地,然后万物生焉""有天地然后有万物,有万物然后有男女。有男女然后有夫妻,有夫妻然后有父子"。

咸卦《象传》:"天地感而万物化生。"

归妹卦《象传》："天地不交而万物不兴。"

有男女就有婚姻，故《周易》记载了当时的婚姻情况，归妹、咸卦、渐卦（夫征不复，妇孕不查）、大过卦（枯杨生稊，老夫得其女妻；枯杨生华，老妇得其士夫）、姤卦、屯卦（乘马班如，非寇，婚媾。女子贞不字，十年乃字）、贲卦、睽卦等都有关于婚媾的记载。

十、八卦与健康

《周易》是一部研究生命科学的专著，自然会与人的健康有密切关系。

（一）疾病

《周易》对疾病的记载是多方面的，有五官科、内科、外科、伤科、妇科等，如①眚（讼卦）；②眇（履卦六三）；③跛（归妹卦初九）；④盱（豫卦六三）；⑤"噬腊肉遇毒""噬干姊，得金矢"（噬嗑卦）；⑥疾厉（遁卦）；⑦蛊（蛊卦）：⑧疑疾（丰卦）；⑨妇孕不育（渐卦）；⑩折其右肱（丰卦）；⑪损其疾（损卦）；⑫心病、耳痛、大腹（《说卦传》）。

（二）生态环境

古人已经认识到了生态环境对人体健康的影响，所以很注意环境卫生。如井卦记载了古人对饮水的治理，曰"井泥不合""井渫不食"。《象传》说"寒泉之食，中正也"，提倡饮用寒泉之水。

仰观天文，俯察地理。如小畜卦说"密云不雨，自我西郊"；渐卦中的小溪、大雁等。贲卦则记载了对居所的装饰，曰"贲于丘园"。

（三）社会环境

无论是古代还是现在，人都是社会的一分子，社会环境都会影响到每一个人。如屯卦的"利建侯""利居贞",旅卦的旅游活动、乾卦的自强不息、坤卦的柔静安顺、困卦的牢刑、比卦的亲比和睦、需卦的饮食之争、师卦的战争、同人卦的志同道合、家人卦的家庭分工、谦卦的虚心谦逊,等等,都讲了社会环境对人的心理健康的影响问题。又如乾卦说:"君子终日乾乾,夕惕若,厉无咎。"丰卦说:"往得疑疾,有孚发若。"兑卦说:"和兑之吉,行未疑也。"

(四)防治

《周易》作为占筮之书而预测吉凶,反映出了预防思想。《内经》的治未病思想即源于此。如豫卦"豫者预也",即强调防患于未然。既济卦的"终日戒",也是预防思想。

(五)中药

无妄卦说:"无妄之疾,勿药有喜。"说明《周易》的作者对中药也很重视。对草药的记载有茅茹、枯杨、杞、蒺藜、葛藟、苋陆、桑等。

对动物药的记载有马、牛、羊、鸡、猪、狗、鹿、干肉、腊肉、雉膏、灵龟、鱼等。其他的还有酒、泉水等。

十一、《周易》哲学思想体系——水地说

任何事物的出现都有它一定的思想根源,河图、洛书和八卦也不例外。它们的哲学思想体系是水地说,认为水和地是万物的本源。

我们的祖先认为"天地之至数,始于一而终于九焉"。故河图、洛书之数皆始于一,而终于九。关键是"一"开头,为万物之本源。

《说文》说:"一,惟初太始,道立于一,造分天地,化成万物。"一即太极,也叫太一。太极为天地万物之始,故谓太始。《淮南诠言》说:"一也者,

万物之本也，无敌之道也。"《类经图翼·太极图论》的解释是："化生于一，是名太极，太极动静而阴阳分。……朱子曰，太极分开，只是两个阴阳，阴气流行则为阳，阳气流行凝聚则为阴，消长进退，千变万化，做出天地之间无限事来。"《系辞》对"一"也有说明，谓："天之动，贞夫一者也。夫乾，确然示人易矣；夫坤，隤然示人简矣。"意思是说：宇宙的运动变化，在于太极，太极是一。一化分天地，形成阴阳，即为乾坤。乾是刚健，坤是柔顺，乾坤交合变化化生万物。

《河图图说》说："天一生水。"《运气论奥谚解》说："水生于一，天地未分，万物未成之初，莫不先见于水。"故《灵枢经》说："太一者，水尊号也。先地之母，后万物之源。"古人通过对各种自然和社会现象进行归纳，概括地认为：水生于一，为化生万物之源。

河图、洛书以五为中心。《说文》说："五，……从二，阴阳在天地间交午也。"五含有"二"，这"二"就是老子说的"道生一，一生二"的"二"，代表太极一分天地阴阳。说明"五"含有天地阴阳交媾化生万物的意思。天地阴阳不交则无生机。

五为土的生数，土即是地。由上文可知，一、五为万物万事之本，即水地为万物之源。

古人还认为在八卦中，"坤为水""特坤水象至东汉失传"（《周易尚氏学》），故后人鲜有知者。尚秉和先生在注《周易》时多方引证阐明了古人多以"坤地为水"。坤为地，坤又为水，所以八卦也以水地为万物之本源。战国时期的大政治家、思想家管子继承并发挥了这一思想体系。《管子·水地》说："水者，何也？万物之本源也，诸生之宗室也""地者，万物之本源，诸生之根菀也"。此说认为万物的本源为有形的物体。这一哲学思想体系在古代曾经占有统治地位。

《礼记·表记》说："民有父之尊，有母之亲""母亲而不尊，父尊而不亲。水之于民也，亲而不尊。火尊而不亲。土之于民也，亲而不尊。天尊而不亲"。土与天对讲,当然是地了。古人把母、水、地归为一类,"亲亲也"。把父、火、天归为一类,"尊尊也"。而"亲亲""尊尊"却反映了两种不同的社会哲学思想体系。"亲亲"之道重母统,反映了母系氏族制的思想。"尊尊"之道重父统,反映了父系氏族制的思想。由此可知,河图、洛书与八卦的出世当在母系氏族制时代。而距今1.8万年前的山顶洞人时代已经出现了氏族公社制度。所以据现在人已知的历史资料很难断定母系氏族制存化的确切年代。

代羲生活于母系氏族制的社会时代,他的思想也必然会有时代的烙印。故伏羲效法河图、洛书画卦的指导哲学思想继承了母系氏族制以母道为主的哲学思想体系。所以把坤卦置于天一之水位,以坤为首。《归藏》即以坤为首。

人的生存环境在天地之间,故《周易》先论乾天坤地二卦,论述天地的各自功能。因为"有天地然后万物生焉。"(《序卦》)六十四卦先论乾坤,并非以乾为首,而是以太极为首,以太极两仪——乾坤并论天地。后次屯蒙,屯(☳)卦由震、坎组成,蒙(☶)卦由坎、艮组成,皆是以坤为本体。乾阳交合坤阴,一索而得震,再索而得坎,三索而得艮,有坤母统三子之象。又坎为云雨,震为雷,乾坤阴阳相交之大德为雨,故屯卦有雨水之象,蒙卦有雨水滋润大地之象。《褚氏遗书》说:"天地定位,而水位平中。天地通气,而水汽蒸达,土润膏滋,云与雨降,百物生化。人首天地,亦有水焉。"由此可知,褚氏是深悉易理的。褚氏这段话是对《周易》开首之义的最好说明。他用易理阐发人体脾输布气血津液于全身的生理现象,生动活泼。

屯蒙两卦之后是需(☲)、讼(☵)、师(☷)、比(☶),需、讼两卦由乾、坎组成,师、比两卦由坤、坎组成。乾为天,坤为地,坎为水,天地之间惟有坎水。由此可知,《周易》乾坤之后,屯蒙六卦,皆不离水,正如古人所说——水盈天地之间,水为万物之本源,诸生之宗室,比卦之后是小畜(☴)履(☱),小畜由乾、巽组成,履由乾、兑组成,皆中互离,有乾父统三女之象。皆以乾父为本体，坤阴交合乾阳，一索而得巽，再索而得离，三索而得兑。由上文可知：《图易》是先论坤后论乾的。论坤地，屯蒙六卦不离水，水附于地，亲密不离，讲生物之萌生。论乾天，小畜履讲云雨天气。然后总括地谈论天地，故履卦之后是泰(☷)、否(☷)，专门论述天地造生万物的条件。条件是"天地交而万物通"(《泰·象》)；"天地不交而万物不通"(《否·象》)。这就是《周易》的辩证统一思想了。

《周易》水地说的哲学思想体系在中医学理论中得到了发扬光大。

十二、《周易》的辩证法思想

《周易》是一部讲究自然界万事万物运动变化的书，它包含着丰富的唯物辩证法思想，对唯物辩证法的三大规律有很多论述。如先天八卦方位图，八卦的卦象中蕴含了阴阳对立统一规律。《说卦》说："天地定位，山泽通气，雷风相薄，水火相射。"其中据《帛书周易》去掉"不"字。乾与坤，艮与兑，震与巽，坎与离，一阴一阳，既对立又统一，万事万物就是在这对立统一规律中发展变化的。乾卦由六个阳爻组成，自下而上六条爻辞依次为：初九"潜龙"，隐而不显，比喻人虽有才能而地位低微，尚不宜行事；九二"见龙"，出潜离隐，比喻人要掌握时机，表现出自己的才能；九三"惕龙"，比喻人在施展才能时要谨慎行事；九四"跃龙"，比喻人在遇到好时机时，要奋勇前进；九五"飞龙"，比喻人的事业飞黄腾达，名利皆丰；上九"亢龙"，比喻人到名重位尊时，若居功自傲，贪财不止，容易走向反面。龙的潜藏、出现、跳跃、腾飞，最后向对立面的转化，表示了一切事物的量变到质变的规律和否定之否定的规律。

《周易》的辩证法思想对中医学的影响很大，中医学吸取了这一哲理，建立了辩证论治的理论体系。

第2章 医易典籍《黄帝内经》

《周易》是祖国文化的瑰宝。大约在战国时代，一些学者把《周易》引进了社会哲学领域，著有《易传》十篇，但其中也有不少医学思想。另有一些学者则把《周易》引进了医学领域，撰写了《黄帝内经》。我认为《黄帝内经》就是《周易》的医传。恽铁樵有句名言说："《内经》之理论，即《易经》之理论""易理不明，《内经》总不了了"。(《群经众智录》)张介宾说"天地之理具乎易，而身心之理独不具易乎？矧天地之易，外易也；身心之易，内易也。"(《类经图翼·医易义》)赵台鼎也说："天地定位，而易行乎其中者，天地者，吾身之天地也；易行者，吾身之易行也""易者，其吾身之生理乎，其天地之根乎"。(《脉望》卷四)《黄帝内经》科学意义之精妙，就在于把人投放到天地之间去，从天地人三位一体去考察人的生理、病理，揭示人随天地沉浮的同步规律。

《易经》是中医药学的活水源头，中医是易学之绪。要想学好《黄帝内经》，必须了解易理在《黄帝内经》中有哪些应用。现探析如下。

一、洛书八卦的应用——科学实验

《素问·五运行大论》说："黄帝坐明堂，始正天纲，临观八极，考建五常。"天纲，高士宗解释为"天文之大纲"，意指天体运动变化大的规律性现象，如日月星辰的运行情况，二十八宿的方位，等等。八极，即八方之远。

考，指考察。建，即建立。五常，此指五行运气的常规情况。《素问·阴阳类论》说："孟春始至，黄帝燕坐，临观八极，正八风之气。孟春始至，是指农历正月节立春之日。"王冰注："燕，安也。"张介宾注："燕，闲也。"正，候察之意，即《屯卦》"利建侯"也。上两段文章的意思是说，在立春这一天，黄帝安闲静坐，认真观察天体的运动变化及地理形势、生物的生长变化，并以八卦五行概念来归类自己观察到的大自然的规律和阐发自己对自然气候变化的认识，且总结建立起一套掌握运用自然气候变化规律的经验运算公式。

为什么要在"孟春始至"时观察呢？盖春为气之始也，如《素问·六节藏象论》说："求其至也，皆为始春。未至而至，此谓太过。……至而不至，此谓不及。……所谓求其至者，气至之时也。谨候其时，气可与期。失时反候，五治不分，邪僻内生。"用什么观察呢？《灵枢·九宫八风》做了专篇的论述。其应用研究考察的仪器是九宫图（图2-1；按：可能是"太乙九宫占盘"的简图）。用"太乙九宫占盘"观察什么呢？一是观星辰天象，二是候八正之风。观"星辰者，所以制日月之行也"。《素问·八正神明论》曰："八正者，所以候八风之虚邪，以时至者也。"

东南 阴洛　巽四　立夏	南 上天　离九　夏至	西南 玄委　坤二　立秋
东 仓门　震三　春分	中央 　　五　摇招	西 仓果　兑七　秋分
东北 天留　艮八　立春	北 叶蛰　坎一　冬至	西北 新洛　乾六　立冬

图2-1　九宫图

第2章 医易典籍《黄帝内经》

《灵枢·九宫八风》的占术不是从原始的前兆迷信中产生的，而是由具有丰富天文、气象知识的医学家创造出来的，其中有一部分古天文、历法、气象、物候知识，建立了天人合一的理论体系。它以文王八卦和洛书为代表符号，表示方位，显示阴阳季节的变化和物候的特征，为人与自然界的联系提供了时间和空间的模型依据。

九宫图的方位，是依据坎、艮、震、巽、离、坤、兑、乾后天八卦方位图的位置来分配的。九宫图中，每一宫各有一个数字，是洛书九宫数。古人用九宫八卦图观察宇宙自然界的变化，历史悠久。

1977年7月，在安徽省阜阳县双古堆发掘了西汉汝阴侯墓，出土了"太乙九宫占盘"文物。据《阜阳双古堆西汉汝阴侯墓发掘简报》说："太乙九宫占盘的正面是按八卦位置和五行属性（水、火、木、金、土）排列的，九宫的名称和各宫节气的日数与《灵枢·九宫八风》篇首图完全一致，小圆盘的刻画与《河图洛书》（"河图洛书"应为"洛书"，编者按）完全符合。"太乙九宫占盘背面有"第三七年辛酉日中冬至"三行十字，按《颛顼历》推算，系指汉文帝七年（公元前175年）。准此，太乙九宫占盘是西汉初年的文物，洛书至迟在西汉初年就已经存在，得到了进一步的证实。

九宫图的中央一宫（中宫），是周围八宫的指导核心。古人观察天象，认为北极星（古称"太乙"）位恒居北方，可以作为测定方向的唯一标准。因为确认了北方，其相对面就是南方，然后左东、右西及四隅，自然形成了四面八方，所以九宫图确立北极星为中宫。如《管窥辑要》说："北极星名中宫，实居子（北）位对午（南）方。"此外，中宫并以北斗星围绕北极星旋转运行的规律，作为测定方向的指针，根据"斗柄"旋指的八宫方位，便能推知四时节气的变迁，以及来自八方气象的变化。(《灵枢经校释》)

太一的循行如何呢？

《灵枢·九宫八风》：太一常以冬至之日，居叶蛰之宫四十六日，明日居天留四十六日，明日居仓门四十六日，明日居阴洛四十五日，明日居上天四十六日，明日居玄委四十六日，明日居仓果四十六日，明日居新洛四十五日，明日复居叶蛰之宫，日冬至矣。

太一日游，以冬至之日，居叶蛰之宫，数所在日，从一处，至九日，复反于一，常如是无已，终而复始。……

是故太一入徙立于中宫，乃朝八风，以占吉凶也。

据经文绘制太一游图（图 2-2）。

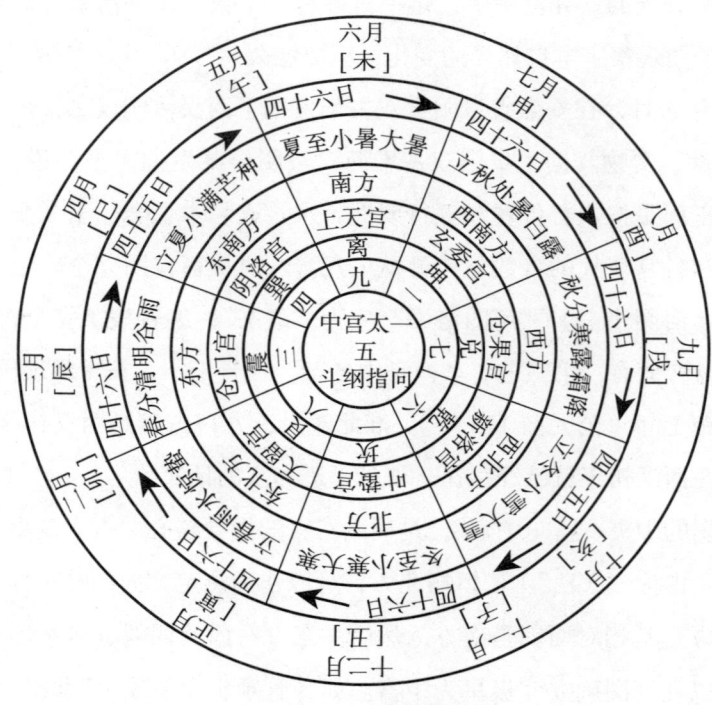

图 2-2　太乙游图

据斗转星移的观察，在一年中看到的天象如下所述。

丹天之气，经于牛女戊分；黅天之气，经于心尾己分；苍天之气，经于危室柳鬼；素天之气，经于亢氐昴毕；玄天之气，经于张翼娄胃。所谓戊己分者，奎壁角轸，则天地之门户也。（《素问·五运行大论》）

据经文绘制五气经天图（图 2-3）。

第2章 医易典籍《黄帝内经》

由此可知，古人并非简单的只用肉眼直观思维去研究世界，而是结合科学实验去研究的。而且其科学实验之方法，也非一种。如《素问·八正神明论》说："因天之序，盛虚之时，移光定位，正而待之。"《素问·六节脏象论》说："立端于始，表正于中，推余于终，而天度毕矣。"他们观察到一年四季之气是怎样运行的呢？

四时之气，……春气西行，夏气北行，秋气东行，冬气南行。故春气始于下，秋气始于上，夏气始于中，冬气始于标。春气始于左，秋气始于右，冬气始于后，夏气始于前，此四时正化之常。故至高之地，冬气常在，至下之地，春气常在，必谨察之。（《素问·六元正纪大论》）

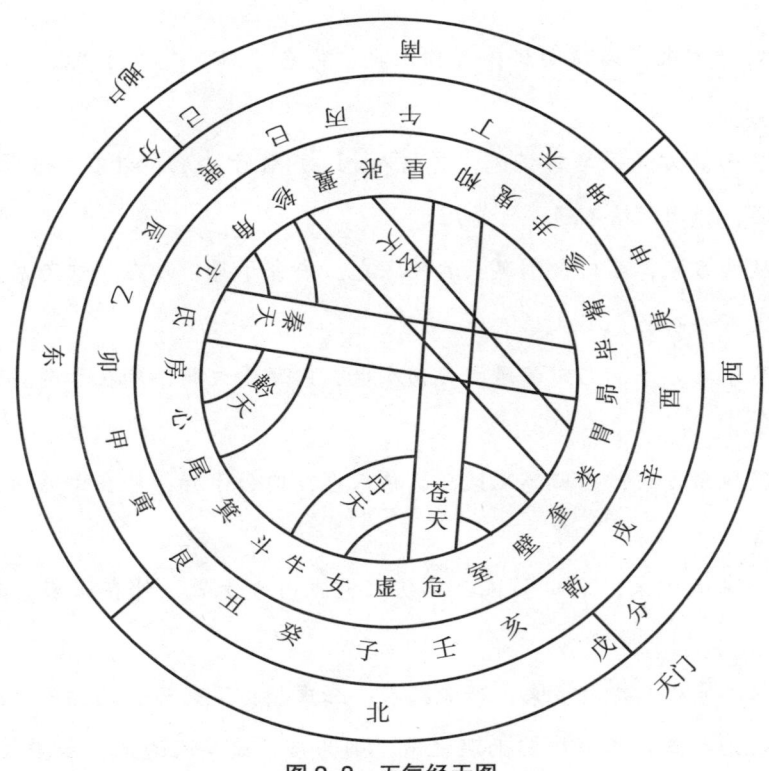

图 2-3 五气经天图

当太一从一宫游向另一宫交换节气的那一天，如果当天或前后几天的气象有变化，就可据之预测是否风调雨顺，有无水旱灾害发生，以及将流行什么疾病。同时指出，符合季节时令的实风，主长养万物；不符合季节时令的虚风，主收杀万物，且对人体有伤害，按其不同方位吹来的虚风，发病部位也各有不同，并反复提出回避风邪预防疾病发生的重要性。更重要的是首次提出将八卦与人体的脏腑相配应，这是医与易的重要结合。《灵枢·九宫八风》记载如下。

风从南方来，名曰大弱风，其伤人也，内舍于心，外在于脉，其气主为热。

风从西南方来，名曰谋风，其伤人也，内舍于脾，外在于肌，其气主为弱。

风从西方来，名曰刚风，其伤人也，内舍于肺，外在于皮肤，其气主为燥。

风从西北方来，名曰折风，其伤人也，内舍于小肠，外在于手太阳脉，脉绝则溢，脉闭则结不通，善暴死。

风从北方来，名曰大刚风，其伤人也，内舍于肾，外在于骨与肩背之膂筋，其气主为寒也。

风从东北方来，名曰凶风，其伤人也，内舍于大肠，外在于两胁腋骨下及肢节。

外风从东方来，名曰婴儿风，其伤人也，内舍于肝，外在于筋纽，其气主为身湿。

风从东南方来，名曰弱风，其伤人也，内舍于胃，外在肌肉，其气主体重。

此八风皆从其虚之乡来，乃能病人，三虚相抟，则为暴病猝死。两实一虚，病则为淋露寒热。犯其雨湿之地，则为痿。故圣人避风，如避矢石焉。其有三虚而偏中于邪风，则为击仆偏枯矣（表2-1）。

第2章 医易典籍《黄帝内经》

表 2-1 八卦八方虚风与病变部位归纳表

风名与来路				对人体影响		
宫位	五行	风向	风名	内舍	外在	病气所主
离	火	南风	大弱风	心	脉	热
坤	土	西南风	谋风	脾	肌	弱
兑	金	西风	刚风	肺	皮肤	燥
乾	金	西北风	折风	小肠	手太阳脉	脉绝则溢 脉闭则结不通 善暴死
坎	水	北风	大刚风	肾	骨与肩背之膂筋	寒
艮	土	东北风	凶风	大肠	两胁腋骨下及肢	
震	木	东风	婴儿风	肝	筋纽	身湿
巽	木	东南风	弱风	胃	肌肉	身重

《素问·金匮真言论》讨论了"八风发邪",伤害经脉、五脏,"邪气发病"的情况,且八风又与四季联系在一起研究,认为"东风生于春,病在肝""南风生于夏,病在心""西风生于秋,病在肺""北风生于冬,病在肾""中央为土,病在脾"。本篇还讨论了五脏和自然界阴阳四时相应的情况,如下所述。

东方青色,入通于肝,开窍于目,藏精于肝,其病发惊骇,其味酸,其类草木,其畜鸡,其谷麦,其应四时,上为岁星,是以春气在头也,其音角,其数八,是以知病之在筋也,其臭臊。

南方赤色,入通于心,开窍于耳,藏精于心,故病在五脏;其味苦,其类火,其畜羊,其谷黍,其应四时,上为荧惑星,是以知病之在脉也,其音徵,其数七,其臭焦。

中央黄色,入通于脾,开窍于口,藏精于脾,故病在舌本;其味甘,其类土,其畜牛,其谷稷,其应四时,上为镇星,是以知病之在肉也,其音宫，其数五，其臭香。

西方白色，入通于肺，开窍于鼻，藏精于肺，故病在背；其味辛，其类金，其畜马，其谷稻，其应四时，上为太白星，是以知病之在皮毛也，其音商，其数九，其臭腥。

北方黑色，入通于肾，开窍于二阴，藏精于肾，故病在谿；其味咸，其类水，其畜彘，其谷豆，其应四时，上为辰星，是以知病之在骨也，其音羽，其数六，其臭腐。

《素问·阴阳应象大论》和《素问·五常政大论》也阐述了自然界和人体相通应的关系，并且进一步说明了人体脏腑五体五志等相互之间的关系。现据《金匮真言论》和《阴阳应象大论》列表说明天人相应的关系（表2-2）。

《金匮真言论》《阴阳应象大论》和《五常政大论》的记载反映了《黄帝内经》要用卦和生成数的五行框架，把自然界众多的自然之象和人体之象以其相似，应该用取象比类和运数比类的方法统一起来。

《黄帝内经》以九宫八卦占盘作为观察天象、地象及研究医学的工具，运用医易结合的原理，详细讨论了天人相应的理论，创造了天人相应的世界模式图。研究了五运六气太过与不及所产生的复杂变化，可能对动、植物和人类造成的伤害情况，撰有运气大论七篇，对中医药学的贡献，有不可估量的价值。

《黄帝内经》创造的天人合一整体观是中医药学理论的核心。这个整体观念，有两个内容：一是人与自然界的整体观；二是人自体的整体观。这一观念贯穿在中医药学对生理、病理、诊法、辨证、治疗、组方、用药等各个方面的理论之中。

《黄帝内经》中曾多次明确提出天人相应的观点，如下。

人与天地相参也，与日月相应也。（《灵枢·岁露》）

天地之大纪，人神之通应也。（《素问·至真要大论》）

圣人之为道者，上合于天，下合于地，中合于人事。（《灵枢·逆顺肥瘦》）

第 2 章 医易典籍《黄帝内经》

表 2-2 天人相应表

人与自然统一	自然界	天	五方	东	南	中	西	北
			五时	春	夏	长夏	秋	冬
			五气	风	热	湿	燥	寒
			五化	生	长	化	收	藏
			五星	岁星	荧惑星	镇星	太白星	辰星
		地	五畜	鸡	羊	牛	马	彘
			五谷	麦	黍	稷	谷	豆
			五色	青	赤	黄	白	黑
			五味	酸	苦	甘	辛	咸
			五音	角	徵	宫	商	羽
			五臭	臊	焦	香	腥	腐
	易		卦象	震	离	坤	兑	坎
			生成数	八	七	五	九	六
			五行	木	火	土	金	水
	人	人体	五脏	肝	心	脾	肺	肾
			五官	目	舌	口	鼻	耳
			五体	筋	脉	肉	皮	骨髓
			五华	爪	面	唇	毛	发
			五声	呼	笑	歌	哭	呻
			五志	怒	喜	思	忧	恐
			病变	握	忧	哕	咳	栗
			病位	颈项	胸胁	脊	肩背	腰股

善言天者，必有验于人。(《素问·举痛论》)

人以天地之气生，四时之法成。(《素问·宝命全形论》)

另外，人之肘节以应天地之数。在《灵枢·九针论》中还讲了洛书九宫与人的肢节身形相应。

黄帝曰：愿闻身形应九宫（按："宫"原为"野"，据《千金翼方》卷二十三改）奈何？岐伯曰：请言身形之应九野也，左足应立春，其日戊寅己丑；左胁应春分，其日乙卯；左手应立夏，其日戊辰己巳；膺喉首头应夏至，其日丙午；右手应立秋，其日戊申己未；右胁应秋分，其日辛酉；右足应立冬，其日戊戌己亥。腰尻下窍应冬至，其日壬子。六腑及膈下三脏应中州。

据上文绘图如下（图2-4）。

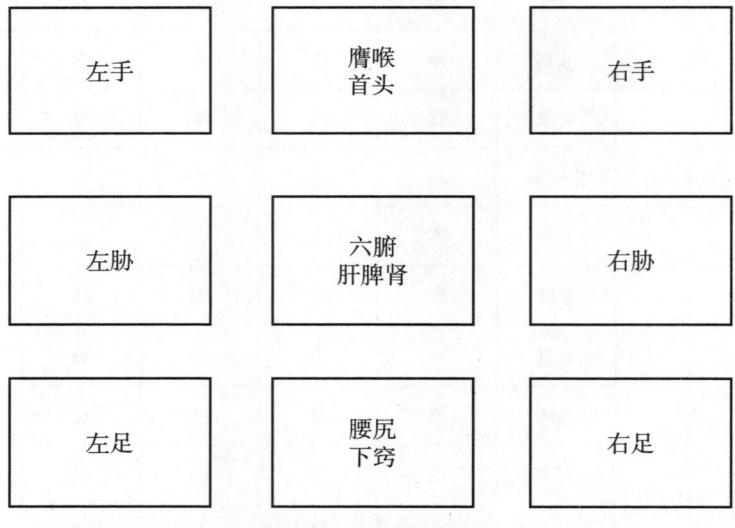

左手	膺喉首头	右手
左胁	六腑肝脾肾	右胁
左足	腰尻下窍	右足

图2-4 身形应九宫图

《黄帝内经》讲天人相应的观点，但是，在天和人的关系上，《内经》不仅看到人受天地自然的制约和影响，而且初步认识到，如果人能顺从自然规律办事，就可以达到改造自然而为人类谋福利的目的。(《内经的哲学和中医学的方法》)如《素问·宝命全形论》说:"人能应四时者,天地为之父母。知万物者,谓之天子。"这段话的直接含义是,人如果认识了万物生长收藏的规律,做到顺应天地四时的变化,那么就可以像儿女得到父母的养护一样,从自然界那里索取自己所需要的一切。"天地为之父母"和"谓之天子",其义相同,这是一个生动形象的比喻,很有玩味余地。从这段话可以看出,《内经》已经在一定程度上体察到,人掌握了客观世界的规律,就能够改造和役使自然,从自然界得到无穷的好处。(《内经的哲学和中医学的方法》)

总之,《黄帝内经》天人相应的理论,是建立在科学实验基础上的,不是唯心臆造出来的,也不是单凭宏观的直觉思维获得的,是古人通过仪器观察天象变化,并观察到天象变化对动、植物和人类的影响。他们通过长期的观察调查研究,从获得的大量第一手科学资料中,经过认真分析、总结,得出了天人相应的科学论断。这个论断逐渐地被现代科学研究证实了其科学性,让人们不断发自肺腑地赞叹。

二、天地之至数的应用

《黄帝内经》中许多地方都讲到了洛书、河图中天地数的生数和成数的问题。这是古人在生存斗争活动中用数字符号来对自然界物化现象所做的总结。

(一) 表示五方五运之常

《黄帝内经》用天地数之成数表示方位和五运的平年,并用取象比类的方法把自然界万物归纳在五成数之下。这在《素问·金匮真言论》和《素问·五常政大论》中都有记载。

东方……其数八。南方……其数七。中央……其数五。西方……其数九。北方……其数六。(《素问·金匮真言论》详文见前)

敷和之纪（木运平年）……其类草木……其数八。升明之纪（火运平年）……其类火……其数七。备化之纪（土运平年）……其类土……其数五。审平之纪（金运平年）其类金……其数九。静顺之纪（水运平年）……其类水……其数六。（《素问·五常政大论》）

这里用的都是成数，并与木、火、土、金、水五行相配合。这是利用河图作为人体五脏，外应五方、五行、五时、五味等"五脏四时各有收受"的理论模型，阐明人体及人体与自然是一个统一整体的思想。

（二）表示五运之变

《黄帝内经》用生数和成数表示五运的运行变化，这在运气七大论中占有突出的地位。在运气学说中，生数和成数是其纲领。正如《素问·六元正纪大论》说："此天地之纲纪，变化之渊源。"

天地之数，终始奈何？岐伯曰：悉乎哉问也！是明道也。数之始，起于上而终于下，岁半之前，天气主之，岁半之后，地气主之，上下交互，气交主之，岁纪毕矣。故曰：位明气月可知，所谓气也。帝曰：余司其事，则而行之，不合其数何也？岐伯曰：气用有多少，化治有盛衰，盛衰多少，同其化也。

帝曰：太过不及，其数何如？岐伯曰：太过者其数成，不及者其数生，土常以生也。

"数"指生数和成数，即指五行数。五行"金木水火土，运行之数"。（《素问·六元正纪大论》）五行数是指生数和成数相合而言。木、火、土、金、水五行的偏盛偏衰谓"太过不及"。"太过"是五行的气盛，用成数表示；"不及"是五行的气衰，用生数表示。"太过"或"不及"皆能使人发生疾病，但有轻重。

太过不及，皆曰天符。而变行有多少，病形有微甚，生死有早晏耳。（《素问·六元正纪大论》）

其发病也有一定的规律。

甲子，甲午岁：热化二，雨化五，燥化四。

乙丑，乙未岁：灾七宫，湿化五，清化四，寒化六。

丙寅，丙申岁：火化二，寒化六，风化三。

丁卯，丁酉岁：灾三宫，燥化九，风化三，热化七。

戊辰，戊戌岁：寒化六，热化七，湿化五。

己巳，己亥岁：灾五宫，风化三，湿化五，火化七。

庚午，庚子岁：热化七，清化九，燥化九。

辛未，辛丑岁：灾一宫，雨化五，寒化一。

壬申，壬寅岁：火化二，风化八。

癸酉，癸卯岁：灾九宫，燥化九，热化二。

甲戌，甲辰岁：寒化六，湿化五。

乙亥，乙巳岁：灾七宫，风化八，清化四，火化二。

丙子，丙午岁：热化二，寒化六，清化四。

丁丑，丁未岁：灾三宫，雨化五，风化三，寒化一。

戊寅，戊申岁：火化七，风化三。

己卯，己酉岁：灾五宫，清化九，雨化五，热化七。

庚辰，庚戌岁：寒化一，清化九，雨化五。

辛巳，辛亥岁：灾一宫，风化三，寒化一，火化七。

壬午，壬子岁：热化二，风化八，清化四。

癸未，癸丑岁：灾九宫，雨化五，火化二，寒化一。

甲申，甲寅岁：火化二，雨化五，风化八。

乙酉，乙卯岁：灾七宫，燥化四，清化四，热化二。

丙戌，丙辰岁：寒化六，雨化五。

丁亥，丁巳岁：灾三宫，风化三，火化七。

戊子，戊午岁：热化七，清化九。

己丑，己未岁：灾五宫，雨化五，寒化一。

庚寅，庚申岁：火化七，清化九，风化三。

辛卯，辛酉岁：灾一宫，清化九，寒化一，热化七。

壬辰，壬戌岁：寒化六，风化八，雨化五。

癸巳，癸亥岁：灾九宫，风化八，火化二。

《素问·五常政大论》记载如下。

委和之纪（木运不及年）……眚于三。

伏明之纪（火运不及年）……眚于九。

卑监之纪（土运不及年）……其眚四维。

从革之纪（金运不及年）……眚于七。

涸流之纪（水运不及年）……眚于一。

从以上所述看，天地之至数一、二、三、四、五、六、七、八、九皆依洛书九宫位为说。其中三次陈述一、三、五、七、九等五宫受"灾"。这五宫皆是阳数，阴数二、四、六、八未言受"灾"。

这是利用洛书作为人体五脏外应五运、五时、八方等的理论模型，阐明人体及人体与自然界是一个统一整体的思想。

按《黄帝内经》陈述五方及五行和物类是用河图方位数表示，而陈述五运的太过与不及却用洛书九宫的方位数表示，这是为什么呢？我想大概是因为河图以生数和成数阴阳相合能生化万物，而洛书生数和成数阴阳不相合，阳无耦，阴无配，未得相成的缘故吧！或许有更奥妙而博深的哲理吧！这有待于进一步的研究。

（三）表示人体脏腑生理现象

"至数"分天地阴阳，"天地絪缊，万物化醇。男女媾精，万物化生"。（《系辞》）天数和地数相互交感是事物变化发展的基本法则。人与天地相应，故天地之数也合于人体。《素问·三部九候论》中记载如下。

帝曰：愿闻天地之至数，合于人形血气，通决死生，为之奈何？岐伯曰：天地之至数，始于一，终于九焉。一者天，二者地，三者人，因而三之，三三者九，以应九野。故人有三部，部有三候，以决死生，以处百病，以调虚实，而除邪疾。

……上部天，两额之动脉；上部地，两颊之动脉；上部人，耳前之动脉；中部天，手太阴也；中部地，手阳明也；中部人，手少阴也；下部天，足厥阴也；下部地，足少阴也；下部人，足太阴也。故下部之天以候肝，地以候肾，人以候脾胃之气。……中部……天以候肺，地以候胸中之气，人以候心。……上部……天以候头角之气，地以候口齿之气，人以候耳目之气。三部者，各有天，各有地，各有人，三而成天，三而成地，三而成人，三而三之，合则为九。九分为九野，九野为九藏，故神藏五，形藏四，合为九藏。

此讲天地之至数，外合人之经脉气血，内合人之脏腑。"神藏五"，指心、肝、肺、脾、肾五脏。"形藏四"，指胃、小肠、大肠、膀胱。

女子七岁，肾气盛，齿更发长。二七而天癸至，任脉通，太冲脉盛，月事以时下，故有子。三七肾气平均，故真牙生而长极。四七筋骨坚，发长极，身体盛壮。五七阳明脉衰，面始焦，发始堕。六七三阳衰于上，面皆焦，发始白。七七任脉虚，太冲脉衰少，天癸竭，地道不通，故形坏而无子也。

丈夫八岁肾气实，发长齿更。二八肾气盛，天癸至，精气溢泻，阴阳和，故能有子。三八肾气平均，筋骨劲强，故真牙生而长极。四八筋骨隆盛，肌肉满壮。五八肾气衰，发堕齿槁。六八阳气衰竭于上，面焦，发鬓颁白。七八肝气衰，筋不能动，天癸竭，精少，肾脏衰，形体皆极。八八则齿发去。(《素问·上古天真论》)

这一段经文，主要讨论了人体肾气对生长发育生殖的关系和七七、八八为生长发育的基数问题。七为少阳之数，女为少阴之体反合七数；八为少阴之数，男为少阳之体反合八数。何也？盖天地万物之道，惟阴阳气和乃能生成其形体。阴阳合作，原不相离，阳得阴数，阴得阳数，阴阳互根互藏，生生之颠倒，所谓"易逆数"也。

（四）表示九针

天地之数还和医疗工具——九针相应。九针又与各种自然现象及人体的生理相应。

九针者，天地之大数也，始于一而终于九。故曰：一以法天，二以法地，三以法人，四以法四时，五以法五音，六以法六律，七以法七星，八以法八风，九以法九野。

一者，天也。天者，阳也。五脏之应天者，肺也。

二者，地也。地者，土也。人之所以应土者，肉也。

三者，人也。人之所以成生者，血脉也。

四者，时也。时者，四时八风之客于经络之中，为瘤病者也。

五者，音也。音者，冬夏之分，分于子午，阴与阳别……

六者，律也。律者，调阴阳四时而合十二经脉。

七者，星也。星者，人之七窍。

八者，风也。风者，人之股肱八节也。

九者，野也。野者，人之节解皮肤之间也。(《灵枢·九针论》)

（五）掌握至数之机

既然天地之至数对人类至关重要，那么，如何掌握它呢？

至数之机，迫迮以微，其来可见，其往可追，敬之者昌，慢之者亡，无道行私，必得天殃，谨奉天道，请言真要。帝曰：善言始者，必会于终；善言近者，必知其远，是则至数极而道不惑，所谓明矣。愿夫子推而次之，令有条理，简而不匮，久而不绝，易用难忘，为之纲纪，至数之要，愿尽闻

之。鬼臾区曰：昭乎哉问！明乎哉道！如鼓之应桴，响之应声也。(《素问·天元纪大论》)

"至数"，指主五运的天地之至数。张志聪注："至数者，大过不及之定数也。""机"，《说文》："主发谓之机"，引申为变动。"迫迮"，张志聪注："迫，近也。迮，起也。言气机之动甚微，能追思以往之气，则其来者可知。"本节文字，主要是讲天地之至数的变化，其道理虽然很切近而细微，但可以由对自然界探索掌握其变化规律，从而可预测以后的自然界的气候变化。全面了解和掌握自然界变化的规律，就能发挥人的主观能动性，造福于人民。

《素问·本病论》说："气交有变，是谓天地机。"观察天地数之变动，可由气交得之。天地气交，万物化生，天地不交，万物不生。从"气交有变"之中，可以知道天地之数的太过与不及。

三、太极原理的应用

（一）太虚为宇宙本源

周敦颐著《太极图说》，提出"无极而太极"说。无极在太极之先，无极相当于太虚这个概念。太虚并非虚而无物，太虚也是气，指天地未分浑然之气。《正蒙·太和》说："太虚无形，气之本体。"虚空即气。"太虚不能无气，气不能不聚而为万物，万物不能不散而为太虚。循是出入，是皆不得已而然也"。

古人认为天地未成形之初，宇宙如同空大无际的大虚空，这个大虚空不是什么都没有，而是一种充满着无形的、尚未运动变化的极细微的物质状态，这种极细微的物质就是后人所谓的"元气"。《黄帝内经》也吸收了这种虚无的哲学观点。

帝曰：地之为下，否乎？岐伯曰：地为人之下，太虚之中者也。帝曰：

医易启悟

冯乎？岐伯曰：大气举之也。虚者，所以列应天之精气也。(《素问·五运行大论》)

张隐庵注："太虚者，虚无之气也。"说明太虚之中充满了元气。且认为这种元气有无比强大的力量，能够举托大地而悬存于宇宙之中。正因为元气有无比强大的力量，所以能动而生化万物，故古人撰有以下之说。

虚者，万物之始也。(《管子·心术》)

故令虚而生化也。(《素问·五运行大论》)

太虚寥廓，肇基化元。(《素问·天元纪大论》)

张景岳说："太虚者，太极也。太极本无极，故曰太虚。太极者，天地万物之始也。……太虚之初，廓然无象，自无而有。生化肇焉，化生于一，是名太极，太极动静而阴阳分。故天地只此动静，动静便是阴阳，阴阳便是太极，此外更无余事。"(《类经图翼·太极图论》) 用现代的话说，太虚，即太空，指整个宇宙。寥廓，指太空辽阔无限。肇基，指最原始的基础。化，指变化。元，指根源。意思是说，万物万事变化最原始的基础就是空广无限的太空。一切事物的千变万化都是太虚元气的作用。

气始而化，气散而有形，气布而蕃育，气终而象变，其致一也。(《素问·五常政大论》)

张隐庵注："气始而生化者，得生气也。气散而有形者，得长气也。气布而蕃育者，得化气也。气终而象变者，感收藏之气，物极而变成也。此五运之气，主生长化收藏，自始至终，其致一也。"

"一"者何？指一元气也。元气的变动产生风、寒、暑、湿、燥、火五季正常气候，万物始能生长化收藏。因此，气是一种永恒运动不息的物质，自然界一切生生化化，发展和变更，都是元气作用的结果。

有形亦是气，无形亦是气，道寓其中矣。有形，生气也；无形，元气也。(《慎言·道体》)

一是元气，元气是太极，所以古人称太极谓"太一"。中国古代哲学以太极之气为宇宙的根本,为生命的源泉。

(二)太极图解说

《黄帝内经》对太极图有详细的解说。

太虚寥廓,肇基化元。万物资始,五运终天,布气真灵,总统坤元。九星悬朗,七曜周旋。曰阴曰阳,曰柔曰刚,幽显既位,寒暑弛张,生生化化,品物咸章。(《素问·天元纪大论》)

"太虚寥廓,肇基化元",无极而太极也。"万物资始,五运终天,布气真灵,总统坤元",言太极之两仪——乾坤之事也。

大哉乾元,万物资始,乃统天。云行雨施,品物流形。

大明始终,六位时成,时乘六龙以御天。乾道变化,各正性命。保合大和,乃利贞。首出庶物,万国咸宁。(《周易·乾·彖》)

至哉坤元,万物资生,乃顺承天。坤厚载物,德合无疆,含弘光大,品物咸亨。牝马地类,行地无疆,柔顺利贞。(《周易·坤·彖》)

"万物资始,五运终天",是指乾天而言。《黄帝内经》言简意赅地概述了乾坤两卦之义及其相互作用。只要太空五运气变化正常而协调,能布气于大地,则大地上的一切事物就能正常生长变化。

昔者圣人之作《易》也,将以顺性命之理。是以立天之道曰阴与阳,立地之道曰柔与刚,立人之道曰仁与义。(《周易·说卦》)

立天道和地道,都是为了人道这个性命。"生生化化,品物咸章"讲的就是人道。"幽",指春。"显",指秋。"幽显"即是"幽明"。

帝曰:幽明何如?岐伯曰:两阴交尽,故曰幽;两阳合明,故曰明。幽明之配,寒暑之异也。(《素问·至真要大论》)

"幽显"表示春秋阴阳之升降,"寒暑"表示冬夏水火之征兆。春、夏、秋、冬一年四季之象皆括其中,即太极之四象。然后八卦相错,"生生化化,品物咸章"。这不正是对《系辞》中"《易》有太极,是生两仪,两仪生四象,

医易启悟

四象生八卦，八卦定吉凶，吉凶生大业"的写照吗？

两仪（阴阳）四象。

阴阳者，天地之道也，万物之纲纪，变化之父母，生杀之本始，神明之府也。(《素问·阴阳应象大论》)

两仪者既指天地，也指阴阳。新版《辞源》《辞海》"两仪"条下，即训"两仪"为天地。其疏是："不言天地而言两仪者，指其物体；下与四象相对，故曰两仪，谓两体容仪也。"《素问·阴阳离合论》就明确指出："天为阳""地为阴"。所以天地与阴阳确实是同一事物两个不同方面的概念，而不是两个不同事物的概念。天地与阴阳二者是对立的统一关系。天地是指两仪的仪容（形体），阴阳是指两仪的势力（能量）。[冉再，王洪聪."异义"不异——也释"两仪".中医函授通讯，1990（2）：4-5]

四象者，四时也。即四季之象。

天地者，万物之上下也。左右者，阴阳之道路也。水火者，阴阳之征兆也。金木者，生成之终始也。(《素问·天元纪大论》)

阴阳四时者，万物之终始也，死生之本也。逆之则灾害生，从之则苛疾不起，是谓得道。(《素问·四气调神大论》)

黄自元说：伏羲八卦中，离为日、为火，坎为月、为水。日东升则白昼温暖，月西升则黑夜凉寒，左右与水火是日月运行与功能之象。古人由日月的运行与水火的功能之象悟出了阴阳的对立互根、消长转化的原理。《黄帝内经》颇多太少阴阳的记载。《素问·六节脏象论》说："阳中之太阳，通于夏气""阳中之太阴，通于秋气""阴中之少阴，通于冬气""阴中之少阳，通于春气"。《新校正》注："按'太阴'，《甲乙》并《太素》作'少阴'"，"按全元起本并《甲乙经》《太素》'少阴'作'太阴'"，则太少阴阳的涵义与《系辞上》的"两仪生四象"的"四象"含义相通。以天文而论，四象指阴阳消长变化的四个阶段，即少阳（==）、太阳（==）、少阴（==）、太阴（==）。《黄帝内经》的太少阴阳观念全系承袭《易传》而来。(《医易概论》)

《黄帝内经》不但对太极、两仪、四象有论述，对八卦也有论述。

天地合气，六节分而万物化生矣。(《素问·至真要大论》)

天地者，乾坤也。六节分，指震、离、艮、兑、巽、坎六子卦，六卦配三阴三阳之六经。《灵枢·阴阳系日月》除有太少阴阳提法外，尚有"阳明""厥阴"二名，合之则为三阴三阳。"三阴三阳"更清晰地揭示了阴阳变化发展的渐变过程，广泛用于说明气候变化规律，人体经脉气血的盛衰及热病证候的归类和经络的命名。(《医易概论》)

《黄帝内经》和《周易》都研究和阐发一年四时的变化，这是《黄帝内经》承袭《周易》之说。四时的变化，是万物变化的原因，而四时的变化皆由于一阴一阳的变化。所以《周易》言阴阳，《黄帝内经》亦言阴阳。阴阳者，太极之两仪，是《黄帝内经》承《周易》之学，也以太极为本。

四、易象的应用

易象是《周易》最基本的理论，伏羲观察天、地、人及动植物之象，始作八卦。

圣人有以见天下之赜，而拟诸其形容，象其物宜，是故谓之象。圣人有以见天下之动，而观其会通，以行其典礼，系辞焉以断其吉凶，是故谓之爻。言天下之至赜而不可恶也，言天下之至动，而不可乱也。拟之而后言，议之而后动，拟议以成其变化。(《系辞》)

金景芳注：这一段话是解释《易经》里"象"和"爻"这两个概念的。"圣人有以见天下之赜，而拟诸其形容，象其物宜，是故谓之象"，是说"象"这个概念的产生，是由于作《易》者见到天下之赜。赜是幽隐，即隐藏在天下众多事物中的道理。作《易》者把这些隐藏在天下万事万物中的道理，"拟诸其形容，象其物宜"，用各种相当、合适的形象表达出来，让人们容易认识、理解。

医易启悟

"圣人有以见天下之动,而观其会通,以行其典礼,系辞焉以断其吉凶,是故谓之爻",是说"爻"这个概念的产生是由于作《易》者观察到天下万物万事的运动、变化,于是"观其会通,以行其典礼"。"会",是会聚,其实也就是今天说的关键、关节点、要害。事物运动、变化过程中的关键、关节点、要害,用哲学的语言说,就是质变。"通",是"穷则变,变则通"的通,相当于今日哲学术语所说的量变。"典礼"之"典",在此有常的意义;"礼",在此有行为的意思。合起来看,"典礼"就是指行动、行为的准则、规范。"观其会通以行其典礼",就是看准事物变化中常与变的关系,依据不同的情况采取不同的行动。"系辞焉以断其吉凶",爻确定了,再给加上一定的言辞,以判断出事情结局是吉是凶,指导人们在事物的变化中争取成功,避免失败,这就叫作"爻"。"言天下之至赜而不可恶也",是说"象"。《易》中之象能说明天下事物最为奥秘的道理。"而不可恶也",是说不能指出其疵累。"言天下之至动而不可乱也",是说"爻"。《易》中之爻能说明天下事物的最纷繁的变化。"不可乱也",是说这个动都有秩序而不能混乱。学《易》者也应当如作《易》者之于象,拟之而后言,也应当如作《易》者之于爻,议而后动。用拟议以成就其变化。这个变化谓掌握时变,正是所谓时措之宜也。(《周易讲座》)

由此可知,象是用浅显易懂的直观思维方式告诉人们深奥的道理。《黄帝内经》承袭了《周易》中"立象以尽意"的方法,"仰观其象"(《素问·五运行大论》),建立了取象比类的思维模型,用取象比类的方法认识人体的生理病理规律,建立和发展了中医药理论体系。观象,是个科学的名词。有宏观和微观之分。无论是古代的科学家,还是现代的科学家,都离不开观象。古代人用宏观的方法观察天地间万事万物之象,现代人也用宏观的方法观察天地间万事万物之象。现代人用显微镜观察微观世界也是取象。观象是科学家进行科学研究最本源的一种方法。

《黄帝内经》采用《周易》取象明理的方法,撰写了《阴阳应象大论》和

《六节藏象论》两篇专论，拟定了中医学理论体系的大纲。对《阴阳应象大论》的解释，《素问注释汇粹》做了概括性的说明，如下。

本篇论述了人体脏腑阴阳与四时五行阴阳其象相应，所以篇名"阴阳应象"。

本篇的主要内容，除了阐明阴阳的基本概念外，还用取类比象的方法，把人体的五脏六腑、五体五官及情志活动等，与自然界多种事物和现象，以五行归类的方法，进行了广泛的联系，借以阐明了中医学的生理、病理、诊断及治疗等问题，突出了中医学的理论特点。由于本篇内容广泛，既有天地、四时、寒热等自然现象，以及脏腑的生理功能和病理变化，又以五行的理论阐明了人体和自然界的联系，是《内经》中阐发阴阳、五行学说较为完整的一篇，因而称之为"大论"。

《素问注释汇粹》对《六节藏象论》也做了解释，如下。

因本篇首论天度，继论脏象，所以篇名叫"六节藏象论"。

本篇内容，首论天体运动的规律和气、候、时、岁的建立，以及五气更立，各有所胜并可直接对人体产生影响。继而又讨论了十二脏腑的功能及其与外在环境的关系，说明人与天地相应的道理。

《黄帝内经》在这两篇文章之中，阐述了中医学的核心理论——阴阳五行学说、脏象学说和五运六气学说的基本内容。这种理论的建立以《周易》取象和爻动说为理论根据。

由于中医藏象学说是在特殊理论指导下形成的，所以，中医脏象学说中一个脏腑的生理功能，可能包含着现代解剖生理学中几个脏器的生理功能；而现代解剖生理学中的一个脏器的生理功能，亦可能分散在藏象学说的某几个脏腑的生理功能之中。这是因为藏象学说中的脏腑，不单纯是一个解剖学的概念，更重要的则是概括了人体某一系统的生理和病理学概念。(《中医基础理论》)

法象莫大乎天地，变通莫大乎四时，悬象著明莫大乎日月。(《周易·系辞》)

医易启悟

《黄帝内经》采用这种说法，也取用天地、四时、日月的变化规律来说明人体的生理功能和病理变化。

天不足西北，故西北方阴也，而人右耳目不如左明也。地不满东南，故东南方阳也，而人左手足不如右强也。帝曰：何以然？岐伯曰：东方阳也，阳者其精并于上，并于上，则上明而下虚，故使耳目聪明，而手足不便也。西方阴也，阴者其精并于下，并于下，则下盛而上虚，故其耳目不聪明，而手足便也。故俱感于邪，其在上则右甚，在下则左甚，此天地阴阳所不能全也，故邪居之。(《阴阳应象大论》)

这是取天地之象，以说明人体的生理功能和病理现象。

春三月，此谓发陈。天地俱生，万物以荣；夜卧早起，广步于庭，被发缓形，以使志生；生而勿杀，予而勿夺，赏而勿罚，此春气之应，养生之道也。逆之则伤肝，夏为寒变，奉长者少。

夏三月，此谓蕃秀。天地气交，万物华实；夜卧早起，无厌于日；使志勿怒，使华英成秀，使气得泄，若所爱在外，此夏气之应，养长之道也。逆之则伤心，秋为痎疟，奉收者少；冬至重病。

秋三月，此谓容平。天气以急，地气以明，早卧早起，与鸡俱兴；使志安宁，以缓秋刑；收敛神气，使秋气平，无外其志，使肺气清，此秋气之应，养收之道也。逆之则伤肺，冬为飧泄，奉藏者少。

冬三月，此谓闭藏。水冰地坼，无扰乎阳；早卧晚起，必待日光，使志若伏若匿，若有私意，若已有得；去寒温，无泄皮肤，使气亟夺，此冬气之应，养藏之道也。逆之则伤肾，春为痿厥，奉生者少。(《素问·四气调神大论》)

这是取四时之象，阐明人体必须顺应四时气候变化来调养五脏的神志，才能保证身体健康。

阳气者，若天与日，失其所则折寿而不彰。故天运当以日光明，是故阳因上而卫外者也。(《素问·生气通天论》)

第2章 医易典籍《黄帝内经》

天温日明，则人血淖液而卫气浮，故血易泻，气易行；天寒日阴，则人血凝泣而卫气沉。月始生，则血气始精，卫气始行；月郭满，则血气实，肌肉坚；月郭空，则肌肉减，经络虚，卫气去，形独居。(《素问·八正神明论》)

这是取日月之象，阐明人体的生理功能和病理变化。

《黄帝内经》取家畜之象（表2-3），好像是保存了一些《易经》卦象的逸象。例如，《说卦》说"坎水为猪"，而《素问·五常政大论》说"有猪，还有牛"。这也许是《黄帝内经》对《易经》的发展，提出了新看法也未可知，留待高明者考之吧。

从表2-3可以看出，《黄帝内经》所取之象，都是家畜。而《说卦》所取龙、雉（野鸡）就不是家畜了。这也不知是什么原因。也许是《黄帝内经》取象另有依据，如《归藏》和《连山》易。另外，《黄帝内经》还保存有颜色象、生物象、气候象、生活经验象等。

《素问·五脏别论》说："脑、髓、骨、脉、胆、女子胞，此六者地气之所生也，皆藏于阴而象于地，故藏而不泻，名曰奇恒之府。"

《素问·离合真邪论》说："天地温和，则经水安静，天寒地冻，则经水凝泣；天暑地热，则经水沸溢，卒风暴起，则经水涌而陇起。"

《素问·脉要精微论》说："夫精明五色者，气之华也。赤欲如白裹朱，不欲如赭；白欲如鹅羽，不欲如盐；青欲如苍璧之泽，不欲如蓝；黄欲如罗裹雄黄，不欲如黄土；黑欲如重漆色，不欲如地苍。"又说："持脉有道，虚静为保。春日浮，如鱼之游在波；夏日在肤，泛泛乎万物有余；秋日下肤，蛰虫将去；冬日在骨，蛰虫周密，君子居室。"

《素问·平人气象论》说："平肝脉来，软弱招招，如揭长竿末梢，曰肝平，春以胃气为本；病肝脉来，盈实而滑，如循长竿，曰肝病；死肝脉来，急益劲，如新张弓弦，曰肝死。"

表2-3 《黄帝内经》和《说卦》家畜取象对照表

五行	五脏	《说卦》		《金匮真言论》	《五常政大论》	
木	肝	震木	龙	鸡	敷和（木平运）	狗
					委和（木不及）	狗鸡
		巽木	鸡		发生（木太过）	狗鸡
火	心	离火	雉	羊	升明（火平运）	马
					伏明（火不及）	马猪
					赫曦（木太过）	羊猪
土	脾	坤土	牛	牛	备化（土平过）	牛
					卑监（土不及）	牛狗
		艮土	狗		敦阜（土太过）	牛狗
金	肺	乾金	马	马	审平（金平运）	鸡
					从革（金不及）	羊鸡
		兑金	羊		坚成（金太过）	马鸡
水	肾	坎水	猪	猪	静顺（水平运）	猪
					涸流（水不及）	牛猪
					流行（水太过）	牛猪

《素问·灵兰秘典论》说："心者，君主之官也，神明出焉。肺者，相傅之官，治节出焉。肝者，将军之官，谋虑出焉。胆者，中正之官，决断出焉。膻中者，臣使之官，喜乐出焉。脾胃者，仓廪之官，五味出焉。大肠者，传道之官，变化出焉。小肠者，受盛之官，化物出焉。肾者，作强之官，伎巧出焉。三焦者，决渎之官，水道出焉。膀胱者，州都之官，津液藏焉，气化则能出矣。"

黄自元说：《黄帝内经》强调使用"别异比类"（《素问·示从容》）的方法取象，对机体功能的了解也是按照"五脏之象，可以类推"（《素问·五脏生成论》)的形式进行。它注重人体连续变化的状态及人体和自然界之间的有机联系，对于抽象医学概念的表达普遍是以具体的事物和现象入手，并且借助于事物的特征使人领悟所要表达的抽象涵义。

这些用来说明抽象道理的具体事物和现象不是对事物和现象情理的简单象征与表达，而是蕴含作者对事物现象的理解与把握、联想与想象、经验与感受等内容。它包含象的直观、意象提出和意象泛化三个过程，具有直觉思维的色彩。(《医易概论》)

五、取象种类

据黄宗羲《易学象数论》对《周易》的取象分类统计，有"八卦之象""六画之象""像形之象""爻位之象""反对之象""方位之象""互体之象"共七种。这在《黄帝内经》中也有相似的取象种类。

(一)八卦之象

《说卦》详细介绍了八卦的所取之象。在《灵枢·九宫八风》记载了八卦所取脏腑之象。谓：心应离，脾应坤，肺应兑，小肠应乾，肾应坎，大肠应艮，肝应震，胃应巽。

(二)方位之象

《灵枢·九针》中记载了九野形体的方位之象。谓：左足应东北，左胁应东方，左手应东南，头膺应南方，右手应西南，右胁应西方，右足应西北，腰尻下窍应北方，六腑膈下肝脾肾脏应中央。《素问·金匮真言论》说：肝应东方，心应南方，肺应西方，肾应北方，脾应中央。

（三）象形之象

象形之象在《黄帝内经》中的记载颇多。如二经脉象十二条河流，阳气象日，血液的运行像潮水及水波，浮脉象鱼泛波，等等。

（四）爻位之象

《素问·灵兰秘典论》详细记述了十二脏腑的地位。谓：心为君主，肺为相傅，肝为将军，胆为中正之官，膻中为臣使之官，脾胃为仓廪之官，肾为作强之官，大肠为传道之官，小肠为受盛之官，三焦为决渎之官，膀胱为州都之官。

（五）六画之象

《周易》有六十四卦六画之象，《黄帝内经》有三阴三阳六经之象。六经纵向分上、中、下三焦三部为三才，横向分表、里及表里合部三部为横向三部之三才。阳经位阳位，阴经位阴位，谓之"得位"；阴经位阳位，阳经位阴位，谓之"失位"。如《素问·六微旨大论》说，"非其位则邪，当其位则正。"又说，"帝曰：位之易也，何如？岐伯曰：君位臣则顺，臣位君则逆；逆则其病近，其害速；顺则其病远，其害微。"主时之六气位不易，加临客气之六时，则随司天在泉，六期环转，而易位也。客气加临之中有承、乘，天符、岁会之中有比、应。

（六）互体之象

互体下象是解《周易》经常运用的一种取象，特别是在汉代人解《易》著作中，占有比较重要的位置。

所谓"互体之象"，指在一卦的六个爻画中，除上卦与下卦这两个经卦外，其中二爻、三爻与四爻3个爻画和三爻、四爻与五爻3个爻画，又各自组成一个新的经卦。这种由上下两卦交互组成的新卦象，古人称之"互体"，又叫"互象"或"互体之象"。

举屯卦为例，在这一卦中，除上卦坎和下卦震两象外，由二爻、三爻与四爻又组成经卦"坤"象，再由三爻、四爻与五爻组成经卦"艮"象。这样，屯卦之中因"互体"，又出了"坤""艮"两个经卦之象（图2-5）。

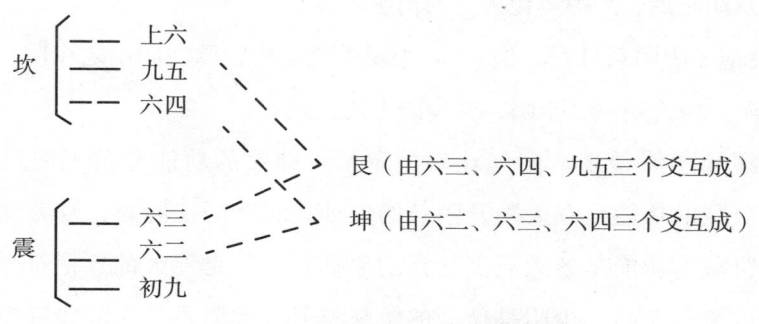

```
       ┌ ── 上六
    坎 │ ─── 九五 ╲
       └ ── 六四  ╲
                   ╲ 艮（由六三、六四、九五三个爻互成）
                   ╱ 坤（由六二、六三、六四三个爻互成）
       ┌ ── 六三  ╱
    震 │ ── 六二 ╱
       └ ─── 初九
```

图2-5 屯卦"互象"示意图

在《黄帝内经》讲叙五运六气时，司天比类上卦，在泉比类下卦，左右间气可比类互体之象。

（七）反对之象

所谓"反对之象"，系将一个六画之象颠倒过来，这样所组成的另一个新卦体之象。如屯卦的六画之象颠倒之后为蒙卦之象。屯卦与蒙卦互为对方的"反对之象"。在《周易参同契》中，朝屯而暮蒙。在《黄帝内经》中则有五运之太过与不及和六气之胜复。

六、《周易》对脏象、经络形成的贡献

《黄帝内经》对于脏象和经络学说的形成做出了重大贡献。

医易启悟

（一）五脏之象，可以类推

《黄帝内经》作者根据天人相应理论，往往以自然界和社会的一些规律现象去类推人体内脏腑的功能活动，从而去掌握人体的生理、病理及诊断、治疗。

1. 从阴阳消长规律类比人体的内脏功能

《灵枢·阴阳系日月》说："心为阳中之太阳，肺为阴中之少阴，肝为阴中之少阳，脾为阴中之至阴，肾为阴中之太阴。"

心藏的功能是夏天阳气壮盛的象征，肺藏的功能是秋天阳降阴升的象征，肝藏的功能是春天阳升阴长的象征，脾藏的功能是长夏万物长养的象征，肾藏的功能是冬天阴气壮盛的象征。少阳是春天的象征符号，太阳是夏天的象征符号，少阴是秋天的象征符号，太阴是冬天的象征符号，以太少阴阳四象符号推论脏腑功能是《黄帝内经》对《周易》理论的具体应用。

2. 以五行和脉象类比内脏功能

黄自元说："由于一个十分明显的原因，阴阳在暴露人体脏腑功能的特殊性时尚不够十分清晰，这时就必然借助五行学说进一步刻画内脏功能的细节。"（《医易概论》）阴阳有名而无形，难于捉摸，故不够清晰。《素问·五脏生成论》说："五脏之象，可以类推。"

王冰注：象，谓气象也。言五脏虽隐而不见，然其气象性用，犹可以物类推之。何者？肝象木而曲直，心象火而炎上，脾象土而安静，肺象金而刚决，肾象水而润下。夫如是皆大举宗兆，其中随事变化，象法傍通者，可以同类而推之尔。

吴崑注说：五脏发病，其证象合于五行，如心主惊骇，象火也；肝主挛急，象木也；脾主肿满，象土也；肺主声咳，象金也；肾主收引，象水也。凡若此者，可以类推。

王冰、吴崑之注都用五行类的理论认识五脏之象及解释五脏功能，但王注从生理言，吴注从病理言，二说合观，对五脏的生理功能和病理症状叙述可谓简要。

高世栻从脉象注：脉之阴阳，内合五脏，五脏阴阳之脉象，亦可以大小滑涩浮沉而类推之。如浮大为心肺，沉涩为肝肾，滑为脾脉者是也。

高氏承王、吴之文义，以脉象推论五脏的生理病理，寓意更长。

3. 用社会象说明内脏功能

《素问·灵兰秘典论》说："心者，君主之官，神明出焉；肺者，相傅之官，治节出焉；肝者，将军之官，谋虑出焉；……脾胃者，仓廪之官，五味出焉；……肾者，作强之官，伎巧出焉。"这是《黄帝内经》作者通过长期观察发现，人体内脏功能活动的外在表现大致有十二个类型的现象群，与社会行政官职有类似的功能作用。据此推论出人体内脏的功能分别是心主神明，肺主治节，肝主谋虑，胆主决断，膻中主喜乐，脾胃主五味，大肠主变化，小肠主化物，肾主技巧，三焦主水道，膀胱主津液气化的作用。

（二）十二经脉应天地象

十二经脉是中医理论的重要组成部分。《黄帝内经》也以取象比类法则阐述十二经脉功能。

1. 以天象十二月阴阳消长推论十二经脉

《灵枢·五乱》说："经脉十二者，以应十二月；十二月者，分为四时；四时者，春夏秋冬，其气各异……"此以四时十二月气异之象阐述人体十二经脉的气血运行。

2. 以地象河流推论十二经脉

《灵枢·邪客》说："地有十二经水，人有十二经脉。"此把人体十二经脉与河流相配应，说明经脉有渠道。

3. 以水流和日月阴阳运行说明经脉运行

《灵枢·脉度》说:"气之不得无行也,如水之流,如日月之行不休。故阴脉营其脏,阳脉营其府,如环之无端,莫知其纪,终而复始。"这里把人体气血运行的功能类似于水流和日月的运行现象,说明气血在经脉中运行不息。

4. 元气通脉

《灵枢·经脉》说:"谷入于胃,脉道以通,血气乃行。"胃气是人的太极元气,胃气化生血气,通过"脉道"运行周身,以充养形体脏腑。

七、左肝右肺取易象

《素问·刺禁论》说:"肝生于左,肺藏于石,心部于表,肾治于里,脾为之使,胃为之市。"这是《黄帝内经》的千古之谜。曾经有人想从《内经》开刀来否定中医理论,抓住《内经》中有'左肝右肺'之说,因而结合现代人体解剖,攻击说中医学理论太荒谬了。(《易学十讲》)这样的人,不是别有用心相否定中华文化,就是在中医医学史上是个文盲。《黄帝内经》是本《周易》原理撰写的,这里所说的"左肝右肺",不是指形体上的左右部位,而是指八卦图或河图上的左右。在后天八卦方位图中,震在左位东方配肝,兑在右位西方配肺,离在上位南方配心,坎在下位北方配肾,坤在西南方配脾,巽在东南方配胃。(《灵枢·九宫八风》)在河图中,左为东方木配肝,右为西方金配肺,上为南方火配心,下为北方水配肾,中央为土配脾胃。肝在东方主春天,为气化的始点,肺在西方主秋天,为气化之终点,心在南方主夏天,气升于上而主浮,肾在北方主冬天,气降于下而主沉,脾在中央运水谷精微于四方,故为使,胃盛水谷之出出进进,故为市。此说全从易理而来,不知《易》者,可为医乎?

八、《周易》尚中思想的应用

《周易》的"尚中"思想，是在天地气交而育万物的直觉思维中产生的。因此，"尚中"思想就十分自然地渗透到中医学中了，对中医学生理观、病理观、养生观和治疗观的形成影响很大，促进了中医理论的形成和发展。

（一）人禀天地之中气而生

《黄帝内经》运用《周易》的"尚中""用中"思想，探讨人的起源和本质。例如，《素问·六微旨大论》载，"言人者求之气交。……何谓气交？曰：上下之位，气交之中，人之居也。……气交之分，人气从之，万物由之。"

张隐庵注：人与万物，生于天地气交之中，人气从之而生长壮老已，万物由之而生长化收藏。(《黄帝内经·素问集注》)

天气之下降与地气之上升在中交汇的地方，就是人之降生和生活的场所。

天之在我者德也，地之在我者气也，德流气薄而生者也。(《灵枢·本神》)

天覆地载，万物悉备，莫贵于人。人以天地之气生，四时之法成。

天地合气，命之曰人。(《素问·宝命全形论》)

所以，天地气交的中和之气，为生命的生成、发展和变化，提供了物质基础和自然条件。

《灵枢·阴阳二十五人》说："天地之间，六合之内，不离于五，人亦应之。""五"为中数，在河图、洛书中，五居中，而四方无不含五。这种"尚中"的思想由来久矣。

（二）养生防病的尚中思想

人在有生之后，就提出了如何养生的问题，即如何保持生命长寿不死。养生防病就是为了达到保持生命、增进健康、延年益寿的目的。

《黄帝内经》非常重视养生防病，主张"上工治未病"，以未病防病作为医学的重点。如《素问·四气调神大论》说："圣人不治已病治未病，不治已乱治未乱，此之谓也。大病已成而后药之，乱已成而后治之，譬犹渴而穿井，斗而铸锥，不亦晚乎！"由此可知，养生防病乃医学之要道。

黄自元说："根据《黄帝内经》的记载，养生防病包括恬淡虚无、法于阴阳、食居有常几个原则，这些原则都是《周易》尚中思想的具体应用。"（《医易概论》）

1. 恬淡虚无

人们的精神状态和情志活动对人的健康影响有很重要的作用。

志意者，所以御精神，收魂魄，适温寒，和喜怒者也，精神志意和则精神专直，魂魄不散，悔怒不起，五脏不受邪矣。(《灵枢·本脏》)

暴怒伤阴，暴喜伤阳，厥气上行，满脉去形。((《素问·阴阳应象大论》)

大怒则形气绝，而血菀于上，使人薄厥，有伤于筋纵，其若不容。(《素问·生气通天论》)

故贵脱势，虽不中邪，精神内伤，身必败亡。始富后贫，虽不伤邪，皮焦筋屈，痿躄为挛。(《素问·疏五过论》)

由于精神情志的怫郁和过激都能使人产生病变，所以《素问·上古天真论》就提出"恬淡虚无，真气从之，精神内守，病安从来"的养生观点，保持性情中正和平。如《礼记》说："喜怒哀乐之未发谓之中，发而皆中节谓之和。"

黄自元说：强调思想上安定清静，不贪欲妄想，使真气和顺，精神守一，疾病是不会发生的。然而恬淡虚无并不是绝对的无欲，精神内守也不是思维的停止，而是要求人的思想、精神保持一种安分守己、思不出位的相对稳定的状态，即"志闲而少欲，心安而不惧""各从其欲，皆得所愿""美其食，任其服，乐其俗，高下不相慕""嗜欲不能劳其目，淫邪不能惑其心，愚智贤不肖不惧于物"。(《素问·上古天真论》) 这种相对稳定的思想状态是一种不偏不倚、无太过无不及的适中状态，是人体元气运行的最理想环境，包含着"尚中"的原理、"用中"的气韵。(《医易概论》)

2. 法于阴阳

《素问·生气通天论》说："生之本，本于阴阳。"《素问·阴阳应象大论》说："阴阳者，天地之道也，万物之纲纪，变化之父母，生杀之本始，神明之府也。"据此，《素问·上古天真论》提出"其知道者，法于阴阳，和于术数"的养生观。这种养生观认为："四时阴阳者，万物之终始也，死生之本也。逆之则灾害生，从之则苛疾不起，是谓得道。道者，圣人行之，愚者佩之。"(《素问·四气调神论》) 黄自元说："一个'道'字概涵着'尚中''用中'的全部内容。"(《医易概论》)

3. 食居有常

《素问·上古天真论》重视饮食、起居与养生防病的关系，提出"食饮有节，起居有常"的养生原则。"饮食有节"是后天化源的保证，"起居有常"是精力充沛的基础。所以，"饮食有节，起居有常，不妄作劳，故能形与神俱。而尽终其天年，度百岁乃去"。直接体现了不偏不倚，无太过，无不及的"用中"原则。如果"以酒为浆，以妄为常，醉以入房，以欲竭其精，以耗散其真，不知持满，不时御神，务快其心，逆于生乐，起居无节"，必然落得"半百而衰"的后果，这应当是对否定"用中"者的一种惩罚。(《医易概论》)

(三) 发病的尚中原理

《素问·六微旨大论》说："成败倚伏游乎中，何也？曰：成败倚伏生乎动，动而不已则变作矣。""夫物之生从于化，物之极由乎变，变化之相薄，成败之由也。"这就是说，下降的天之气与上升的地之气相交汇，阴阳交合则动作，而生化万物。如果天地之气不交则万物不生。《素问·五常政大论》说："根于中者，命曰神机，神去则机息。"天地气交失常是导致人发病的外在因素。就人体而言，人的气血皆源于胃气。中焦胃气——即中气是人生命的根本，有胃气则生，无胃气则死，胃气衰，中气不足则疾病生矣。这是"尚中"思想在发病中的应用。

（四）治疗中的尚中思想

《素问·至真要大论》说："谨察阴阳所在而调之，以平为期。"人处于健康状态时，"阴阳匀平"（《素问·调经论》）"阴平阳秘"（《生气通天论》），若"阴阳相失"（《灵枢·论勇》）出现阴阳偏胜偏衰的局面，就会失去健康。所以，平衡阴阳达到适中的状态，是治疗中的重要手段。

《素问·离合真邪论》说："调之中府，以定三部。"张隐庵注："中府，胃府也。"调和中气，以定三部之乱。明确表达了治疗中的"用中"思想。

九、五行的应用

《黄帝内经》吸取了《周易》中的五行学说思想，并经过临床实践的总结，大大丰富了五行学说理论。

《素问·金匮真言论》说："东方……其类草木……其数八；南方……其类火……其数七；中央……其类土……其数五；西方……其类金……其数九；北方……其类水……其数六。"这里很明显是用河图配五行的原则。

《素问·脏气法时论》用专篇论述了根据五行的生克规律，阐发五脏之气与四时时令的关系及五脏的生理、病理。谓："五行者，金、木、水、火、土也，更贵更贱，以知死生，以决成败，而定五脏之气，间甚之时，死生之期

第2章 医易典籍《黄帝内经》

也。"其内容可列表归纳如下（表2-4）。

表2-4 五脏之病变化与日期、时辰相应表

五脏			日程变动				昼夜变动		
名称	属性	主时	愈	甚	持	起	慧	甚	静
肝	木	春	丙丁	庚辛	壬癸	甲乙	平旦	下晡	夜半
心	火	夏	戊己	壬癸	甲乙	丙丁	日中	夜半	平旦
脾	土	长夏	庚辛	甲乙	丙丁	戊己	日映	日出	下晡
肺	金	秋	壬癸	丙丁	戊己	庚辛	日晡	日中	夜半
肾	水	冬	甲乙	戊己	庚辛	壬癸	夜半	四季	下晡

在《素问·宝命全形论》中对五行生克之说讲得非常明确，谓："木得金而伐，火得水而灭，土得木而达，金得火而缺，水得土而绝，万物尽然，不可胜竭。"由"万物尽然"一语，表明五行已由五类具体的事物逐渐抽象为自然界万事万物互相联系、互相作用的概念了。从而把万事万物按物性相类及取象比类进行类属和归纳，分为五大系统（表2-5）。

在《素问·五脏生成论》中讲到了五脏相互制约的关系，谓："心……其主肾也""肺……其主心也""脾……其主肝也""肾，其主脾也。"这里所说的"主"，实际上即是指制约，也即是相克。由于"克中有生""制则生化"，所以称它为"主"。

在《素问·五运行大论》讲到了相乘与相侮的问题，谓："气有余，则制己所胜而侮所不胜；其不及，则己所不胜，侮而乘之，己所胜，轻而侮之。"

总之，五行学说应用于生理，在于说明人体脏腑组织之间，以及人体与

自然界之间有系统的整体性。五行学说应用于病理，在于说明五脏病变时的相互转变，均可以五行间生克乘侮规律来阐明。

表2-5　五行归纳表

自然界							五行	人体					
五音	五味	五色	五化	五气	五方	五季		五脏	六腑	五官	形体	情志	五声	变动
角	酸	青	生	风	东	春	木	肝	胆	目	筋	怒	呼	握
徵	苦	赤	长	暑	南	夏	火	心	小肠	舌	脉	喜	笑	忧
宫	甘	黄	化	湿	中	长夏	土	脾	胃	口	肉	思	歌	哕
商	辛	白	收	燥	西	秋	金	肺	大肠	鼻	皮毛	悲	哭	咳
羽	咸	黑	藏	寒	北	冬	水	肾	膀胱	耳	骨	恐	呻	栗

十、五运六气

现存《周易》原文没有讲有关五运六气的具体内容，只是在《系辞》中概括地说："《易》与天地准，故能弥纶天地之道。仰以观于天文，俯以察于地理，是故知幽明之故。"但传说"伏羲观天文，造甲历"。(《运气论奥》序)《增韵》："历者，数也。"日本人冈本为竹注解如下。

按这里所说的甲历，并不单指历数而言，且兼括一切阴阳五运天道的度数。所以《玉海》上说："伏羲在位，始有甲历。"(《运气论奥谚解》)

伏羲氏仰观天文，俯察地理，他所造的甲历都符合阴阳消长之理。例如，十一月冬至日为☷☳(土木)之气(按：复卦䷗为上坤下震，故为土木之气)，五月夏至日为☰☴(金水)之气(按：姤卦䷫为上乾下巽，乾为金，

第2章 医易典籍《黄帝内经》

巽一阴下生，故为金水之气）。原来甲历出自卦爻阴阳之理，有《易》道存乎其间。如此说来，所谓甲历，就是《易》道。(《运气论奥谚解》)

由此可知，五运六气本源于伏羲《易》道。《黄帝内经》承袭伏羲《易经》精旨，对五运六气阐发精微，五运六气学说成为中医药学的基本理论。

一为天，二为地，三为三才，四为四象，四象变化而万类繁生，数至四而备矣。一合四为五，即为五行。故五为天地数之中。唐容川在《医易通说》中说："中五者，太极也。四方者，四象也。中五之极，临制四方。五行皆得五乃能生成，所谓物物各有一太极。"故曰太极，其生五，五为五行。一曰水，二曰火，三曰木，四曰金，五曰土。一数为水，二数为火，三数为木，四数为金，五数为土，皆根于天一生水、地二生火、天三生木、地四生金、天五生土之说。一与六为北方水，二与七为南方火，三与八为东方木，四与九为西方金，五与十为中央土，此天地数生成五行正配河图之数。五在中央以制四方之四象。所以河图一周为五行化五运。

五运首主土运，是根据水地说坤为首也，因为水土能生化万物。然后以五行相生为序排列，以天干配之见图2-6。

甲，《说文》："甲，东方之孟，阳气萌动，从木戴孚甲之象。"孟，始也。徐锴说："甲在东北。甲子，阳气所起也。"(《中华大字典》)《释名》："甲，孚甲也，万物解孚甲而生也。"孚，育也。甲，今谓荚。《运气论奥》说："甲乃阳内而阴尚包之，草木始甲而出也。"甲，古文作 ✲ (《说文》)。古代记数符号"六"，作 ⋀。(《医易概论》)六为阴气代表符号，这在《周易》中也有记载，如阴爻用六，阳爻用九。而六又为水的成数，坤为土，坤又为水，水伏土中，水惟土用。↑象十，十为古代记数符号"七"。(《医易概论》)七是少阳之数，为火的成数。凸为包象。如此看来，"甲虽属阳，但尚有阴的存在，阴包阳即是阳虽发生，但尚为阴所屈抑，以致气不能伸的意思。从方位言，则在东北之间，近东的方位，虽是生发的阳位，但还没有离开北方的阴位。这就是阴气尚在，而被阴气所包的方位"。这是用气象解释甲的意义。东北

111

为艮土卦位。《说卦》言："艮，东北之卦也，万物之所成终而所成始也，故曰成言乎艮。"草木种子在土中，于萌芽之时，为原种子之终而为生发之始，故谓艮土卦"成终"又"成始"。"成终""成始"，正是种子在土中萌发时的征象。草木生发皆始于水土之中，无水土则草木不得生。这就是以甲干配土运的道理。

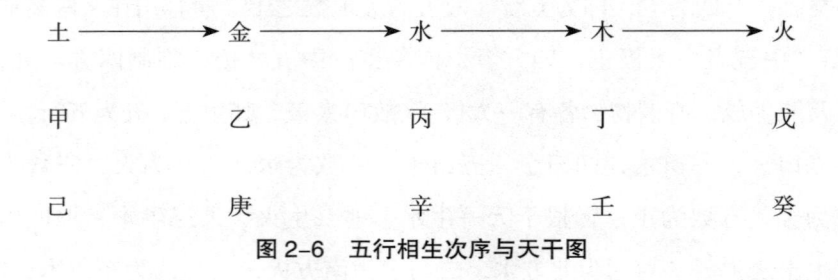

土 ——→ 金 ——→ 水 ——→ 木 ——→ 火

甲　　　乙　　　丙　　　丁　　　戊

己　　　庚　　　辛　　　壬　　　癸

图2-6　五行相生次序与天干图

己，《说文》："己，中宫也，象万物辟藏诎形也。"中宫者，土也。万物生于土中，又归藏土中。故甲己主化土运。甲己化土，乙庚化金，丙辛化水，丁壬化木，戊癸化火，与河图生数成数化五行相符（图2-7）。

《运气论奥》说："五运从十干起。甲为土也，土生金，故乙次之。金生水，故丙次之。如此五行相生而转，甲为阳，乙为阴，亦相间而数，如环之无端。"又说："五运以湿土为尊，故甲己土动为南政。盖土以成数，贯金、木、水、火，位居中央君尊南面而行令。余四运以臣事之，面北而受令。"

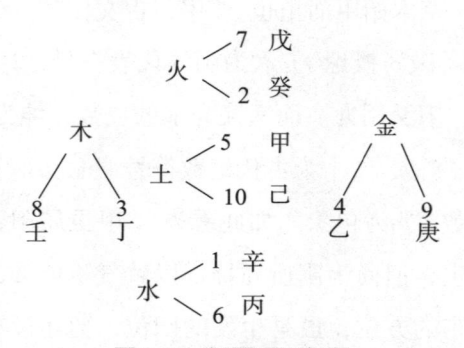

图2-7　河图配五行图

一者，太极。二之则为两仪，两仪为父母（乾坤），父母生育六子（震巽离坎兑艮），即由两仪一阴一阳化生三阴三阳之六气。"六气本阴阳所变化，其名虽六，实则阴阳二气之进退而已。"（《医门棒喝·六气阴阳论》）

《运气论奥》说："运用十干起，则君火不当其运也。六气以君火为尊，五运以湿土为尊，故甲己土运为南政。"由此可知，五运以甲己土运起首，六气以少阴君火（子午）起首。少阴标阴为肾水，本阳为君火。

六气首主少阴肾水，以水为万物之化源。而坎为水，坎数七。七为火的成数，所以少阴之上，热气主之。以地支配之，子配少阴七火。《运气论奥》言："子者，北方至阴，寒水之位，而一阳肇生之始。故阴极则阳生。壬而为胎，子之为子，此十一月之（时）辰也。"这正说明了水、坎、火、子之间的关系。十二地支与五行相生次序排列见图2-8，后天八卦次序配十二地支见图2-9。

火 ——→ 土 ——→ 金 ——→ 水 ——→ 木

子寅　　　丑　　　卯　　　辰　　　巳

午申　　　未　　　酉　　　戌　　　亥

图2-8　十二支与五行相生次序排列图

五行"在天为气，在地成形，形气相感而化生万物矣"。（《素问·天元纪大论》）五行在天，为无形之气，气，指寒暑燥湿风火；五行在地而成形，形，指木火土金水。寒暑燥湿风火，天之阴阳也，三阴三阳上奉之；木火土金水，地之阴阳也，生长化收藏下应之（表2-6）。

表2-6　十二地支分属三阴三阳之六气表

六气	暑	湿	火	燥	寒	风
三阴三阳	少阴	太阴	少阳	阳明	太阳	厥阴
地支	子午	丑未	寅申	卯酉	辰戌	巳亥

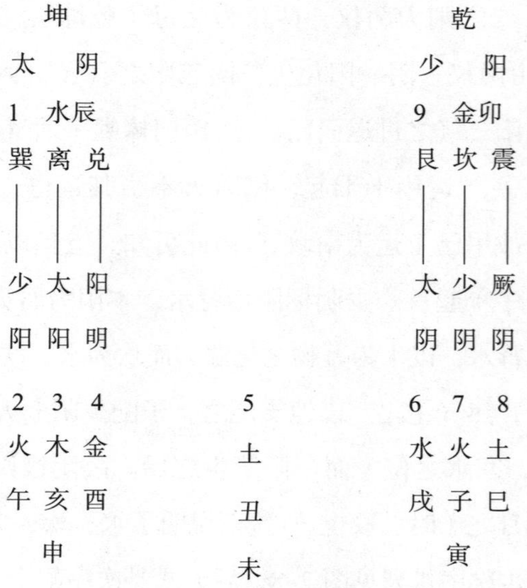

```
         坤                    乾
        太 阴                  少 阳
        1 水辰                 9 金卯
        巽 离 兑               艮 坎 震
        │  │  │              │  │  │
        少 太 阳              太 少 厥
        阳 阳 明              阴 阴 阴

        2 3 4        5        6 7 8
        火 木 金      土       水 火 土
        午 亥 酉      丑       戌 子 巳
        申            未             寅
```

图 2-9 后天八卦次序配十二支图

刘温舒在《运气论奥》中说：子之支，以地方隅言之。故子、寅、午、申为阳，卯、巳、酉、亥为阴。土居四维，王在四季之末，土有四，辰、戌为阳，丑、未为阴，故其数不同也。

从后天八卦次序配十二地支图中可以看出，辰、戌属太阳水，而丑、未属中央土。因为坤为土，坤也为水，所以谓坤土有四。

为什么火子生土丑，接着是土丑反生火寅呢？因为坤既为土，又为水，水又为坎，即反回七矣。所以寅位七，以见水土一家，为万化之源（图 2-9）。

火分君火相火，所以"子午之上，少阴主之""寅申之上，少阳主之"。太阴以坤土为正位，故"丑未之上，太阴主之"。水火相射，水与火相交，故"辰戌之上，太阳主之"。金木皆正位，故"巳亥之上，厥阴主之""卯酉之上，阳明主之"（图 2-10）。

从上文可以知道，五运首甲和六气六经首子少阴，其哲学思想体系之源都是秉承了河图、洛书和八卦的水地说思想。五行五运与六气错杂相感，万物化生（表2-7）。如《素问·至真要大论》说："天地合气，六节分而万物化生矣。"

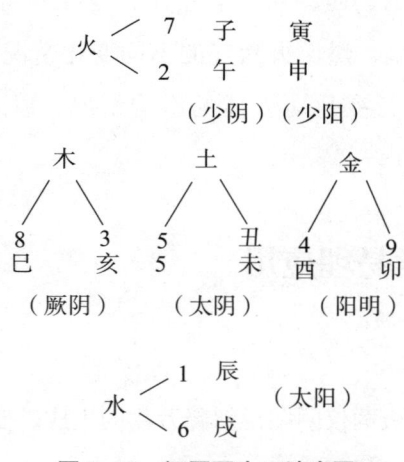

```
         ╱ 7  子   寅
       火
         ╲ 2  午   申
            （少阴）（少阳）

       木         土          金
      ╱ ╲       ╱ ╲        ╱ ╲
     8   3     5   丑      4   9
     巳  亥    5   未      酉  卯
    （厥阴）  （太阴）    （阳明）

         ╱ 1  辰
       水           （太阳）
         ╲ 6  戌
```

图2-10　河图配十二地支图

表2-7　五运六气相合交错表

纪干之年	甲子	乙丑	丙寅	丁卯	戊辰	己巳	庚午	辛未	壬申	癸酉	甲戌	乙亥	丙子
主五	土	金	水	木	火	土	金	水	木	火	土	金	水
司天之气	少阴热气	太阴湿气	少阳火气	阳明燥气	太阳寒气	厥阴风气	少阴热气	太阴湿气	少阳火气	阳明燥气	太阳寒气	厥阴风气	少阴热气

对于天干地支相互配合的精微含义，刘温经在《运气论奥》中说得很好，记载如下。

天气始于甲干，地气始于子支者，乃圣人究乎阴阳轻重之用也。著名以彰其德，立号以表其事。由是甲子相合，然后成其纪。远可步于岁，而统六十年。近可推于日，而明十二时。岁运之盈虚，气令之早晏，万物生死，将今验古，咸得而知之。非特是也，考其细，而知人未萌之祸福，明其用而察病向往之死生，则精微之义可谓大矣哉。

医易启悟

五运和三阴三阳之六气皆本源于五行，五行来源于河图天地之数。八卦也本源于河图、洛书。故五运和三阴三阳之六气与八卦也有密切关系。运，是指天体在东、南、西、北、中五方的运行。气，是指应天体运行而产生的风、寒、暑、湿、燥、火六气的不同变化情况。中医的五运六气学说，就是讲天体的运行变化对人体的影响情况，以及人们如何掌握其规律的。

十一、病因学易理应用

（一）阴阳失调

《黄帝内经》用太极两仪阴阳说解释万物的生成、变化、消亡都是事物内部所具有的阴阳双方力量的相互作用。

阴阳者，天地之道也，万物之纲纪，变化之父母，生杀之本始。(《素问·阴阳应象大论》)

张介宾注：阴阳者，一分为二也。太极动而生阳，静而生阴，天生于动，地生于静，故阴阳为天地之道。大曰纲，小曰纪，总之为纲，周之为纪。物无巨细，莫不由之，故为万物之纲纪。(《类经·阴阳类》)

事物变化之道，本于阴阳，阴阳即太极之两仪，即乾坤父母，父母生六子化万物，故阴阳为变化之父母。阴阳相交则物生，阴阳不交则物死。万物之生杀，莫不以阴阳为本始。因此，中医的病因理论，首先是以阴阳学说对疾病的原因做出朴素的解释和分类。如《素问·调经论》说："夫邪之生也，或生于阴，或生于阳。"这就对致病原因和因素概括地分为阴、阳两类。外因有阴、阳之分，内因也有阴、阳之分。现把人体阴阳失调导致发病的情况说明如下。

人体的阴阳双方力量对比是处于协调和稳定的状态。虽然，由于阴阳量变的关系，有阴阳消长的现象，但这种有限的变化属于正常生理过程。如果人体阴阳双方力量对比失去平衡、协调关系，不能相互制约、相互作用，将处于病理状态。《灵枢·根结》谓之"阴阳不调"，《灵枢·五癃津液别论》谓之"阴阳不和"。

以下参考《中医病因病机学》以论述。

1. 阴盛阳衰

是指阴强阳弱的病态，强者高于正常水平，弱者低于正常水平。《素问·调经论》说："阳虚则外寒……阴盛则内寒。"《素问·阴阳应象大论》说："阴盛则阳病……阴盛则寒。"指出了阴盛阳衰的基本病理变化，临床上表现为一派阴寒现象。

2. 阳盛阴衰

是指阳强阴弱的病态，强阳高于正常水平，弱阴低于正常水平。《素问·调经论》说："阴虚则内热，阳盛则外热……"《素问·生气通天论》说："阳强不能密，阴气乃绝。"提出了阳盛阴衰的基本病理变化，临床上表现为一派热象。

3. 阴阳相错

人体是由多个系统组成，在正常情况下，各个系统本身的阴阳是处于动态平衡的。假使由于各种原因导致人体两个以上的阴阳系统平衡破裂，使得其中有的系统阴强阳弱，有的系统阳强阴弱，即称之为阴阳相错。如《灵枢·根结》所说："阴阳相错。"这是指人体一些脏腑阳强阴弱，另一些脏腑阴强阳弱，而呈现一种阴阳失调的复杂局面。临床上常见的寒热错杂、虚实相兼等病理变化，就属于阴阳相错的范围。

4. 阴阳之变

是指阴阳失调的性质转变为同原来的病理性质相反的一种病理状态。《灵枢·论疾诊尺》说："重阴必阳，重阳必阴，故阴主寒，阳主热，故寒甚则热，热甚则寒，故曰寒生热，热生寒，此阴阳之变也。"就是说的阴阳失调发展到相当程度，必然引起病理性质转变的情况。临床上经常出现的阴证转阳证，阳证转阴证，寒证化热，热证化寒，湿证化燥，燥证化湿等，都属于阴阳之变的病理变化。

5. 阴阳反作

《素问·阴阳应象大论》等篇提到"阴阳反作"，实指阴阳升降出入紊乱等病理变化，是阴阳失调的又一种形式。人体的生理是阴升阳降，常营无已。假使应升而反降，或应降而反升，升降悖逆，于是形成阴阳反作。如《素问·阴阳应象大论》说的"清气在下，则生飧泄，浊气在上，则生䐜胀"，就是清阳浊阴升降反常的病理变化。

6. 阴阳胜复

《素问·六元正纪大论》说："六化六变，胜复淫治"，又"寒热胜复""风凉胜复"等，大意是指天时气运有胜便有复，胜气盛复气亦盛，胜气微复气亦微。人体阴胜则阳气来复，阳胜则阴气来复，胜复的程度大致相同，是正常生理，也是人体自我协调的本能。此即《素问·至真要大论》所谓："有胜则复，无胜则否""胜至则复，无常数也，衰乃止耳""复已而胜，不复则害，此伤生也"。病理范围内的阴阳胜复，则是指复气太过或不及，以致未能达到恢复阴阳平衡、稳定，这是阴阳失调的又一种形式。《伤寒论》厥阴病的"厥热胜复"，就是阴阳胜复的具体表现。

7. 阴阳俱虚

是指阴阳的绝对数量均低于止常水平，亦即《灵枢·终始》所谓"阴阳俱不足"的病理变化。导致此种阴阳变化的原因有两种：一是素禀阴阳俱虚，二是疾病过程中阴阳偏盛偏衰，互相削弱，终至阴阳俱虚。

8. 阴阳离决

《素问·生气通天论》说："阴阳离决，精气乃绝。"是指阴阳双方失却互相维系、互相制约和互相作用的力量，形成各自分离、决裂和散失的状态，是阴阳失调的严重结局，多意味着生命的结束。

第2章 医易典籍《黄帝内经》

（二）四时之逆

四象应四时。《素问·四气调神大论》说："阴阳四时者，万物之终始也，死生之本也，逆之则灾害生，从之则苛疾不起。"四时气候的反常变化，可以影响到四时所主脏气的病变。如《素问·生气通天论》说："春伤于风，邪气流连，乃为洞泄；夏伤于暑，秋为痎疟；秋伤于湿，上逆而咳，发为痿厥；冬伤于寒，春必病温。四时之气，更伤五脏。"另一方面，如果人们不能顺应四时气候的变化而相应地调养自己的作息，就会发生《四气调神大论》中所言"逆春气则少阳不生，肝气内变；逆夏气则太阳不长，心气内洞；逆秋气太阴不收，肺气焦满；逆冬气则少阴不藏，肾气独沉"的病变。

（三）六淫发病

父母乾坤，生震、坎、艮、巽、离、兑六子化六气，六气的变化对人体的健康有直接影响。《素问·五运行大论》说："上下相遘，寒暑相临，气相得则和，不相得则病。……从其气则和，违其气则病。……非其位则邪，当其位则正。……气相得则微，不相得则甚。"又说："燥胜则地干，暑胜则地热，风胜则地动，湿胜则地泥，寒胜则地裂，火胜则地固。"这虽是指自然气候的反常变化，但由于"人与天地相应"，人体发病部位及疾病性质与六气的反常变化密切相关。

（四）方位之异

《素问·五常政大论》说："东南方，阳也。阳者其精降于下。……西北方，阴也。阴者其精奉于上""阴精所奉其人寿，阳精所降其人夭""高者气寒，下者气热""高者其气寿，下者其气夭"。西北方，乾卦，乾为首，头为髓海，脑髓为阴精，脑髓充旺，其人必聪明而寿。东南方，巽卦，巽为肝木，巽为风，风为阳。肝木主生发，主阳气之升。阴升阳降则物生，西北方，寒冷之地，乾阳降藏，与阴升阳降之理合，故其人寿。东南方，温热之地。巽风升举，阳气不能降藏，阴气汗泄过多，故其人多夭。这一段经文只有从卦象和"《易》逆教"之理解释才精当，才无牵强附会之感。

《素问·阴阳应象大论》谓"东方生风""南方生热""中央生湿""西方生燥""北方生寒"，都含有因地异邪的意义。

十二、病机学易理应用

病机，即是疾病发展变化的机制。由于致病因素和发病部位不同，疾病也是多种多样的。因此，疾病的变化机制也是复杂多变的。虽然病变机制复杂多变，但只要谨守河图五行的归类系统，就能"求其属"。根据"各司其属"的观点，去掌握自然界气候变化和人体健康与疾病的发展变化规律。

夫变化之为用也，在天为玄，在人为道，在地为化，化生五味。道生智，玄生神。神在天为风，在地为木；在天为热，在地为火；在天为湿，在地为土；在天为燥，在地为金；在天为寒，在地为水。故在天为气，在地成形，形气相感而化生万物矣。(《素问·天元纪大论》)

怒伤肝……风伤肝，……喜伤心……热伤气，……思伤脾……湿伤肉，风胜湿，……忧伤肺……热伤皮毛，……恐伤肾……寒伤血……(《素问·五运行大论》)

这就是说，自然界的气候变化与地面上的物化现象和人体的生理病理密切相关，把它视为一个整体，其模型式为河图、洛书与八卦，由此来寻找和总结人体疾病的防治规律，并运用于指导临床。此即所谓知其要者，一言而终，不知其要，流散无穷。

太一移日，天必应之以风雨，以其日风雨则吉，岁美民安少病矣。先之则多雨，后之则多旱。

因视风所从来而占之。风从其所居之乡来为实风，主生长养万物；从其

冲后来为虚风，伤人者也，主杀，主害者。谨候虚风而避之……邪弗能害，此之谓也。(《灵枢·九宫八风》)

这就是以洛书八卦掌握病机的实例。

十三、辨证论治用易理

对于疾病的辨证论治问题，《黄帝内经》是运用易理来说明的。如《素问·至真要大论》说："谨察阴阳所在而调之，以平为期。"两仪阴阳的偏胜偏衰会导致人体发生疾病，调理两仪阴阳达到相对平衡，是保证人体健康的条件。又说："谨守病机，各司其属，有者求之，无者求之，盛者责之，虚者责之，必先五胜，疏其血气，令其调达，而致和平。"这里说的"五胜"，有两方面的含义：一是讲五运的太过，二是讲五运所主的脏气出现了偏胜。这都是运用河图、洛书与八卦整体观理论来阐述的。

十四、中药学中用易理

《黄帝内经》根据易理运用五运六气理论辨别药物的性味归属（归经），并据易理选择药物的质量。

《天元纪大论》谓："在地为化""在天为气，在地成形，形气相感而化生万物"。《至真要大论》谓："天地合气，六节分而万物化生。"在论中明确提出了"厥阴司天，其化以风；少阴司天，其化以热；太阴司天，其化以湿；少阳司天，其化以火；阳明司天，其化以燥；太阳司天，其化以寒"。并且还明确指出"地化……司天同候，间气皆然"的问题。因此《七篇》认为气不同，化亦不同，所以在药物的质量问题上也就提出了"司岁备物"的问题。所谓"司岁备物"，即根据各个年份不同的气候特点，采集与气候变化相应的药物，这样的药物质量好。这也就是《至真要大论》中所谓的"司岁备物，

医易启悟

则无遗主矣。帝曰：先岁物何也？岐伯曰：天地之专精也"。反之，各个年份的气候变化特点与所生的药物不相类，这种药物的质量不好。这也就是《至真要大论》中所谓"非司岁物何也？岐伯曰：散也，故质同而异等也。气味有厚薄，性用有躁静，治保有多少，力化有浅深，此之谓也"。由于如此，所以《七篇》提"司岁备物"以保证药物的质量。这一理论，遂成为后世所谓"道地药材"的理论基础。

《七篇》认为，不同的药物，有不同的性味，因而也就有其不同的作用部位，亦即一般所谓的药物的性味归经。《七篇》认为，这种药物归经的理论十分重要。如果不重视药物的归经作用，不按归经用药，则药物就不能有针对性地到达病所从而产生应有的效果，前述病机分析的定位问题也就失去了临床意义。《至真要大论》说，"帝曰：服寒而反热，服热而反寒者何也？岐伯曰：悉乎哉问也。不治五味属也。"这里所指的"不治五味属也"，即指在治疗上不按药物性味归经用药，所以用之无效，甚至"服寒而反热，服热而反寒"。于此可以看出，《七篇》对药物性味归经理论的高度重视。(《黄帝内经素问运气七篇讲解》)

《至真要大论》还指出了药物的性味作用。

辛甘发散为阳，酸苦涌泄为阴，咸味涌泄为阴，淡味渗泄为阳。六者，或收或散，或缓或急，或燥或润，或软或坚，以所利而行之，调其气，使其平也。

五味入胃，各归所喜攻。酸先入肝，苦先入心，甘先入脾，辛先入肺，咸先入肾。

《素问·脏气法时论》也讲了五味的功能。

辛散，酸收，甘缓，苦坚，咸软，毒药攻邪，五谷为养，五果为助，五畜为益，五菜为充，气味合而服之，以补益精气。此五者，有辛酸甘苦咸，各有所利，或散或收，或缓或急，或坚或软，四时五脏。病随五味所宜也。

《至真要大论》还指出了六经胜复及六淫所胜所用的君、臣、佐、使药物的性味。

厥阴之胜，治以甘清，佐以苦辛，以酸泻之；少阴之胜，治以辛寒，佐以苦咸，以甘泻之；太阴之胜，治以咸热，佐以辛甘，以苦泻之；少阳之胜，治以辛寒，佐以甘咸，以甘泻之；阳明之胜，治以酸温，佐以辛甘，以苦泻之；太阳之胜，治以甘热，佐以辛酸，以咸泻之。

在《素问·汤液醪醴论》中谈了应用取象比类的方法选择药物质量的问题。

黄帝问曰：为五谷汤液醪醴奈何？岐伯对曰：必以稻米，炊之稻薪。稻米者完，稻薪者坚。帝曰：何以然？岐伯曰：此得天之和，高下之宜，故能至完；伐取得时，故能至坚也。(《素问·汤液醪醴论》)

黄自元说：由于稻米的气味完备，稻秸的性质坚实，制作汤液醪醴必须以它们为原料和燃料。为什么稻米的气味完备？稻秸的性质坚实？因为稻得春生、夏长、秋收、冬藏之气，具天地阴阳之和者也，为中央之土谷，得五方高下之宜，故能至完，以养五脏。天地之政令，春生秋杀，稻薪至秋而刈，故伐取得时，金曰坚成，故能至坚也。(张志聪《黄帝内经素问集注》)"天地之和，高下之宜"，包含着对四时五方时空和谐性的心领神会，而"伐取得时"又具有对金秋而刈之象理解的灵性。(《医易概论》)

十五、组方用天地之数

《黄帝内经》根据疾病的轻重缓急，组制方剂的大小，要用天地之数。

君一臣二，制之小也；君一臣三佐五，制之中也，君一臣三佐九，制之大也。(《至真要大论》)

其组方还有奇偶之分。

君一臣二，奇之制也；君二臣四，偶之制也；君二臣三，奇之制也；君二臣六，偶之制也。故曰：近者奇之，远者偶之；汗者不以奇，下者不以偶；补上治上制以缓，补治下制以急；急则气味厚，缓则气味薄。适其至所，此之谓也。……是故平气之道，近而奇偶，制小其服也；远而奇偶，制大其服也。大则数少，小则数多。多则九之，少则二之。奇之不去则偶之，是谓重方。偶之不去，则反佐以取之。(《至真要大论》)

十六、三才之道的应用

三才之道，即天道、地道、人道，是《周易》的重要观点，孔子在《系辞传》和《说卦传》中曾反复讲述。中医学家就将此三才之道引入到了中医里。

天圆地方，人头圆足方以应之；天有日月，人有两目；地有九州，人有九窍；天有风雨，人有喜怒；天有雷电，人有音声；天有四时，人有四肢；天有五音，人有五脏；天有六律，人有六腑；天有冬夏，人有寒热；天有十日，人有手十指；辰有十二，人有足十指、茎垂以应之，女子不足二节，以抱人形；天有阴阳，人有夫妻；岁有三百六十五日，人有三百六十五节；地有高山，人有肩膝；地有深谷，人有腋腘；地有十二经水，人有十二经脉；地有泉脉，人有卫气；地有草蓂，人有毫毛；天有昼夜，人有卧起；天有列星，人有牙齿；地有小山，人有小节；地有山石，人有高骨；地有林木，人有募筋；地有聚邑，人有䐃肉；岁有十二月，人有十二节；地有四时不生草，人有无子。此人与天地相应者也。(《灵枢·邪客》)

《素问·三部九候论》有脉诊天地人三部说，将人身上中下动脉分为三部，三部又各有三候，"三候者，有天、有地、有人也"。具体如下。

上部天，两额之动脉；上部地，两颊之动脉；上部人，耳前之动脉。中部天，手太阴也；中部地，手阳明也；中部人，手少阴也。下部天，足厥阴也；下部地，足少阴也；下部人，足太阴也。

而且与脏腑相通应，曰："下部之天以候肝，地以候肾，人以候脾胃之气；中部之天以候肺，地以候胸中之气，人以候心；上部之天以候头角之气，地以候口齿之气，人以候耳目之气。"

《内经》这种天人相应的三才观点，还有很多，如《素问·天元纪大论》说："天有阴阳，地亦有阴阳。"《素问·离合真邪仑》说："地以候地，天以候天，人以候人。"《素问·阴阳应象大论》说："惟贤人上配天以养头，下象地以养足，中傍人事以养五脏。"《素问·气交变大论》说："夫道者，上知天文，下知地理，中知人事，可以长久。"又说："位天者，天文也；位地者，地理也；通于人气之变化者，人事也。"

十七、结语

《黄帝内经》中《阴阳应象大论》《六节藏象论》《九宫八风》和运气七篇，共十篇大论，与河图十数相合。这十篇大论运用易学原理详细论述了中医药学的基本理论。这十篇大论合观之是一个大整体，其中所讲以气化原理、医学大法为主。《黄帝内经》的其余篇章则分别讲述人身的分部生理病理及疾病的具体变化。所以，研究《黄帝内经》必须以这十篇大论为纲要，然后以纲带目，就会眉目清楚，事半功倍。

中　篇

《周易》对中医基础理论发展的贡献

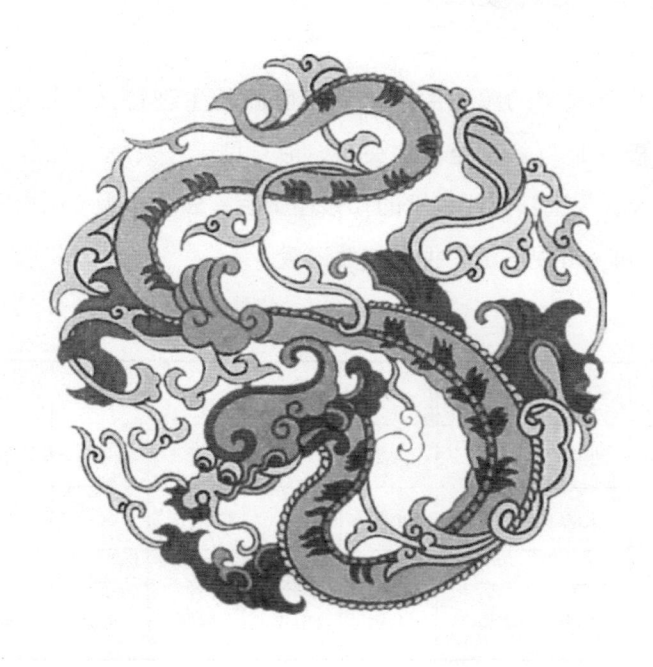

　　《黄帝内经》问世之后，历代医家开始重视《周易》。他们不断地从《周易》中吸取营养，来促进中医药理论的发展，并取得了重大的贡献。所以，《周易》的象数原理是贯穿中医药学的生生不息的一条生命线。

第3章　脏腑学说

一、脏腑配太极八卦说

用太极八卦模型的象数原理来认识脏腑的生理特性，是中医的一大特色。关于太极八卦与脏腑配合的关系，最早见于《灵枢·九宫八风》，此后历代皆有其说。今选其有代表性的几家述于后，表3-1为《灵枢·九宫八风》《此事难知》和《审视瑶函》中的相关记载。

表3-1　八卦配脏腑表A

书名	乾	坤	艮	巽	坎	离	震	兑
《灵枢》	小肠	脾	大肠	胃	肾	心	肝	肺
《此事难知》	大肠	胃	小肠	胆	肾	心	肝	肺
《审视瑶函》	肺 大肠	脾 胃	命门 上焦	肝 中焦	肾 膀胱	心 小肠	肝 胆	肾 下焦

清代冯道立在《周易三极图贯》贞集上"八卦近取诸身"条中说："《易》云近取诸身，如《说卦》乾首、坤腹等是。然人身一小天地，岂止在外形体哉。……人身有督脉由阳道，有任脉由阴道。任督二脉即人身之乾坤，亦即

九、一二数相表里。内而脏腑行于手者六，行于足者六，即乾坤外有六子。九、一外有二、八、三、七、四、六之数也……由此观之，督任二脉乃人身天地定位，肺、脾、大肠、胃乃人身山泽通气，心、肾、小肠、膀胱乃人身水火不相射，心包络、三焦、肝、胆乃人身雷风相薄，人身与造化相符如此。理较《通卦验》二十四脉更为得当。"此说把人体脏腑与先天八卦联系得极为周密（表3-2）。

表3-2 八卦配脏腑表B

乾	坤	艮	兑	坎	离	震	巽
督	任	脾胃	肺大肠	肾膀胱	心小肠	肝胆	心包络三焦

清代邵同珍在《医易一理》中说："人身一小太极，即两仪四象八卦人身亦具焉。脾土色黄居中，主静藏意为诸脏资生之本，太极也。肝属木居下为地，主身藏魂，为果敢之主，木性上浮，为升气之主，木属东方，其气从左而上升，是阳育于阴，于两仪为阴仪，于四象为太阴也。肺属金，居上为天，主气藏魄，司清肃之令。金性下沉，为降气之主，金居西方，其气从右而下降，是阴根于阳，于两仪为阳仪，于四象为太阳也。心属火居上，为日藏神，主性，性者，神之未动在肺之中为灵明之府，阳中阴精，于四象为少阴也。肾属水居下，为月藏精，主命，命者，精之未动在肝之内为化育之主，阴中阳精，于四象为少阳也。此五脏配太极两仪四象之义。乾为首为肺，坤为腹为肝，离为火为心，坎为水为肾，四卦配诸四脏。兑为左手，巽为右手，震为左足，艮为右足，四卦又为脾土，土居四维，脾主四肢。此太极生两仪，两仪生四象，四象生八卦之义。盖以人身脏腑气血之升降动静言之也。"邵氏用太极和先天八卦方位图与五脏形体相配，说理明白。以膈上心肺为阳仪，膈下肝肾为阴仪，而太极脾土主四肢（图3-1）。

邵氏此说，大概是看了《周易参同契》后得到的启悟。

医易启悟

丹砂木精，得金乃并，金水合处，木火为侣。四者混沌，列为龙虎，龙阳数奇，虎阴数偶。肝青为父，肺白为母，心赤为女，肾黑为子，子五行始，脾黄为祖，三物一家，都归戊己。（《周易参同契》）

坤	艮	坎	巽	震	离	兑	乾	八卦
肝	右足	肾	右手	左足	心	左手	肺	
太阴 肝		少阳 肾		少阴 心		太阳 肺		四象
阴 肝				阳 肺				两仪
脾 太极								

图 3-1　五脏配先天八卦次序图

"脾黄为祖"，即脾土为太极。肝肺为父母，即太极之两仪，心肝肺肾父母子女即太极四象。

另外，《此事难知》也有肺主天（按：肺主降，降者为天），肝主地（按：肝主升，升者为地）的说法（见第5章）。

芬余氏所著《医源》中撰有《人身一太极说》一文，专论五脏与太极的关系。

太极者天理，自然之道理，气象数之统名也。故天地者，太极之巨廓也，其间动静互根五行顺布，无物不有，无时不然，其理则致中致和，其气则充塞寰间。人身者，一小太极之巨廓也，其中有精有气有神。精即其静而所生之阴也，气即其动而所生之阳也，神即主宰其动静之间而互根不息者也。以五行言心肝为木火之一源，肺肾为金水之同宫，中宫脾土为之维持调护。此即其五行顺布也，理即其仁义礼智信之具于性者，气即其脏腑阴阳之充乎形者，与天地宁有殊哉？然天地备太极之全体，而阴阳或有歉期，气数容有否泰，此天地囿于气质之偏而不能尽太极之道也。故自古调元赞化帝王有裁成辅相之责。人身备太极之中和，而或内耗其精，外劳其形，阴阳有偏胜之虞，水火无既济之用，故圣人补偏救弊而岐黄操司命之权。然则圣人之治天下也，使之风雨时，山不童，泽不涸，人和年丰，天地自然之道无所歉矣。岐黄之治人身也，为之损有余补不足，阴阳和，气血平，不夭不折，而人身自然之道无所乖戾矣。

此谓中宫脾为太极，合心肝为一源与肺肾为一源，为太极之两仪阴阳，分之心、肝、肺、肾则为四象矣（图3-2）。

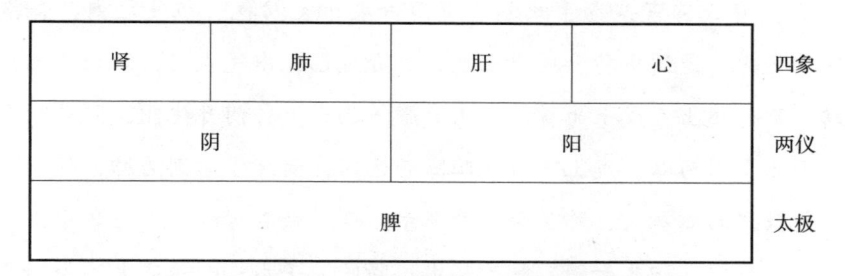

肾	肺	肝	心	四象
阴		阳		两仪
脾				太极

图3-2　五脏配太极两仪四象图

在《医源》中又特意撰有《脾阳合中五说》专篇论述脾为太极的作用。

今夫万物之所以托命者土也，而五行亦无不成，故土者，后天之根本，而金木水火之枢机也。洛书一图，中五称为皇极焉。盖天地太和之气，而万物之所以生长收藏者也。在人身则为脾，内而脏腑，外而肢体百骸之所资养，而气血之所从生也。且水得之而不泛，火得之而不炎，木得之而畅茂，金得之而坚凝。况饮食入胃得脾为之健运，则清者由是而上升，浊者由是而下降。脾土一伤，则一身之枢机不灵而百体皆困矣。《经》云：有胃气则生，无胃气则死。盖言土为后天资生之本，而即洛书之中五也。夫中五阳也，病则不能运，因之上有中满腹胀不食等证；病则不能化，必至下有泄泻下痢清谷等证，皆五土之失职也。故仲景有建中、理中之制，他如四君、六君子诸方，皆所以培中五建皇极之意也。夫或曰：脾土属阴，何以为洛书之中五？

医易启悟

曰：脾土体阴而用阳者也，其质虽属阴，而其健运之机则阳也，非洛书之中五而何！

中五之"五"，为天地阴阳之交午，乾为天为阳，坤为地为阴，故可以言太极，而坤脾为纯阴则不可言太极矣。只因诸家不明少阳三焦乾阳配坤脾之秘旨，故言阳不一。(参见《中医外感三部六经说》)

黄元御曾用太极原理论述脏腑的生成。

人与天地相参也，阴阳肇基，爰有祖气，祖气者，人身之太极也。祖气初凝，美恶攸分，清浊纯杂，是不一致，厚薄完缺，亦非同伦，后日之灵蠢寿夭，贵贱贫富，悉于此判，所谓命秉于生初也。祖气之内，含抱阴阳。阴阳之间，是谓中气。中者土也，土分戊己，中气左旋，则为己土，中气右转，则为戊土。戊土为胃，己土为脾。己土上行阴升化阳，阳升于左则为肝，升于上则为心。戊土下行，阳降而化阴，阴降于右则为肺，降于下则为肾。肝属木而心属火，肺属金而肾属水，是人之五行也。五行之中，各有阴阳。阴生五脏，阳生六腑。肾为癸水，膀胱为壬水；心为丁火，小肠为丙火；肝为乙木，胆为甲木；肺为辛金，大肠为庚金。五行各一，而火分君、相。脏有心主，相火之阴，府有三焦，相火之阳也。(《天人解》)

这与邵氏说虽相近，却已不同。黄氏已点出了三焦相火，且太极以中气为言，而不言脾。

清代何梦瑶《医碥》中有《五脏配五行八卦说》一文，则用后天八卦讨论了八卦与五脏的相配问题。

心肺位居膈上，而肺尤高，天之分也，故属乾金。肝肾位下，而肾尤下，为黄泉之分，故属坎水。坎外阴而内阳，阳气潜藏于黄泉之中，静极复动，故冬至而一阳生，惊蛰而雷出于地，肾水得命门之火所蒸，化气以上，肝受之而升腾。故肝于时为春，于象为木，于卦为震雷、巽风。肝之怒而气盛如之。阳气上升至心而盛，阳盛则为火，故心属火，于卦为离。离，南方之卦也。圣人向明而治，心居肺下，乾卦之九五也，实为君主，神明出焉。

离，乾中画之变也。兑，乾上画之变也，肺居心上，乾之上画也，上画变而为兑。于时为秋，于象为金，金性沉降，秋气敛肃，阳气升极而降，由肺而降，故肺又属兑金。心火上炎，肾水下润，坎离之定位也。火在上而下降，水在下而上升，坎离之交媾也。肾水上升，由肝木之汲引，地道左旋而上于天也。心火下降，由肺金之敛抑，天道右旋而入于地也。脾藏居中，为上下升降之枢纽，饮食入胃，脾为行运其气于上下内外，犹土之布化于四时，故属土，于卦为坤、为艮。金木土皆配两卦，而水火各主一卦，故五行惟水火之用为独专也（图3-3）。

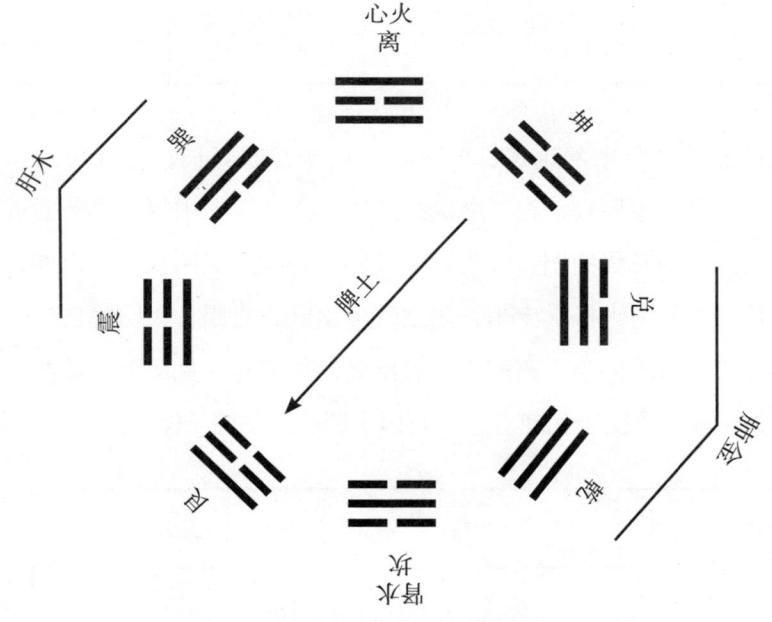

图3-3 五脏配五行八卦图

以上所述，历代医家将脏腑纳入太极八卦模型中，从卦象时空角度论述了脏腑的生理特性，反映了天人相应的取象比类的直观思维的内涵。仁者见仁，智者见智，丰富了中医理论，活跃了学术争论气氛。如各家乾坤所代表的脏腑就不同（表3-3）。

表 3-3　各家乾坤配脏腑归纳表

书名	乾	坤
《灵枢》	小肠	脾
《此事难知》	大肠	胃
《审视瑶函》	肺、大肠	脾、胃
《周易三极图贯》	督	任
《医易一理》	肺	肝
《医碥》《医原》	肺	脾

我根据前贤各家的论述，摄取各家精华，取其长，弃其短，总结历史经验，并结合卦象原理，在《中医外感三部六经说》中提出了新的五脏配太极八卦说。乾为三焦纯阳，坤为脾土纯阴，为太极之两仪，合乾坤，火土合德，生化胃气是为太极。少阳三焦之气化生肝心之阳，太阴脾之气化生肺肾之阴，肝心肺肾为四象。离配心，震配肝，坎配肾，兑配肺，艮坤巽乾位四隅属中，艮坤属太阴土配脾胃，巽乾属少阳配三焦胆（图3-4）。

坤脾	艮胃	坎肾	巽胆	震肝	离心	兑肺	乾三焦	八卦
肝		肾		肝		心		四象
脾				三焦				两仪
胃气（中气）									太极

图 3-4　五脏配太极八卦图

二、胃腑中气为太极元气说

黄元御言中气——胃气是人体的太极元气，是促进机体生命存在的根本之气，其理论根据是《素问·平人气象论》所说的人以"胃气为本"。胃气充周于一身，为生命之根源。在《黄帝内经》中多处谈到了胃气的重要性。

平人之常气禀于胃。胃者，平人之常气也。人无胃气曰逆，逆者死。

人以水谷为本，故人绝水谷则死，脉无胃气亦死。……但弦无胃曰死。……但钩无胃曰死。……但代无胃曰死。……但毛无胃曰死。……但石无胃曰死。(《素问·平人气象论》)

五脏者，皆禀气于胃。胃者，五脏之本也。脏气者，不能自致于手太阴，必因于胃气，乃至于手太阴也。故五脏各以其时，自为而至于手太阴也。故邪气胜者，精气衰也。故病甚者，胃气不能与之俱至于手太阴，故真藏之气独见。独见者，病胜脏也，故曰死。(《素问·玉机真脏论》)

食气入胃，散精于肝，淫气于筋。食气入胃，浊气归心，淫精于脉。脉气流经，经气归于肺，肺朝百脉，输精于皮毛。毛脉合精，行气于府，府精神明，留于四脏。气归于权衡，权衡以平，气口成寸，以决死生。(《素问·经脉别论》)

气积于胃，以通营卫，各行其道。(《灵枢·刺节真邪》)

四肢皆禀气于胃。……四肢不得禀水谷气，气日以衰，脉道不利，筋骨肌肉，皆无气以生，故不用焉。(《素问·太阴阳明论》)

胃者，六府之海。(《素问·逆调论》)

阳明者，五脏六腑之海。主润宗筋，宗筋主束骨而利机关也。(《素问·痿论》)

所谓阳者，胃脘之阳也。(《素问·阴阳别论》)

调之中府，以定三部。(《素问·离合真邪论》)

胃气主宰人体所需要的各种营养物质，滋养人体的五脏六腑、四肢百骸。人的生长壮老死，皆赖以胃气。有胃气则生，无胃气则死。其非人身之元气乎！人身之气，"道在于一"(《素问·玉版论要》)，"得一之情，以知死生"(《素问·脉要精微论》)道生于一，一者太极也。一身性命之根蒂，皆在于胃气，其非人之太极乎！

既然胃气是人体的太极元气，那么太极的两仪是什么呢？是少阳和太阴。这在《中医外感三部六经说》（其修订本为《五运六气临床应用大观》）中有详论。少阳包括三焦胆，太阴指脾，包括胰在内。胆汁和胰液是机体内的最重要消化液。胰液含有消化食物所需的三种主要的酶——胰淀粉酶、胰脂肪酶及蛋白酶，胰液中还含有很高量的碳酸氢盐。胆汁中没有消化酶，其中含有与消化有关的胆盐、胆固醇、脂肪酸与卵磷脂等，还含有胆色素。胆汁中的胆盐和胆酸在消化过程中具有较重要的作用：①胆盐、胆固醇、卵磷脂等都可作为脂肪的乳化剂，使之乳化成微滴，以增加胰脂肪酶的接触面积；②激活胰脂肪酶；③胆酸可与脂肪酸结合，形成水溶性的复合物，促进脂肪酸的吸收。此外，胆汁对促进脂溶性维生素（A、D、E 与 K）的吸收也有重要意义。(《基础生理学》)

胆汁和胰液进入十二指肠，流注小肠，与胃液和肠液合作，消化食物，便产生了胃气，所谓胃气，就是水谷的营养物质。水谷的营养物质在小肠被吸收后，随血液灌注全身，滋养机体（图 3-5）。

三、脑主神明和脑为命门说

《黄帝内经》本有脑主神明和脑为命门说，可是《黄帝内经》以降的医学家不明其理，反以心主神明和命门在肾间代代传之。余忧悲其传不明，故探析阐明于下。

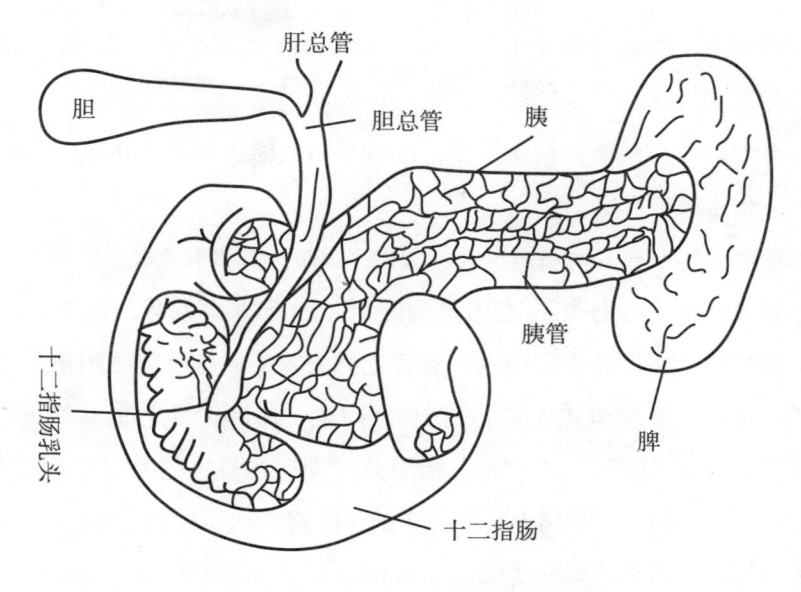

图 3-5　中气太极图

（一）脑主神明

乾之为象，《周易》记有"乾为首""乾为天""乾为阳""乾刚健"等。《焦氏易林》还记有"乾为日"的逸象。首者，头也，指大脑。那么，《黄帝内经》对"乾为首"是如何论述的呢？

头者，精明之府，头倾视深，精神将夺矣。(《素问·脉要精微论》)

脑、髓……名曰奇恒之府。(《素问·五脏别论》)

这里说头为"精明之府"，脑为"奇恒之府"，既言"府"，必有所蓄。蓄者何？

诸髓者，皆属于脑。(《素问·五脏生成》)

脑为髓海。(《灵枢·海论》)

原来大脑是贮藏"髓"的。这不仅指出了大脑是髓汇集的地方，同时还说明了髓与脑的关系。由此可知，"精明"是指脑髓。虽然如此，但"精明"并不等于脑髓。那么，"精明"的确切含义是什么呢？请看下文。

医易启悟

东方阳也，阳者精并于上……西方阴也，阴者其精并于下。(《素问·阴阳应象大论》)

东南方阳也，阳者其精降于下，故右热而左温。西北方阴也，阴者其精奉于上，故左寒而右凉。

阴精所奉其人寿，阳精所降其人夭。(《素问·五常政大论》)

在后天八卦方位图中，东南方为巽卦，西北方为乾卦，西北方既为阴精，又为乾位，所以乾主阴精也。前言乾为大脑，故乾所主之阴精，实指脑髓。如《素问·解精微论》说："脑者，阴也。髓者，骨之充也。"乾为日，日为大明。所以"精明"者，"精"指阴精，"明"指日。乾为阳气，阳气下降而交于阴，阳生阴长，阴精上奉贮存于脑，脑髓充旺，故其人寿。

对于脑髓的功能及病理变化，《黄帝内经》也有确切论述。

夫精明者，所以视万物，别白黑，审短长，以长为短，以白为黑，如是则精衰矣。(《素问·脉要精微论》)

脑为髓海，其输上在于其盖，下在风府。髓海有余，则轻劲多力，自过其度，髓海不足，则脑转耳鸣，胫酸眩冒，目无所见，懈怠安卧。(《灵枢·海论》)

上气不足，脑为之不满，耳为之苦鸣，头为之苦倾，目为之眩。(《灵枢·口问》)

五脏六腑之精气，皆上注于目而为之精，精之窠为眼，骨之精为瞳子，筋之精为黑眼，血之精为络，其窠气之精为白眼，肌肉之精为约束，裹撷筋、骨、血、气之精而与脉并为系，上属于脑，后出于项中。故邪中于项，因逢其身之虚，其入深，则随眼系以入于脑，入于脑则脑转，脑转则引目系急，目系急则目眩以转矣。(《灵枢·大惑论》)

"轻劲多力，自过其度"，不就是"乾行健""自强不息"的写照吗？乾为日，故能视万物，别黑白。日光不足，故"目无所见"。乾阳虚衰，坤阴偏胜，阴主静，故"懈怠安卧"。脑髓不足，则精神衰惫，脑转耳鸣，胫酸眩冒，乏力懒动。由此可知，人的视觉、听觉、运动器官及精神状态的正常与否，都直接系于脑髓。这说明"精明之府"的功能，就是脑神经的作用。

现在，再看看《周易》对"乾"的作用是怎样论述的吧。

大哉乾元，万物资始，乃统天。云行雨施，品物流形。大明始终，六位时成，时乘六龙以御天。乾道变化，各正性命。保合太和，乃利贞。首出庶物，万国咸宁。(《乾·彖》)

天行健，君子以自强不息。(《乾·象》)

这就是说，乾像天道一样运行不休，它是首先生出万物的创世者，是统率原始万物的根元。乾为日，万物生长靠太阳，是日为万物资生之本源。它能灌溉万物，促使万物生长发育，形成万物的形质。并赋予万物以强大的生命力，且使万物和谐均衡，即自然界的生态平衡，使天下太平安宁。天人相应，就人体而言，乾为大脑，大脑为元神之本源，主宰着人的精神思维和行动，指挥着人体脏腑组织的各种动作的协调。

又离卦主心，《说卦》谓"离为火，为日……为乾卦"。《九家易》注《同人》卦说："乾舍于离，同而为日。"荀爽注："乾舍于离，相与同居。"(《周易集解》)准此，则乾为阳之体，离为阳之用。故大脑与心是体用之关系，大脑为体，心为之用。谓心为"君主之官，神明出焉"，这是说，人的精神意识和思维活动以大脑为体，以心为用。《素问·六节藏象论》说："心者，生之本，神之变也。"说明神明是变见于此。古人通过卦象原理，表达了大脑与心的连属关系。张锡纯说："中医谓人之神明在心，西说谓人之神明在脑，及观《内经》，知中西之说皆函盖其中也。《内经·脉要精微论》'心者君主之官，神明出焉'，所谓'出'者，言人之神明由此而发露也，此中法神明在心之说也，盖神明之体藏于脑，神明之用发于心也。"(《医学衷中参西录》第五期第一卷《论中医之理多包括西医之理沟通中西原理难事》)邵葆诚曾在《医易一理》中说："心与脑精相连相应，神本无形，以脑为神之本，以心为神之宫。……视、听、言、动皆脑气之所发，亦心神有感而应。"这一论断已被科学实验所证实。山西省中医研究所脑电图室主任王德堃有30多年脑电研究的实践经验，通过科学实验——脑-心耦合脑波计算机分析，提出了心脏参与脑的思维工作的理论，而且证明是以心脑最佳频率耦合，而近似于黄金0.618这个最优化比值的形式参与思维的。

最近摩洛哥首都拉色特的医生，把一颗猪心成功地移植到一名心脏病患者的胸膛里。但在患者愈后走路时前倾，甚至手足着地。这证明心脏参与了大脑的行动思维工作。

（二）脑为命门

"命门"一词，最早见于《黄帝内经》，所指是"目"，如《灵枢·根结》《灵枢·卫气》都提出"命门者，目也"的命题。门，《说文》：闻也。《释名》：扪也。言在外可以扪摸，可引申为外在表现之处。王冰注《素问·阴阳离合论》时说："命门者藏精，光照之所则两目也。"曰"精"、曰"光照"，不就是"精明"二字吗？意思是说，命门是贮藏精气的，而命门的功能表现却在两目。从两目的功能变化可以审察阴精之盛衰，揆度人的生命寿与夭。所以，这里讲目为"命门"，是窥探生命寿夭之门。

乾为脑，离为目，脑与目的关系最为密切。脑髓为体，目为之用。所以，目为命门者，实指脑髓为命门。命根在脑，而显象于目。

《素问·灵兰秘典论》说："主明则下安，以此养生则寿，殁世不殆，以为天下则大昌；主不明则十二官危，使道闭塞而不通，形乃大伤，以此养生则殃，以为天下者，其宗大危。"赵献可经过研究提出"主明"之"主"，"非心也"，认为"主"是指"命门"，诚为卓识。但赵氏谓此"命门"在肾间，非《黄帝内经》所指之"命门"，则属另一说法。

《灵枢·经脉》说："人始生，先成精，精成而脑髓生。"于此可知，人始生，是先生脑髓，非先生两肾。《说卦》谓："乾为君。"前言乾为大脑，脑为命门，于此可以推断，脑为君主。从心脑一体一用来说，君主也应指脑。乾为日而明，有主明之象。日光普照大地，万物生长靠太阳，日光温煦，万物安泰。比类取象，头为"精明之府"之象也。故曰"主明则下安""天下则大昌"。"以此养生则寿"，是指阴精上奉则寿言。阴精不上奉则"主不明"，"以此养生则殃，以为天下者，其宗大危"。

《素问·解精微论》说："夫心者，五脏之专精也。目者，其窍也。"此又言目为心之窍，如此说来，脑、心、目本为一体。大主虽在脑，未必不关于心也，故又曰"心主神明"。

《黄庭内景经》也讲，脑为命门及元神在脑。

元气所合列宿分，紫烟上下三素云。灌溉五华植灵根，七液流冲庐间，回紫抱黄入丹田，幽室内明照阳门。(《黄庭内景经》第二章)

"元气"，指人身元神之气。"列宿分"，借指人体周身。"紫烟"，比喻两目之精光。"三素云"，比喻上、中、下三焦之光气。"五华"，五官之精华。"植"，《中华大字典》：倚也。"灵根"，喻人身之命根，即命门。"七液"，指五脏二气之精。"庐间"，即两眉之间，借指目。"阳门"，即阳宫命门。"幽室"，指脑。意思是说：脑为命门，是人身的命根。目为命门光照之所。命门元气之精华外露于面，灌注脏腑周身。

至道不烦诀存真，泥丸百节皆有神。发神苍华字太元，脑神精根字泥丸。眼神明上字英玄，鼻神玉陇字灵坚，耳神空闲字幽田，舌神通命字正伦，齿神崿峰字罗千。一部之神宗泥丸，泥丸九真皆有房，方圆一寸处此中，同服紫衣飞罗裳。但思一部寿无穷，非各别住居脑中，列位欢坐向外方，所存在心自相当。(《黄庭内景经》第七章)

《黄庭经讲义》注："道法以简要为贵，口诀虽多，重在存真。存，即存想。真，即真人。言存想，吾身真人之所在也。真人，即神。虽周身百节皆有神，惟泥丸之神为诸神之宗。泥丸一部，有四方、四隅，并中央，共九位，皆神之所寄。而当中央方寸处，乃百神总会。修炼家不必他求，但存思一部之神，已可享无穷之寿。"此言脑命门元神之功用。眼、鼻、耳、舌、齿面部五官之神皆根于命门脑神，其用却在于心。脑心一体明矣。

琼室之中八素集，泥丸夫人当中立。保我泥丸三奇灵，恬淡闭视内自明。(《黄庭内景经》第二十一章）

《黄庭经讲义》注："琼室，即脑室。八素，即四方、四隅之神。泥丸夫人，即脑室中央之神。名为夫人者，谓脑属阴性，宜静不宜动。静，则安；动，则伤。本于老子守雌之义也。三奇，即三元。三元，即元精、元气、元神。恬淡，谓节嗜欲、少谋虑。闭观，谓闭目返观。此言保养脑中精、气、神之法。惟在返观内照也。"

上清紫霞虚皇前，太上大道玉宸君。九气英明出霄间，神盖童子生紫烟。(《黄庭内景经》第一章）

"上清"，三清之境，有太清、上清、玉清，是大圣居所。紫霞，即紫气。虚皇，指元始虚无之神的本号。玉宸君：太上大道君之号。此二句讲元神居于脑中，为神明之主。"英明出霄间"，指照耀在人身至高之处——头部。"神盖"，即眉，借指目。"紫烟"，目之精华。此二句讲目为光照之所。

总之，《黄帝内经》所言命门在脑。在肾实质的现代研究，上海沈自尹等氏通过对"肾阳虚证的下丘脑-垂体-甲状腺轴初步观察"，认为，肾阳虚证发病的主要环节可能在下丘脑的功能紊乱，而不在周围靶腺。下丘脑、垂体正是在头脑中。

古今之说都证明《黄帝内经》所言命门是在脑中。由此，我们可以联想到《道德经》谓"道生一，一生二，二生三，三生万物"，是有实物所指的，并非完全是抽象的概念。现作示意图如下（图3-6）。

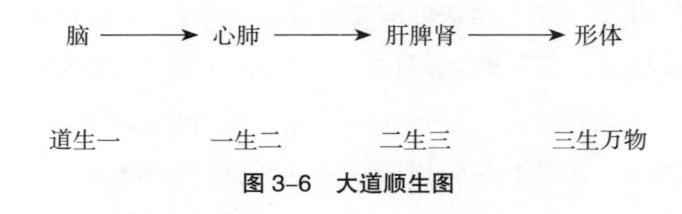

脑 ——→ 心肺 ——→ 肝脾肾 ——→ 形体

道生一　　一生二　　二生三　　三生万物

图3-6　大道顺生图

《悟真篇》中卷说："道自虚无生一气,便从一气产阴阳。阴阳再合成三体,三体重生万物昌。"此讲性命之道,造化之道,生生不息之道。推其道源,阴精、阳气原从命门中分为二物,二物合返本还原为命门。这就是说:男女交媾,阴精与阳精融合而为命门,所谓"人始生,先成精,精成而脑髓生"也。命门脑髓形成之后,受母亲的气血滋养,肺主气,心主血,此一生二之心肺也。卫气营血生成,成液为水,润土滋木,此二生三之肝脾肾,五脏六腑已成,形体类生,此三生万物矣。如《外经微言·命门真火》说:"人身先生命门,而后生心,心生肺,肺生脾,脾生肝,肝生肾,相合而相生,示相克而相生也。"这是古人对人体始生成形过程的概说。

既而思之,《太极图》也有所指,作示意图如下(图3-7)。

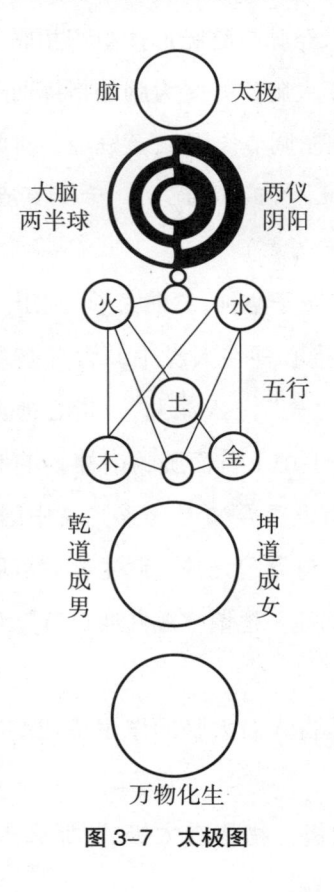

图 3-7 太极图

医易启悟

《素问·生气通天论》说："夫自古通天者，生之本，本于阴阳。天地之间，六合之内，其气九州，九窍，五脏，十二节，皆通乎天气。其生五，其气三。数犯此者，则邪气伤人，此寿命之本也。"天人相应，乾为头脑，为天。脑为命门，命门含阴精阳气，故为生之本。两仪者，坎离；坎离者，水火，阴阳之代表也。大脑分左右以象阴阳，阳系三经，阴系三经，故曰"其气三"。三阴三阳之六气，化生五行生五脏，故曰"其生五"。男女有形，长而成，媾而生，故曰"三生万物"。又命门居于脑中，通于任督，任督合六经，六经统周身。"六合"，指人体上下左右内外。"十二节"，高世栻注："十二节，两手，两肘，两臂，两足，两腘，两髀，皆神气之游行出入也"，此概指人的形体组织结构。"生气"，指脏腑和各种组织结构的功能活动。这是说大脑通过三阴三阳六经脉与脏腑形体组织相联系。由此可知，人体的脏腑及各种组织结构皆通于大脑，并受大脑的指挥而发挥各自的功能。这里就有脑神经对脏腑形体的控制调节作用。《黄庭经》对此也有阐发。

问谁家子在我身，此人何去入泥丸，千千百百自相连，一一十十似重山。（《黄庭内景经》第十九章）

"问谁家子"，子即指童子心神；"谁家子"语出《道德经》"吾知谁之子，象帝之先"。"在我身"，指心神在人身中，为百骸之主宰。犹如"道"主宰天地自然的一切，"象帝之先"。"入泥丸"，指心神上达于泥丸，而归居于脑中。"千千百百"，指人身上中下首面脏腑诸神。"自相连"，诸神均与脑相连。"一一十十"，喻人身的百骸重叠如山。（参见《中国气功四大经典讲解》）意思是说：心神入于脑中，与命门元神一起主宰着五脏六腑、四肢百骸，为人身之宗主。《灵剑子·培铭注》也谓"泥丸通百节"。"百节"，泛指全身，即脑与全身各部相通。

综观上文，可以知道古人对大脑的作用特别重视，对大脑功能的阐发是多方面的。

朱熹说："人人有太极，物物有太极。"那么人的太极在体内何处呢？

宋代邵雍认为"心为太极""道为太极"。这里讲的"心"，应为感觉、知觉、记忆、思维、情感、意志、认识等的总称。古人认为这些都是心的作用，现代科学认为这些都是大脑的作用。所谓"道"者，《说文》言："古文道从首寸"，即古文"䆄"字。首为头脑。寸，尺度、准则。这就是说，尺度、准则是经过大脑思维所得的结果。准此，则人体内的太极当在大脑中。近年来，有的工作者通过对气功师和特异功能者的观测，认为人体内确实存在着太极图景象。

例如，武汉体育学院宋新红等人，在《东方气功》1988年第2期发表了《人体内有太极吗？》一文，这篇文章认为，气功锻炼有素的人在进入气功态回观返照时，可以体验到身体内部出现太极图的景象，即阴阳高度协调的状态。因此，有的人可以把太极图像反映在手上，并用它来升降、开阖、聚散、旋转、发放外气给人治病，还有的气功师练到腹部有太极图像，达到身体轻健、心旷神怡、日月合璧、恬淡舒适的境界。作者还举例说明了上述观点，指出武汉体育学院与国防科工委航天医学工程研究所，在共同进行"人体功能的气功控制调节"这一课题的研究时，由梅磊教授对武汉体院气功研究室主任夏双全进入气功态时进行脑电监测，所用的方法包括使用脑功能扫描技术。对夏双全的两种功法——兴奋功、抑制功进行的40次典型分析的试验表明，这种功法具有不同的特征频率和特征图像，兴奋功的优势点在左前额区，抑制功的优势点在右后枕区，两者恰好交叉对称，而当气功入静时，则同时得到左前额、右后枕两个交叉对称的优势点，在全脑构成了一个S形镶嵌图像。这种交叉对称式的宏观空间图像，与太极图十分相似，不妨说，这种阴阳交叉对称图像可以看作是一种天然的大脑太极图。这个例子从侧面说明了人体内有太极。

再如，保定师专副教授曹清喜及特异视觉功能者罗浩存、李兰、李宝兰等在《中国气功》1990年第2期上发表了《人体气功功能态的太极八卦模型及理论的新探索》一文，进一步揭示和论证了人体内存在太极图像，这些

医易启悟

作者利用几位特异视觉功能者分别独立地对不同身体状况的人进行了大量观察，获得了如下结果。

1. 一般健康人在大脑内部显现出两个不断左旋、右旋同步振荡的宏观空间太极图像，一个在百会穴处，另一个在天目穴上，阴、阳区域均显白色，但亮度不同。太极图的清晰程度，S 波的振荡频率及振幅大小和稳定程度与身体状况和情绪有关，身体越好，情绪越稳定，则太极图越清晰，S 波的振荡频率越高、振幅越大并且越稳定。

2. 锻炼有素的气功师，即使在常态下脑内也能显现出十分清晰而完整的太极八卦图。其 S 波的振荡率明显比一般人高，阴阳鱼的颜色分别呈紫红（或红）色和红（或粉红）色，有的气功师除在百会、天目处的脑内有太极八卦图外，在"三关九窍"、劳、涌泉、耳部及体内以脉为轴的五轮等多处也存在太极八卦图像。个别气功师在太极八卦图之外，还存在一圈亮度很高但不连续的气，似乎是六十四卦的图像。

3. 在常态下，天目穴处脑内呈现一清晰的动态太极八卦图，其八卦卦符随时间而不断变化，百会穴处脑内呈现出一清晰的基态太极图，当用功进行透视或遥视时，被它激发为太极八卦景象，并呈动态。这时，脑内气的颜色由白变红，由浅变深，收功后，就立即回到基态。

4. 各种疾病患者，脑内太极图发生了有规律的畸变。例如，脑血栓患者，脑内两个太极图的 S 波在血栓一侧已完全消失，百会处的脑内太极图其外圈变虚、变大并且 S 波已消失。而胃癌患者，天目处的脑内太极图也完全消失；百会处的脑内太极图内部 S 波消失，外圈变虚变长。

上述事例表明，每个人的体内都有一个太极图，人体大脑内的太极图像是人体气功功能态的基本反映，清晰的脑太极图像表征人的健康状态，或称正常生命状态；太极图畸变则为病态，消失则意味着死亡的来临。（引自《太极图之谜》）

（三）小结

《周易》是《黄帝内经》的活水源头，《黄帝内经》是《周易》之医大传。不明白《周易》的象数理之原理，终不得《黄帝内经》之精旨。用易象探索《黄帝内经》之旨，始得知《黄帝内经》对脑主神明和脑为命门早有妙语定论。无奈后人弃《易》学医，欲捷径登堂，反至忘象迷津，落得真意难明。从以上探微分析得知，脑、心和目的关系最为密切，三者为人身精神之所居。脑为生命之根蒂，神明之本源；心为神明之用，以感受万事万物；目为神明之气势，表达生命存亡之机。脑、心、目三者，为立命之体，为窥性之源，为养生之大本。医家可遗之乎？

四、肾间命门说

《黄帝内经》提出"以目为命门"的命题之后，后世医家都特别重视，并就命门的部位及生理功能，从不同的角度提出了种种新说，丰富了命门说的内容。这些种种说法究竟与《黄帝内经》命门说有何联系及不同呢？现探讨如下。

（一）右肾命门说

右肾为命门说，始于《难经》。

肾两者，非皆肾也，其左者为肾，右者为命门。命门者，诸神精之所舍，原气之所系也。故男子以藏精，女子以系胞。(《难经·三十六难》)

肾间动气者，人之生命也。(《六十六难》)

五脏六腑之本，十二经脉之根，呼吸之门，生气之源。(《八难》)

左为肾，右为命门。命门者，诸精神之所舍也。男子以藏精，女子以系胞，其气与肾通。(《三十九难》)

医易启悟

《中医脏象学》做了以下总结。

《难经》的论述，包含三方面的意义：①说明了命门在人体的重要性。"诸神精之所舍，原气之所系"，是人体生命活动的根本，即"生命之门"，故称命门。②指出命门的生理功能是"男子以藏精，女子以系胞"，即人体的生殖功能在于命门。③指出命门与肾相通，两者虽在部位上有左右之分，但在生理功能上是难以分割的，命门具有肾的功能，肾亦具有命门的作用。自《难经》以后，晋代王叔和、元代滑寿、明代李梴等均主右肾为命门之说。《脉经·卷一》说，"脉法赞云：肝、心出左，脾、肺出右，肾与命门，俱出尺部。"不仅认为有命门存在，而且还有诊脉部位。《医学入门·脏腑赋》更对《难经》的论述加以发挥，说："命门下寄肾右，而丝系曲透膀胱之间，上为心包，而膈膜横连脂漫之外。配左肾以藏真精，男女阴阳攸分。相君火以系元气，疾病生死是赖。"李梴还为之自注，说："命门即右肾，言寄者，命门非正脏……命门为配成之官，在肾收血化精运入，藏诸命门，男以此而藏精，女以此而系胞胎。"这些论述，不但肯定了右肾为命门，而且在《难经》的基础上进一步阐发了命门的功能：男子以藏精，女子以系胞。上与心包相联系，"系元气"而"疾病生死是赖"。

按：为什么《难经》要提出右肾为命门？根据是什么？我说其理论根据是《周易》八卦之象。《黄帝内经》依先天八卦方位图为根据，取乾在南在上为首之象，故曰命门在脑中。《难经》则依后天八卦方位图为根据，取乾在西北之位，即在北之右。肾配北方，而肾有二，配在左右。天不满西北，而地最厚实，阴精盛满之地，以应肾精，乾阳下降藏于肾精之中，故曰右肾为命门。是命门总不离乾阳之象，乾阳为生命之根本也明矣。"保合太和，各正性命"，此之谓也。由此可知《黄帝内经》讲先天之命门。《难经》讲后天之命门。乾阳藏于肾精之中，温化肾精上奉，贮藏于脑中，以滋养先天之命门。肾精本为北方纯阴，没有生命力，只有乾阳降藏于肾精之中，肾精才有生命力，故曰"命门为配成之官"，右肾为命门，以乾阳位右之故。李氏微窥后天命门与先天命门关系之端倪,而曰后天命门上连心包络,以心神之本在于脑也。如《入药镜》说:"泥丸,神之本宫。"泥丸,指脑。注意命门为"呼吸之门"。

乾阳温化肾精上奉于脑,后天以养先天,阴精上奉其人寿,非命门乎!乾阳温化肾精,肾精具有生命力,男女媾精,结胎而育,非命门乎!虽称右肾为命门,然左右总号曰肾,故曰其气与肾通。这说明命门与肾为两物,命门寄寓右肾,而不等于肾。命门有活力,而肾无活力。人的生命力在于乾阳。《说文》:"乾,上出也。"说明乾有生生不已之意。《入药镜》说:"乾金即水中金,金即铅。……云房丹诀云,铅铅水乡灵源,庚辛室位属乾,尝居坎户,隐在兑边,生天生地,生人生万物,皆不外此先天之铅。"乾居坎户,正是对右肾为命门的说明。

(二)包络命门说

以心包络为命门说,始于李东垣。

夫胞者,一名赤宫,一名丹田,一名命门。主男子藏精施化,妇人系胞有孕。俱为生化之源,非五行也,非水亦非火,此天地之异名也,象坤土之生万物也。(《兰室秘藏·儿门》)

相火者,包络也,主百脉,皆荣于目。凡心包络之脉,出于心中,以代心君之行事也。与少阳为表里。心系者,包络命门之脉也。(《兰室秘藏》)

李东垣在这里的论述,包含四方面的意义:①指出心包络是命门,这异于《难经》命门的位置。②指出命门的生理功能与《难经》同。③心包络与少阳三焦相表里,皆主相火。④阐发了命门的特殊性,"非水亦非火,此天地之异名也"。既言为"天地之异名",而天为阳为乾,地为阴为坤,"天地"即阴阳之异名,则命门含有乾坤阴阳两仪在内,阴阳有名而无形。"天地"与"阴阳",皆两仪之称谓,合称为太极,太极为生化之本源,故能生化繁育。但李氏明确指出此说又本于《难经》右肾命门说。

肾有两枚,右为命门相火,左为肾水,同质而异事也。(《医学发明·损

医易启悟

其肾者益其精》)

但按《难经》原文，曰"右为命门"，而且"非皆肾也"，未言及相火。而李氏却明确提出，右肾命门有相火，肯定"两肾有水火之异"，即真阴和真阳（原文为"阳精"）。如此异于《难经》，其提出命题的理论根据是什么呢？答曰：其理论根据，仍是《周易》的象数理原理。《黄帝内经》之后，第一个把易理全面用于指导中医药理论的人，当是李东垣了。李东垣的学生王好古在《此事难知》中，全面记载了其师的"不传之秘"——医易理论。李东垣深悉《周易》奥妙，又精于《黄帝内经》，对医易之理运用自如，故其见识亦高人一筹。

《素问·天元纪大论》说："少阳之上，相火主之。"少阳为标，相火为本。少阳标本皆阳，是为纯阳，乃乾卦纯阳之象，故乾主少阳三焦相火。准此，李东垣提出了右肾命门与相火合的命题，明确肯定了命门之中有相火。因为少阳三焦与手厥阴心包络相表里，相火主之。故李东垣又进一步提出心包络命门说。一方面，乾离同居，乾为脑命，离为目为心，一体一用，心包络代心行事，故心包络亦有命门的作用。据此，李东垣又指出："心火者，阴火也，起于下焦，其系系于心，心不主令，相火代之；相火，下焦、包络之火，元气之贼也。"（《脾胃论·饮食劳倦所伤始为热中论》）意思是说，相火是下焦右肾命门和心包络之火。上系于心包络，而代心行事。这正说明心为脑命之用，心包络又为心之使也。如果肾阴不足，命门相火偏胜，则行心包络而扰心。又或相火衰弱，阳不生，阴不长，阴精不能上奉，则心火偏亢。所以说心火亢盛，是由于下焦右肾命门之相火造成的。关于阴火与相火的关系在第6章讲。综上所述，李东垣的相火论，包括有两个内容：①指正常的相火，即真火，居肾。②指异常的相火，是阴火形成的主因。李东垣据此还进一步提出了相火发病的种类及治疗法则和方药。

无阴则阳无以化，当以味补肾真阴之虚，而泻其火邪，以封髓丹、滋肾丸、地黄丸之类是也。阴本既固，阳气自生，化成精髓。若相火阳精不足，

宜用辛温之剂；但世之用辛热之药者，是治寒甚之病，非补肾精也。(《医学发明·损其肾者补益其精》)

下列还少丹、水芝丸、离珠丹、天真丹、八味丸等方。

从上所述可知，李东垣的命门说，又发展了《难经》所论，其命门相火说和"非水亦非火"说为今后孙一奎、张介宾、赵献可的命门学说，开了先河。

至清初的程知，也主张包络命门说。但程知所述之心包络，乃是上络于心，下系于包门的心包络，其组织形态和位置都异于李东垣之说。程氏"命门即包门"的结论，有可商之处。包门是男女由此施生之门，不是主宰人体一生生命寿夭之门。

关于包络命门说的含义，笔者另有拙见，详于后文。

（三）两肾俱称命门说

元代滑寿在《难经本义》中说："言左为肾，右为命门，而又云其气与肾通，是肾之两者，其实则一尔。"虽主左肾右命门之说，实际上已含两肾俱称命门之意。至明代虞抟则明确提出"两肾总号命门"之说。

夫两肾固为真元之根本，性命之所关，虽为水脏，而实有相火寓乎其中，象水中之龙火，因其动而发也。愚意当以两肾总号为命门，其命门穴正象门中之振阖，司开之象也，惟其静而阖，涵养乎一阴之真水；动而开，鼓舞乎龙雷之相火。夫水者常也，火者变也。若独指乎右肾为相火，以为三焦之配，尚恐立言之未精也，未知识者以为何如？(《医学正传·医学或问》)

按： 由此看来，虞氏不但否定了左肾右命门之说，而且指出了命门的重要作用是"真元之根本，性命之所关"。这为孙一奎、赵献可、张景岳等人的命门脱离右肾之说，开了先河。而且虞氏还明确提出了三焦与相火的关系，这是对李东垣命门相火说的继承和发展。

右肾命门说是突出的卦位，没有脱离卦象的影响。两肾俱称命门说，却摆脱卦象的影响，而突出乾阳的功能，说法虽不同，总不离乎乾阳。

（四）肾间命门说

明代赵献可据太极有"造化之枢纽，品汇之根柢"的作用，首创肾间命门说（图3-8）。

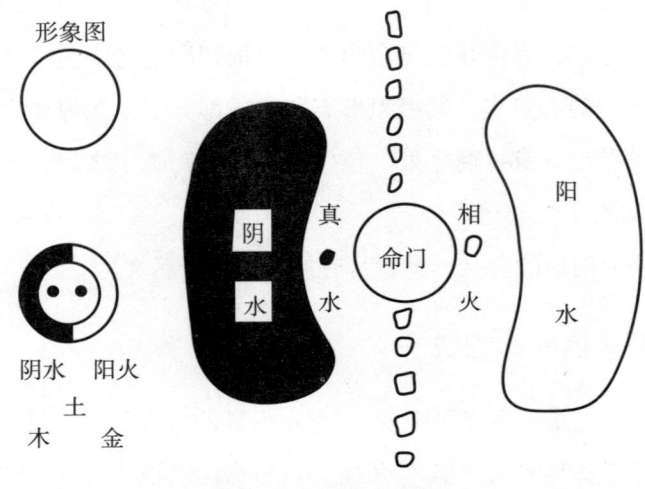

图3-8　肾中命门图

两肾俱属水，左为阴水，右为阳水，以右为命门非也，命门在两肾中。命门左边小黑圈是真水之穴，命门右边小白圈是相火之穴，此二水一火俱无形，日夜潜行不息。两肾在人身中合成一太极，自上数下十四节，自下数上七节。

《系辞》曰："易有太极，是生两仪。"周子惧人之不明，而制为太极图。无极而太极，无极者，未分之太极，太极者，已分之阴阳。一中分太极，中字之象形，正太极之形也。一即伏羲之奇一而圆之，即是无极，既曰先天太极。天尚未生，尽属无形，何为伏羲画一奇，周子画一圈，又涉形迹矣？曰此不得已而开示后学之意也。夫人受天地之中以生，亦原具有太极之形，在人身之中，非按形考索，不能其奥也。

余因按古铜人图，画一形象，而人身太极之妙，显然可见，是岂好事哉，亦不得已也。试即命门言之。

命门在人身之中，对脐附脊骨，自上数下，则为十四椎，自下数上，则为七椎。《内经》曰：七节之旁，有小心。此处两肾所寄，左边一肾，属阴水，右边一肾，属阳水，各开一寸五分，中间是命门所居之宫，即太极图中之白圈也。其右旁一小白窍，即相火也，其左边之小黑窍，即天一之真水。此一水一火，俱属无形之气，相火禀命于命门，真水又随相火，自寅至申，行阳二十五度；自酉至丑，行阴二十五度，日夜周流于五脏六腑之间，滞则病，息则死矣。人生男女交媾之时，先有火会，而后精聚，故曰：火在水之先。"人生先生命门火"，此褚齐贤之言也，发前人之所未发，世谓父精母血非也。男女俱以火为先，男女俱有精，但男子阳中有阴，以火为主；女子阴中有阳，以精为主，谓阴精阳气则可。男女合此二气，交聚然后成形，成形俱属后天矣。后天百骸具备，若无一点先天火气，尽属死灰矣。（《医贯·内经十二官论》）

命门，是为真君真主，乃一身之太极，无形可见，两肾之中，是其安宅也。其右旁有一小窍，即三焦，三焦者，是其臣使之官，禀命而行，周流于五脏六腑之间而不息，名曰相火。相火者，言如天君无为而治，宰相代天行化，此先天无形之火，与后天有形之心火不同。其左旁有一小窍，乃真阴，真水气也。亦无形，上行夹脊，至脑中为髓海，泌其津液，注之于脉，以荣四肢，内注五脏六腑，以应刻数，亦随相火而潜行于周身？与两肾所主后天有形之水不同。但命门无形之火，在两肾有形之中，为黄庭，故曰五脏之真，惟肾为根。褚齐贤云：人之初生受胎，始于任之兆，惟命门先具。有命门，然后生心，心生血；有心然后生肺，肺生皮毛；有肺然后生肾，肾生骨髓，有肾则与命门合，二数备，是以肾有两歧也。可见命门为十二经之主，肾无此，则无以作强，而技巧不出矣；膀胱无此，则三焦之气不化，而水道不行矣；脾胃无此，则不能蒸腐水谷，而五味不出矣；肝胆无此，则将军无

153

决断，而谋虑不出矣；大小肠无此，则变化不行，而二便闭矣；心无此，则神明昏，而万事不能应矣。正所谓主不明则十二官危也。……命门君主之火，乃水中之火，相依而永不相离也。火之有余，缘真水之不足也，毫不敢去火，只补水以配火，壮水之主，以镇阳光。火之不足，因见水之有余也，亦不必泻水，就于水中补火，益火之原，以消阴翳。(《医贯·内经十二官论》)

按：赵献可立肾间命门说，理论根据详实，系统性强。赵氏此说，既继承了李东垣命门三焦相火说，也继承了虞氏两肾俱称命门说，并附之以太极原理，而有所发展，阐发真理甚明，其辩亦雄，读来亲切可信。

与赵献可同时的张介宾，倡肾间命门之说，其以命门为子宫说虽不可取，但在"命火"这个问题上的见解，与赵献可如出一辙。特别是他在《命门余义》中指出：命门有生气，即乾元不息之机也。真是一语破天机，一字值千金。另外，张介宾称命门"为水火之府，为阴阳之宅"(《类经附翼·求正录》)，则比赵献可只着重于"无形之火"要正确。

（五）动气命门说

明代孙一奎受《难经》"肾间动气，人之生命"和李东垣命门"非水亦非火"乃"天地（即太极两仪）之异名"说的启发，以太极发挥命门，提出了肾间动气命门说的命题。

夫二五之精，妙合而凝，男女未判，而先生此两肾，如豆子果实，出土时两瓣分开，而中间新生之根蒂，内含一点真气，以为生生不息之机，命曰动气，又曰原气。禀于有生之初，从无而有，此原气者，即太极之本体也。名动气者，盖动则生，亦阳之动也，此太极之用所以行也。两肾，静物也，静则化，亦阴之静也，此太极之体所以立也。动静无间，阳变阴合，而生水、火、木、金、土也，其斯命门之谓欤。

细考《灵》《素》，两肾未尝有分言者，然则，分之者，自秦越人始也。考越人两呼命门为精神之舍，原气之系，男子藏精，女子系胞者，岂漫语哉！是极归重于肾为言，谓肾间原气，人之生命，故不可不重也。《黄庭经》曰："肾气经于上焦，营于中焦，卫于下焦。"《中和集》曰："阖辟呼吸，即玄牝之门，天地之根。"所谓阖辟者，非口鼻呼吸，乃真息也。越人亦曰："肾间动气，人之生命，五脏六腑之本，十二经脉之根，呼吸之门，三焦之原。"命门之义，盖本于此。观铜人图命门穴，不在右肾，而在两肾俞之中可见也。

命门乃两肾中间之动气，非水非火，乃造化之枢纽，阴阳之根蒂，即先天之太极，五行由此而生，脏腑以继而成（图3-9）。若谓属水、属火、属脏、属腑，乃是有形质之物，则外当有经络动脉而形于诊，《灵》《素》亦必著之于经也。(《医旨绪余·命门图说》)

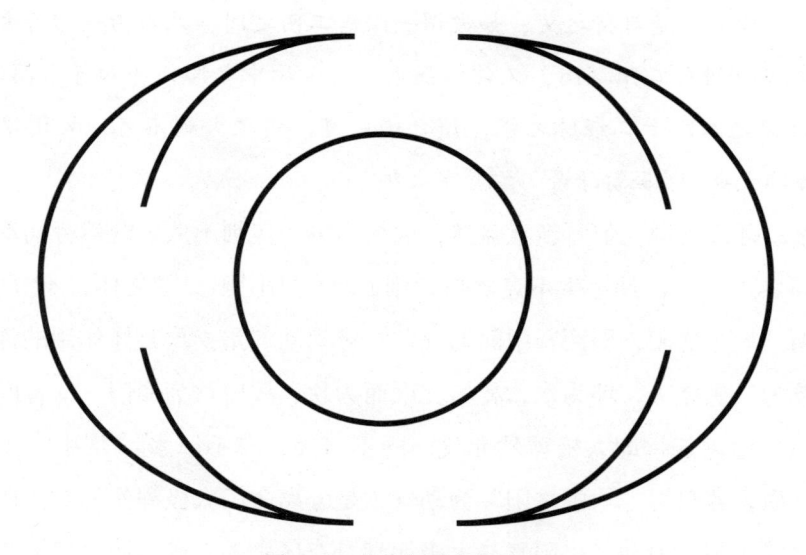

图3-9 此中间动气即太极

孙氏以"太极之体所以立""太极之用所以行"论述命门无形无质、非水非火，是造化的枢机，一种生生不息的生命动力。(《医易概论》)固然有其贡献，但排斥命门有相火说，也是其学力未到之处。盖命门有肾水和相火结合而成，相火温化肾精而化成气，此气即肾间动气，太极原气。此气曰火乎？

曰水乎？显然都不是，故曰"非水非火"。但是，无相火，肾水能化气乎？无肾水，相火又有何化？如此，动气从何而来？《难经》说右肾为命门，是为了强调乾卦的位置，让人宜识命门之来源。而其功能自当在两肾间，故越人曰"肾间动气"。

孙氏虽然排斥右肾有相火的观点，但又不能否认存在肾寓相火的客观事实。他为了给自己肾间动气命门说的理论找根据，抛弃乾卦之象不用，另起坎卦之象立新意。

观坎之象，则知肾具水火之道，一阳居二阴间为坎，水火并而为肾。……观先天图，乾南坤北。后天图，离南坎北。五行火高水下，故仙家取坎填离，以水升火降，既济为道，谓采坎中一阳，填离中一阴，此还乾坤本源之意也。坎离，是对待之义，如彼谓一阳居二阴之间，无乃指一阳为火耶？然则离以一阴居二阳之间，又作何说也？……坎中之阳，即两肾中间动气，五脏六腑之本，十二经脉之根，谓之阳则可，谓之火则不可，故谓坎中之阳，亦非火也。(《医旨绪余·右肾水火辨》)

按：孙氏此说，乍看新意盎然，久久思之，实则不然。既然肾间动气为太极浑然之元气，具生生不息之机，则此动气为阴阳交融之体，不分阴阳，何又谓"坎中之阳，即两肾中间动气"？肾间动气是指坎整体作用的浑然元气。乾为三焦相火，坤为水，乾坤交融而为坎，故曰坎为命门，即肾间动气为命门。此动气，即太极浑然元气，既不曰火，亦不曰水。"坎中之阳"本为乾之质，若只提"坎中之阳"为动气，是分离命门太极浑然元气为阴阳二气，是单指阳气为动气。阳气与太极元气是有区别的。既曰阴、曰阳，则两仪立，元气一分为二，便不是命门太极浑然元气。阴阳者，水火之征兆，故曰阳为火，阴为水。孤阳虽动而无生机，太极元气动才俱生机。所以，孙氏指坎为命门，太极元气为肾间动气是对的，又指坎中之阳为肾间动气，可见其对肾间动气的概念是模糊的。画蛇添足，反见其拙。欲标新立异，反被其误。

（六）喻嘉言肾间命门说

喻嘉言亦主张肾间命门说。但喻氏用洛书论述两肾在左右、命门位中间之理，独树一帜。真是仁者见仁，智者见智。

人身戴九履一，左三右七，五居中宫，则心南、肾北、肝东、肺西，乃定位也。乃肾不居正北，而分隶东北、西北者何耶？曰：肾有两，故分隶两傍，而虚其在中之位以为用。所谓两肾中间一点明，正北方水中之真火，而为藏精宅神之本。其体虽分左右，而用实在中，故心肾交媾之所，冬该三寸六分，设从两肾行而上，其去中黄，不太远乎！凡内观五脏，当观其用也。曰：肺为一身之华盖，如莲花舒叶于心上，位正乎中，何以定其立于西南耶？诚如两肾之例，则西南可位，岂东南独不可位乎！曰：肺居心上，其募不与左连，但从右达，其用亦在西也。曰：其不与左连者何也？曰：地不满东南，其位常空隙不用。设肺募得与左连，地无缺陷矣。曰：然则天不满西北，何以右肾居之耶？曰：两肾之用在中，此不过其空位耳。惟右肾为空位，故与三焦之有名无形者相配。而三焦则决渎之官，水道由之而出，正以天不满西北也。曰：然则脾胃居右，其用亦在右耶？曰：胃居中，脾居右，胃中所容之水谷，全赖脾以运行，而注其气以输周身，其用即在中也。其用在中故西方可容肺脾二脏。若脾之用在右，则置肺之用于何所乎？曰：然则肝之用何在耶？曰：肝木居于正东，东南为地之空位，其气既无主，东北为左肾之本位，其用又不存，故肝之气得以彻上彻下，全运于东方，其为用也大矣。曰：然则心之用何在耶？曰：心之外有包络，包络之外曰膻中。心者君主之官，膻中者臣使之官，是膻中为心之用也。曰：心之神明，其用何在耶？曰：神明之用，无方无体，难言也。《道德经》云：太元无边际，妙哉！《大洞经》曰太元，曰无边际，曰妙哉，形容殆尽矣。禅机云：赤肉团上，有一无位真人。旨哉斯言！惟无位乃称真人，设有位则仍为赤肉团矣。（《寓意草》）

按：言"赤肉团上，有一无位真人"，既是说神明在头脑中，何以又言肾间命门为"藏精宅神之本"？这是因为肾虽藏精，而必贮之于脑也。

（七）四命门说

从前文所述可知，右肾命门说、两肾俱称命门说、动气命门说、肾间命门说，其说虽异，其本则一。故合言人身命门有四：一是脑命门，二是肾间命门，三是包络命门，四是胃府命门。这四大命门在《黄帝内经》中称之为四海。《灵枢·海论》说："人有髓海，有血海，有气海，有水谷之海。"这四海与人的生命至关重要，故后世医家称之为命门。四海与四命门的关系是：髓海配脑命门；心包络为血母，故血海配包络命门；肾间有动气，为生气之源，故气海配肾间命门；水谷精微出于胃府，故水谷之海配胃府命门。然这四海——四命门，无一不配有三焦，三焦为乾之象，乾为日，万物生长靠太阳，由此可知三焦的重要性，《中藏经》之赞誉非虚言矣。

此四海——四命门，与佛教倡言的地、水、火、风为四大，有密切关系。佛家认为地、水、火、风四者广大，能够产生出一切事物和道理。水指肾，火指心，地即土指脾，风即气指三焦。脾为坤，三焦为乾，水为坎，火为离，是也未离开乾、坤、坎、离四卦。乾、坤、坎、离，即天、地、日、月，为万物之本源。火水指燥湿言，地风指动静言。孙思邈曾把佛家四大学说吸收到中医学中来。他在《千金要方·诊候》说："地（土）、水、火、风和合成人。凡人火气不调，举身蒸热。风气不调，全身僵直，诸毛孔闭塞。水气不调，身体浮肿，气满喘粗。土气不调，四肢不举，言无音声。火去则身冷，风止则气绝，水竭则无血，土散则身裂。……凡四气合德，四神安和，一气不调，百一病生。四神动作，四百四病同时俱发。又云，一百一病，不治自愈；一百一病，须治而愈；一百一病，虽治难愈；一百一病，真死不治。"西人恩比多立（Empeaocles）根据佛教四大说，倡四元说，认为水、风（气）、火、土四元素，是构成自然界万事万物的本源。中西汇通派的王宏翰接受四元素说，撰著《医学原始》，对四元素说大加发挥，其说甚辨。

综前文所述，可知儒、道、佛三家对人体生命之本源的认识是一致的，只是他们的具体做法有异矣。

总之，命门是一个系统，不是一个脏器。

（八）先天后天说

研究命门，必须明白先天后天之所指。《医原》曾有专篇《先天后天说》一文加以论述。

人身先天无形之主气，所谓一太极也。至动而生阳，静而生阴，则一分而为二矣。动极而静，静极复动，循环变化而五气顺布，则五行见矣。故周子曰："五行——阴阳也，阴阳——太极也。"然虽有太极、阴阳、五行之异名，而其实一气之往来无间而已矣。人身太极本之天地，受之父母，所谓天命之性妙合于媾精之始者也。至于胎育成形，先天已落后天之中矣。所以降衷之初有清浊厚薄之不同，则有生以后亦遂有强弱寿夭之不齐。此皆非药石所能治，而其所可调养补益者，则惟后天之形质耳。至于先天何由致力哉？然先天者后天之主宰也，后天者，先天之宅宇也，后天损坏而先天亦从之去矣。譬之屋宇损废而人犹能安其宅乎？故培养后天亦正所以防卫先天也。近代医家景岳谓：两仪动静为五行之先天。先天者性道也，五行寒热为两仪之后天，后天者变体也。冯氏又谓：右尺命门火之元阳生右关脾土，脾土生右寸肺金，自下而生于上，此先天之元气。至于火生土，土生金，金生水，复至自上而生下，此后天之元气。其说纷纭，淆乱难以为训。至先天属肾水，后天属脾土，其说似为近理，然此犹在后天中认识先天也，亦未为确论，余因特为是说以质高明。今试以物譬之，如今岁之苗其先天乃上年之稻粒，今虽不见稻粒而稻粒之精神实寓于苗中，苗则在后天之形质也。然稻粒犹有形者也，其稻粒之精神凝结于不见不闻者，乃其先天也，所谓上天之载无声无臭者是矣。

按：此谓先天为天地之气和父母之精气，后天为机体形质。并谓先天附于后天之中。较之谓肾脾为先天后天之分，其认识自然较高明。我于命门分先天后天者，则依先天八卦和后天八卦分之，也顺其自然也。

（九）结语

详考古今命门之说，虽有以上诸说之异，要皆源于易理。只是由于各人从不同的角度看问题，故有以上诸说。如从先天讲曰命门在头，从后天讲曰命门在肾，从气化讲曰动气，从位置讲曰肾间，从脑命之用讲曰在心包络。但细探幽微，可以发现人体的生命轴线是：脑－心（包络）－脾－肾。贯穿其中的易理是乾、坤、坎、离四卦。乾体破为离，坤体破为坎。乾坤为体，坎离为用。乾、离二卦"同而为日"（《周易集解》），所谓太阳是一切生命体的本源也。先天图中，乾为首，脑也。后天图中，乾立西北，属肾也；离位南方，乾离同而为日，离配心也。从此看来，生命线总不离乾卦，无乾则不能生万物，何以称命门？但三焦为乾象，所以，生命的主宰者是三焦。然而孤阳不生，必配之以阴才能有生机。故曰乾元之"万物资始"与坤元之"万物资生"所构成的太极体系，正是中国古代生命学说的关键所在。所以，命门必为阴阳交融之体。

《说卦》曰"坤为黑"，先天图中，坤位北方，黑者肾色。北方肾位，故坤亦配肾。坤为纯阴，是为真水。乾为纯阳，是为真火。乾坤"阴阳之义配日月"。（《系辞》）荀爽注："乾舍于离。配日而居，坤舍于坎，配月而居。"荀氏在注《乾·象》时还说："乾起于坎而终于离，坤起于离而终于坎，坎离者，乾坤之家，而阴阳之府。"（《周易集解》）这就是讲阴阳交之义。后天图中，乾居西北降于肾，肾配坎；先天图中，乾居南方离位，故曰"乾起于坎而终于离"。后天图中，坤居西南，升于心，心配离；先天图中，坤居北方坎位，故曰"坤起于离而终于坎"。这就是说，肾精纯阴为坤象，上贮于脑，与乾阳交合则成离，此脑中命门之象。少阳相火纯阳为乾象，下藏于肾，与坤阴——肾精交合则成坎，此肾中命门之象。虞庶在解释《八难》时说："两肾之间动气者，乃人之所受父母之原气也。肾者，北方子之位，故圣人云：元气起于子。子者，坎之方位，坎者，即父母之元气也。谓乾为天、为父，坤为地、为母。今坎之初六、六三，乃坤之初六、六三也。坎之九二，乾之九二也。谓乾坤交于六二九二而成坎卦，坎主子位，所以元气起于子也。"虞氏对命门坎的论述很精湛。因离配心，心包络为心之护卫，故有心包络命门之象。准此，以乾卦所处言命门，可以得出脑为先天之命门，离为之象。头有头骨，骨内有脑髓，故象离。离为目，故曰"命门者，目也"。此千古之谜得破矣。肾为后天之命门，坎为之象，两肾为坎外之偶，乾阳为坎中之奇也，是两肾皆属于命门，故命门穴在第十四椎中。准此不难看出，张介宾谓"命门为子宫"，程知谓"命门为包门"，都是不正确的。于养生家则谓：脑中先天之命门为上丹田，肾间后天之命门为下丹田，心为中丹田。由此可知，"坎离者，乾坤之家，而阴阳之府"说得深刻且有内涵，有生化之奥妙。故《周易参同契》开篇之首，即赞誉乾坤坎离四卦为易道之纪纲。

乾坤者，《易》之门户，众卦之父母，坎离匡郭，运毂正轴。牝牡四卦，以为橐籥，覆冒阴阳之道，犹工御者，准绳墨，执衔辔，正规矩，随轨辙，处中以制外，数在律历纪。……天地设位，而《易》行乎其中矣。天地者，乾坤之象也，设位者，列阴阳配合之位也。《易》谓坎离，坎离者，乾坤二用。二用无爻位，周流行六虚，往来既不定，上下亦无常。幽潜沦匿。变化于中，包囊万物，为道纪纲。坎戊月精，离己日光，日月为《易》，刚柔相当。土王四季，罗络始终，青赤白黑，各居一方，皆禀中宫，戊己之功。

乾阳往交坤阴而成坎，为后天命门，坎为月，中纳戊土；坤阴往交乾阳而成离，为先天命门，离为日，中纳己土。日光与月精交会于中宫，阳阴正好匹配，此讲上、下命门皆赖水谷精微滋养，而精微营养物质生于中宫。故朱元育说："乾坤之大用尽于坎离，坎离之妙用归于戊己，一部《参同契》，关键全在此处。"(《周易参同契阐幽》)笔者认为，全部的中医学的关键也都在于此。

五、三焦说

(一)《黄帝内经》三焦说

《黄帝内经》对三焦的部位和功能都有所叙述，但却没有明确三焦的形态，成为千古疑案。

1. 三焦部位

《黄帝内经》言三焦部位，是随乾卦在先天图与后天图及太极图中的不同位置而定。因为三焦为命门之别使，所以三焦部位必随命门而定。

(1) 三焦属肾：《灵枢·本输》说："少阳属肾。"在后天图中，乾位西北，居右肾，故曰"少阳属肾"。少阳者，三焦也。

(2) 三焦并胃：《灵枢·营卫生会》说："上焦出于胃上口……中焦亦并胃中，……下焦别回肠。"少阳三焦为乾象，太阴脾为坤象，乾坤交合浑然一太极。(《中医外感三部六经说》)火土合德，腐熟水谷，生化精微，输布于上下周身。在上如雾，中焦如沤，下焦如渎，皆中府生化现象。所以，三焦并胃中。

2. 三焦功能

《灵枢·营卫生会》说："上焦如雾，中焦如沤，下焦如渎。"这是对三焦功能总的概括说明。

(1) 三焦主阳气：乾为三焦之象，乾为日为阳，故三焦是散布阳气的器官。

阳受气于上焦，以温皮肤分肉之间(《素问·调经论》)

三焦出气，以温肌肉。(《灵枢·五癃津液别论》)

上焦开发，宣五谷味，熏肤充身泽毛，若雾露之溉，是谓气。(《灵枢·

决气》)

(2) 三焦腐熟水谷：《灵枢·营卫生会》说，"此（指中焦）所受气者，泌糟粕，蒸津液，化其精微，上注于肺，乃化而为血，以奉生身，莫贵于此。"并把它概括为"中焦如沤"。沤，指以水浸物使之发酵。这里用来形容相火将水谷腐熟以"化其精微"，为气血生化之源。这是乾阳（相火）蒸化精微的作用。

(3) 三焦通水道：《素问·灵兰秘典论》载，"三焦者，决渎之官，水道出焉。"《灵枢·本输》说，"三焦者，中渎之腑也，水道出焉，属膀胱，是孤之腑也。"《灵枢·九针论》言，"下焦溢为水。"决，疏通的意思；渎，沟渠。决渎，即疏涌沟渠，也就是说三焦有疏通水道，运行水液的功能。三焦乾阳之气，温化水湿，丽日当空，阴霾四散，三焦气治，则脉络通而水道利，故曰决渎之官。这是乾阳温化的作用。

（二）《难经》三焦说

《难经》对三焦的论述，比《黄帝内经》有较大的发展。

1. 三焦部位

三焦的位置，就是乾卦的位置。在先天图中，乾位头胸，在后天图中，乾藏于肾，在太极图中，乾位中府（《中医外感三部六经说》）。故《难经》袭卦位，谓"上焦者，在心下下膈，在胃上口""中焦者，在胃中脘，不上不下""下焦者，当膀胱上口"（按：膀胱上口在肾间）。（《三十一难》）以上是分言三焦的部位，合言三焦腑的部位，《难经》明确指出"其府在气街"。

2. 三焦形态

《黄帝内经》没有指明三焦腑在何处及形态何如，《三十一难》则明确指出三焦腑在"气街"。气街，《灵枢·卫气》说："请言气街，胸气有街，腹气有街，头气有街，胫气有街。"杨玄操注论："气街者，气之道路也。三焦既是行气之主，故曰府在气街。街，衢也；衢，四达之路也。"如此气街布于头、胸、腹、胫，遍及全身，没有具体的形态，故越人说三焦"有名而无形"。(《二十五难》)越人此语一出，却成了千古聚松案，不知使人几多愁。唐代刘禹锡说："古所谓'无形'，盖无常形耳，必因物而后见也。"另一含义"大"。如《道德经》谓"大象无形"，意即是指最大的形象是看不出形体的。《淮南子·原道训》谓"无形者，一之谓也"。三焦为乾象，乾为天，不可不谓大，大而有象，应三焦而行周身，当然无常形。

3. 三焦功能

《三十一难》分言三焦的功能，谓上焦"主纳而不出"，中焦"主腐熟水谷"，下焦"主分别清浊，主出而不纳"。合言三焦的功能，谓"三焦者，水谷之道路，气之所终始也"。此言三焦主于中府胃脘，能化水谷精微，为气血生化之源，输布气血于周身。

《六十六难》说："脐下肾间动气者，人之生命也，十二经之根本也，故名曰'原'。三焦者，原气之别使也，主通行三气，经历于五脏六腑。原者，三焦之尊号也，故所止辄为原。五脏六腑之有病者，皆取其原也。"肾间动气为命门，命门为人生命之本源，而三焦却为命门之别使，布散命门生气于五脏六腑及四肢百骸。其气通行诸经，注于诸原。故《三十八难》亦说："三焦也，有原气之别焉，主持诸气。"

《八难》说："诸十二经脉者，皆系于生气之原。所谓生气之原者，谓十二经之根本也。谓肾间动气也。此五脏六腑之本，十二经脉之根，呼吸之门，三焦之原，一名守邪之神。故气者，人之根本也，根绝则茎叶枯矣。寸口脉平而死者，生气独绝于内也。"越人二言命门为三焦之原，三焦运布命门生气，外御邪气，内养脏腑经脉。可见越人对三焦的重视。

《六十二难》说："三焦行于诸阳。"张寿颐说："三焦行于诸阳者乃指人身上、中、下三部之阳气而言，非手少阳之三焦一经，故曰行于诸阳。"因为乾为阳，三焦纯阳之体，故行于诸阳。

总之，从越人论述三焦可以窥知，越人重视肾间动气命门和胃腑命门说，这成为许叔微和李中梓重脾肾之滥觞。

（三）《中藏经》三焦说

《中藏经》对三焦的生理功能和病理变化论述简明扼要。

三焦者，人之三元之气也。号曰中清之腑，总领五脏、六腑、荣卫、经络、内外上下左右之气也。三焦通，则内外左右上下皆通也。其于周身灌体，和内调外，荣左养右，导上宣下，莫大于此也。……三焦之气，和则内外和，逆则内外逆，故云，三焦者，人之三元之气也，宜修养矣。（《中藏经·论三焦虚实寒热生死逆顺脉证之法》）

按：三焦之象为乾卦，为人之三元之气，可不修养乎！乾阳周行于身之上下左右内外，故曰三焦"总领五脏、六腑、荣卫、经络，内外上下左右之气也"。

（四）孙一奎无形三焦说

孙一奎认为三焦并无形体可指，自《难经》发其端后，《中藏经》《脉经》《千金方》《医学入门》《医旨绪余》诸书均和而唱之，同然一词，其中以孙一奎的议论最为雄辩。

或曰：子以《难经》三焦无形之言为是，何《灵枢·本藏篇》皆谓有厚、薄、缓、急、直、结、纵、横？惟其有形，乃有此语。余曰：《本藏篇》论三焦者，非特为三焦有物如是也。厚、薄、直、结、缓、急等语，为膀胱而言也。合通篇脏腑配应而见，其必自见。据五脏各有一腑为应，三焦为孤府（上中下三焦同号为孤腑），又为外府，又为中渎之府。按渎者，水也，膀胱为津液之府，津液亦水也。三焦为决渎之官，膀胱之用也，又为肾间原气之使，以其无形，故附膀胱而言之。何以然？"黄帝曰：愿闻六腑之应？岐伯曰：……肾合三焦膀胱，三焦膀胱者，腠理毫毛其应。……密理厚皮者，三焦膀胱厚；粗理薄皮者，三焦膀胱薄；疏腠理者，三焦膀胱缓；皮急而无毫毛者，三焦膀胱急；毫毛美而粗者，三焦膀胱直；稀毛者，三焦膀胱结也"。三焦原非正府，而无所应，故称外府、孤府，因帝以六府之应为问，三焦既为膀胱之用，原气之使，故以膀胱合而应之，以答六府之应如此也。又《本输篇》曰："……肾合膀胱，膀胱者，津液之府也。"此五脏五腑五行正配者也。独少阳三焦无合，乃复曰，"少阳属肾，肾上连肺，故将两脏，三焦者，中渎之府也，水道出焉，属膀胱，是孤之府也，是六府之所与合者"。合二篇观之，三焦属肾与膀胱，故附膀胱而言，非为三焦有物如是也。勇士篇之纵横，及诸篇言有形者，多类此。

或曰：三焦既无形如此，何《气府篇》有少阳脉气所发者三十二穴？《缪刺篇》有少阳之络？《经脉篇》有三焦少阳之脉？《经别篇》有少阳心主之正？《经筋篇》有少阳心主之筋？《卫气篇》有少阳心主之本？《阴阳二十五人篇》言手少阳之上，血气盛则眉美而长？等语似涉有形，今曰无形，然则，彼皆非耶？余曰：所谓有形者，指其经依附各属经络而流贯者言也。盖手少阳乃十二经中之一经，其动脉原有起止，亦有脉络、经筋、俞穴出入相应，以经络乎上中下一身也，非谓无其经脉，而虚作一气看也。因有此经，故有此病。云无形者，指其府也，以其无特形，故称外府。……若独指其经脉起止，俞穴主病等语，便谓是有形之府，不思奇经中如冲、任、督等脉，皆有起止，亦皆主病，冲为血海，任主胞胎，亦可指冲任等脉如有形府例看否耶？有形之说，不必辩而其谬自明矣。(《医旨绪余》)

按：孙一奎的主要论点是，六腑之中，独三焦无形，故称之外腑或孤腑。有形的五腑，均与五脏相合，三焦无形，只得依附于膀胱，而曰"肾合三焦膀胱"。那么，三焦为什么要与肾合而依附于膀胱呢？《难经》曾指出三焦为命门之别使，并指出三焦的功能是输布命门生气于周身。而后天命门居于肾，先天命门通于目，包络命门属于心。《灵枢·根结》说："太阳根于至阴，结于命门。命门者，目也。"《灵枢·经别》指出：足太阳之正"循膂当心入散"。杨上善注说："循膂上行，当心入内而散。"说明了足太阳经与心的关系。准此，膀胱足太阳经脉下根于后天命门，上结于先天命门，中入于包络命门，故三焦依附膀胱，循足太阳经脉运布命门三元之气，命门为阴阳交合浑然之体，命门有名无形，三焦为命门之别使，也就无形体可言了。无具体形体，并非言其无质。凡是物质体，必然有名有质，但不一定有具体形犬。如水，有名有质，可其具体形态，曰圆？曰长？曰方？皆不可也。亦有名无形之类。

（五）罗东逸三焦说

清初罗东逸，尝著《内经博议》四卷，独倡言胃部三焦说。

论三焦，则《经》曰："上焦出于胃口，并咽之上，贯膈而布胸中，中焦亦并胃中，出上焦之后，下焦别回肠注于膀胱。"而于阳明胃之经络，则曰："循喉咙，入缺盆，下膈属胃，其直者，缺盆下乳内廉；其支者，起胃口下循腹里，下至气街。"此与三焦同行在前，故知三焦者，特胃部上下之匡廓，三焦之地，皆阳明胃之地，三焦之所主，即阳明之所施。其气为腐熟水谷用，与胃居太阴脾之前，实相火所居所游之地也。故焦者，以熟物为义。上焦如雾者，状阳明化物之升气也；中焦如沤者，状化时沃溢之象也；下焦如渎者，状济泌分别流水之象也。是以名为三焦者，特为两阳合明之胃，与相火之所职之耳。其为后天谷神出化之本，以出营卫，以奉生身，使胃之气上升于肺，下输膀胱，后天之能事毕矣。（《内经博议·太冲三焦论》）

按：罗东逸据《灵枢·营卫生会》及《经脉》所言三焦经气的循行，基本上与胃经的循行如出一辙，而认为三焦为胃部上下的匡廓的创说，恰与少阳三焦相火和太阴脾土，乾坤交合成中部太极说暗合。（《中医外感三部六经说》）所以，罗氏能把三焦的行气走水，如雾、如沤、如渎整个气化作用概举无遗，得其机要也。

（六）三段三焦说

《灵枢·营卫生会》说："上焦出于胃上口，上至舌；中焦并胃中，出上焦之后；下焦别回肠，注于膀胱。"又说："上焦如雾，中焦如沤，下焦如渎。"这本来是讲三焦与脾，火土合德，腐熟水谷，生化气血，运布滋养上下左右内外的，可后来《难经》的作者，却将《灵枢》三焦分布生气的说法，具体化地把胸腹腔分为三段，使三焦形体化。

上焦者在心下，下膈在胃上口，主内而不出，其治在膻中玉堂下一寸六分，直两乳间陷者是。中焦者在胃中脘，不上不下，主腐熟水谷，其治在脐旁。下焦者，当膀胱上口，主分清浊，主出而不内，以传导也，其治在脐下一寸。(《三十一难》)

唐代杨玄操在注解《三十一难》时，更结合《素问·调经论》《灵枢·营卫生会》《灵枢·痈疽》所言，又从而为之做进一步的阐发，如下。

自膈以上，名曰上焦，主出阳气，温于皮肤分肉之间若雾露之溉焉。胃上口穴在鸠尾下二寸五分也。自脐以上名中焦，变化水谷之味，生血以营五脏六腑，及于身体，中脘穴在鸠尾下四寸也。自脐以下，名曰下焦，脐下一寸阴交穴也。主通利溲便，以时下而传，故曰出而不内也。(《难经集注》卷三)

这将上焦、中焦、下焦内在部位的界畔体表部位的划线，以及其主要生理功能等，都划分得一清二楚。(《中医各家学说》)但这种划分法却与《黄帝内经》三焦的含义相去甚远。

宋代虞庶在注解《三十一难》时，又提出依《黄庭经》配八卦属五脏法三焦的观点。

天有三元，以统五运，人有三焦，以统五脏也。今依《黄庭经》配八卦属五脏法三焦，以明人之三焦法象三元也。心肺在上部，心法离卦，肺法兑卦、乾卦，主上焦。乾为天，所以肺行天气。脾胃在中部，脾胃属土，统坤卦，艮亦属土，艮为运气，主中焦。肾肝在下部，肾法坎卦，肝法震卦、巽卦，主下焦，主通地气，行水道。夫如是，乃知坎、离、震、兑、坤以法五脏，乾、艮、巽乃法三焦，以合八卦变用。(《难经集注》)

这种把五脏分三焦的说法，是虞氏的创举。自虞氏创建此说之后，渐渐被后世医家所接受，日益盛行。尤其是温病诸家，竟尊"上焦心肺，中焦脾胃，下焦肝肾"之说，作为以三焦来分辨病机的传变规律。

（七）气街三焦说

《难经·三十一难》明确指出三焦腑在"气街"。"气街"之名，首见于《灵枢》。《灵枢·卫气》言："请言气街，胸气有街，腹气有街，头气有街，胫气有街。"杨玄操注说："气街者，气之道路也。三焦既是行气之主，故曰府在气街，街，衢也；衢，四达之路也。"此气街布于头、胸、腹、胫，遍及全身。这与三焦"主持诸气"，运化输布命门生气通达于周身有关。那么就让我们从三焦"主持诸气"的功能来探讨三焦腑——"气街"的具体所指吧！

《灵枢·本输》说："少阳属肾，肾上连肺，故将两脏。"《灵枢·本脏》说："肾合三焦膀胱，三焦膀胱者，腠理毫毛其应。"《灵枢·五癃津液别论》说："三焦出气，以温肌肉，充皮肤。"《难经·八难》说："所谓生气之原者，谓十二经之根本，谓肾间动气也，此五脏六腑之本，十二经脉之根，呼吸之门，三焦之源。"《三十八难》说："三焦也，有原气之别焉，主寺诸气。"《六十六难》说："肾间动气者，人之生命也，十二经之根也，故名曰原。三焦者，原气之别使也，主通行三气，经历五脏六腑，原者，三焦之尊号。"《太素经》说："月满则海水西盛，人焦理却；月郭空则海水东盛，人焦理薄。"杨上善注："三焦之气发于腠理，故曰焦理。"(引自《章太炎医论》)以上经文所述包含四个内容：①指出三焦与肺、肾、命门、膀胱有关。②指出三焦与腠理有密切关系。③指出三焦主持诸气。④说明命门为生气之源，而命门生气为阴阳交合所产生。先天命门生气来源于父母之精的交合体——胚胎细胞；后天命门生气来源于水谷精微与清气的结合。三焦主运输布散命门生气于全身。

  首先需要阐明腠理和三焦的含义。《中华大字典》载："腠理，谓文理逢会之中"，又"理，肌肤之文"。《金匮要略》说："腠者，是三焦通会元真之处，为血、气所注。理者，是皮肤脏腑之文理也。"何谓文？《经籍纂诂》载："文者，物象之本。"《系辞》说："物相杂故曰文，文不当者，吉凶生焉。""杂"，《中华大字典》载："阴阳错居也。"由此看来，文理即是生成机体的原始物质，相交合有条理的排列组合表现出来的物象。腠，即是文理组合逢会之中的空隙。生成机体的原始交合物质，即是父母之精的细胞。父母之精在子宫中相结合，形成胚泡，胚泡植入子宫内膜形成胚胎。在胚泡植入后获得较好的营养环境，滋养层细胞迅速增殖分化形成三层。最外面是一些不规则的细胞，细胞境界逐渐消失，并在其中出现一些含有母血的腔隙，这就逐渐形成了机体的腠理。胚胎受母亲气血注入而获得滋养，逐渐生长发育，到婴儿出世。所以，祖国相术和祖国医学以望文理来判断人的吉凶和病的进退，就是根于这种机制。近代用皮纹学作为某遗传病的一种诊断手段，也说明文理是生成机体的原始物质相交合后，有条理地排列组合表现出来的现象。所以，文理即是肌肤脏腑组织构成的井然不乱的条理。根于父母之精，为生命之本，血、气皆注于此。三焦之"焦"字，古作"膲"，膲字从肉，说明膲是人体的一种组织所构成的特殊器官。《中华大字典》载：焦通膲，膲音醮，肉不满也。肉不满处，指文理逢会中的空隙，即肌肉的空隙处，属于肌肉间的一种组织，为气、血、津、液往来之处，犹如街道，故谓之"气街"，越人所谓三焦腑即指此言。三焦的"三"字，有两种含义：其一，三是虚数，不是实数。"凡一二之所不能尽者，则约之'三'，以见其多，'三'之所不能尽者，则约之'九'，以见其极多，此言语之虚数也。"（《述学·内篇·释三九上》）因为肌肉之间的空隙在人体多不可数，故用"三"约言之，谓之三焦。其二，"三"为三元之气，有三生万物的含义。腠理间，血、气所注，滋育长养机体也。

由于它分布于人体上、中、下各部,故在上者称上三膲,在中者称中三膲,在下者称下三膲。如《脉经》卷七病可刺证第十三,"平病云:热入血室,无犯胃气及上三膲。"简称之谓上焦、中焦、下焦,而非单纯区分部位的概念。

明白了腠理和三焦的含义之后,再来探析三焦主气的功能。三焦主持诸气,这包括气在人机体的功能及机体对气的摄取和排放。

新陈代谢是生命最普遍、最显著的现象。人体内冬种营养物质的分解代谢过程,主要是各种营养物质被完全气化的过程。因此,必须从外环境中不断地吸入所需要的氧,并随时排出氧化代谢所产生的二氧化碳。吸入氧,排出二氧化碳,称为气体交换。机体与环境之间的这种气体交换称为呼吸。

呼吸的全过程包括三个互相联系的环节:①外呼吸,指外界环境与血液在肺部进行的气体交换,它包括肺通气(肺内与外界大气之间的气体交换)和肺换气(肺泡与血液之间的气体交换)。②气体在血液中的运输。③内呼吸,指血液与组织之间的气体交换。通过这三个环节,氧到达组织内以供利用,组织代谢所产生的二氧化碳则被排出体外。(《生理学》)

呼吸全过程的3个连续环节见图3-10。

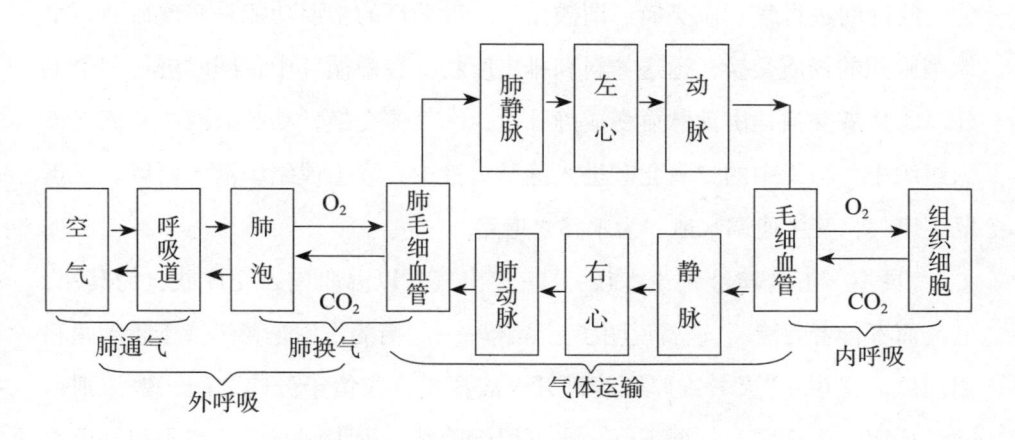

图3-10 三焦主呼吸示意图

三焦之源为呼吸之门。三焦统帅肺、肾两脏,一主吸气,一主纳气。三焦通于腠理的组织，进行组织换气。肺主吸气，是指吸入的氧气（即清气）。肾主纳气的机制是指肾脏调节 HCO_3^- 的生理功能。肾脏对 HCO_3^- 的正常调节，是人体内进行 O_2 和 CO_2 交换的必要保证，详见《中医外感三部六经说》少阴的生理部分。吸入的氧气在组织换气中进行着复杂的氧化代谢过程，放出热能，热为阳，温煦机体，保持机体的正常温度。

《吕氏春秋·先己》言："啬其大宝，用其新，弃其陈，腠理遂通。"用新弃陈，即指新陈代谢。新陈代谢的正常进行，说明腠理畅通，阐明了腠理间可进行新陈代谢的功能。

肌肉间的空隙多不可数，无有具体形状，为气、血、津液往来之处，所以，"三焦，有名无形，主持诸气，以象三才之用，故呼吸升降，水谷往来，皆待此以通达"。（《医学发明》）《难经》谓："三焦者，水谷之道路也，气之所终始也。"

所谓"三焦理横""其焦理纵"。（《灵枢·论勇》）理横，指腠理间的血、气、津液充盈饱满；理纵，指腠理间的血、气、津液不充盈、不饱满。比如在布袋中，如果充满气体或水液则布袋胀满，否则布袋纵缓。

腠理间进行气、血交换，谓微循环。微循环的主要功能是实现血液与组织细胞间的物质交换，运送养料和排出废物。在微循环中，同时进行三个工作：①血液交换，由动脉血变成静脉血；②气体交换，动脉血液中的氧气进入组织中，组织中的二氧化碳进入静脉血液中；③生成组织液。所以。三焦既主诸气，又主通调水道，为水谷之道路。

《灵枢·五癃津液别论》说："三焦出气，以温肌肉，充皮肤，为其津，其流而不行者为液。"这就说明了三焦腑——气街的作用是秘津液于腠理间和温肌肤。又说："天暑衣厚则腠理开，故汗出；寒留于分肉之间，聚沫则为痛。天寒则腠理闭，气湿不行，水下留于膀胱，则为溺与气。""阴阳气道不通，四海闭塞三焦不泻，津液不化，水谷并行肠胃之中，别于回肠，留于下焦，不得渗膀胱，则下焦胀，水溢则为水胀"，此讲水肿的形成在于腠理微循环间，隧道不通，血、气阴阳不和。

《中藏经》总结三焦的功能说得好，如下。

三焦者，人之三元之气也，号曰中清之府，总领五脏、六腑、荣卫、经络，内外左右上下之气也。三焦通，则内外左右上下皆通，其于周身灌体，和内调外，荣左养右，导上宣下，莫大于此也。又名玉海，水道。上则曰三管，中则曰霍乱，下则曰走哺，名虽三而归一，有其名而无形者也。亦号曰孤独之府。而卫于上，荣出于中。上者络脉之系也，中者经脉之系也，下者水道之系也。亦又属膀胱之宗始，主通阴阳，调虚实呼吸，……三焦之气，和则内外和，逆则内外逆。故云三焦者，人之三元之气也，宜修养矣。

"络脉之系"即指腠理间的微循环，"经脉之系"是指血脉对气体的运输，"水道之系"是指组织液的生成流通。组织换气的功能遍及人体的所有部位，大象无形，故曰"三焦有名无形"。

总之，少阳三焦，统帅肺、肾两脏，气为血帅而运营血通于腠理，主持机体气体和水液的新陈代谢。肺换气、组织换气、肾纳气，这是三焦功能的三个关键环节。三焦腑就是文理逢会之中的空隙，主气、血、津、液的往来，名之谓"气街"。

《难经》谓三焦腑称"气街"，《黄帝内经》称之"气门"（《素问·生气通天论》）或"鬼门"（《素问·汤液醪醴论》），俗称"汗孔"。刘完素对"气门"的生理病理有一段精辟的阐发。

皮肤之汗孔者，谓泄气液之孔窍也。一名气门，谓泄气之门也；一名腠理者，谓气液出行之腠道纹理也；一名鬼神门者，谓幽冥之门也；一名玄府者，谓玄微府也。然玄府者，无物不有，人之藏府、皮毛、肌肉、筋膜、骨髓、爪牙，至于世之万物，尽皆有之，乃气出入升降之道路门户也。夫气者，形之主，神之母，三才之本，万物之元，道之变也。故元阳子解《清静经》曰：大道无形，非气不足以长养万物，由是气化则物生，气变则物易，气甚则物壮，气弱则物衰，气正则物和，气乱则物病，气绝则物死。《经》

曰:"出入废,则神机化灭;升降息,则气立孤危。故非出入则无以生、长、化、收、藏,是以升降出入,无器不有。"人之眼、耳、鼻、舌、身、意、神识,能为用者,皆由升降出入之通利也,有所闭塞者,不能为用也。若目无所见,耳无所闻,鼻不闻臭,舌不知味,筋痿骨痹,齿腐,毛发堕落,皮肤不仁,肠不能渗泄者,悉由热气怫郁,玄府闭密而致,气液、血脉、荣卫、精神,不能升降出入故也。各随郁结微甚,而察病之轻重也。(《素问玄机原病式》)

此说深得《黄帝内经》要旨,真不愧为一代高名医学家。由此看来,刘完素所制防风通圣散,被当作长寿药服用,不无道理。

(八)结语

《黄帝内经》和《难经》论述三焦的部位和功能,是以命门位置为准则。其后则出现把形体分成上、中、下三段的三焦说。现在却沿用虞氏依后天八卦图分三焦的学说,作为指导温病学的理论。不过还须说明的是,张介宾的腔子三焦说与唐容川的油膜三焦说及淋巴系三焦说。张介宾以躯壳腔子为三焦之说,虽为雄辩,而不全面。因为三焦为命门之使,运布命门生气于周身,怎能只说腔子而没有脏腑呢?唐容川以直观法认为遮掩肾系的油脂为三焦,这与现代研究认为肾上腺皮质激素可能是命门理论的物质基础很有相似之处,但他虽把油脂扩展到肠系膜板油及膈膜,但不及躯体脏腑,也属偏面。至于淋巴系统,就更不能概括三焦了。

笔者不揣学识浅薄,对三焦腑提出了新的看法,认为三焦腑——气街,是腠理间的空隙。

六、心包络说

心包络之名,出自《灵枢》,如《灵枢·经脉》说:"心主,手厥阴心包络之脉,起于胸中,出属心包络……"其说"心包络之脉"是"起于胸中",

然后"出属心包络",说明"心包络"并不在"胸中"。《灵枢·胀论》说:"膻中者,心主之宫城也。"这里只点出膻中为心包络的重地宫城,说明膻中并不等于心包络。至于心包络的功能,则是代心君行事和替心君受邪。《素问·灵兰秘典论》说:"膻中者,臣使之官,喜乐出焉。"《灵枢·邪客》说:"心者,五脏六腑之大主,精神之所舍也,其脏坚固,邪弗能客之,客之则心伤,心伤则神去,神去则死矣。故诸邪之在于心者,皆在于心之包络。"其发病,"是主脉所生病"。由于《黄帝内经》对心包络的部位和形态讲得不太明确,于是亦出现了关于心包络部位和形态的争论。

《难经·二十五难》说:"心主与三焦为表里,俱有名而无形。"自从越人倡此说后,就引起了后世医家的争论,但没有三焦有形无形争论得激烈,多数医家宗有形心包络说。虞抟说:"心包络,实乃裹心之包膜也,包于心外,故名心包络。"(《医学正传·医学或问》)赵献可说:"心之下有心包络,即膻中也,象如仰盂,心即居其中。"(《医贯·内经十二官论》)张介宾说:"心外有赤黄裹脂,是为心包络。"(《类经图翼·经络》)《中医基础理论》说:"心包络,简称心包,又可称'膻中',是包在心脏外面的包膜,具有保护心脏的作用。"在温病学说中,将外感热病中出现的神昏、谵语等症,称之为"热入心包"或"蒙蔽心包"。

(一)程知释心包络

清代程知撰著《医经理解》,对心包络的部位和形态提出了异议。

以心包络为裹心外膜,千古愦愦,不可不以经文考证也。夫包者,包胎之名,即子户也,精以此藏,其在女子者,则有形如合钵,可以系包,其络下联于两肾,而上属于心,故谓之心包络。故《评热论》曰:"包脉者,属心而络于包中,心气不得下通,故月事衰少不来。"《奇病论》曰:"包络者,系于肾。"若云裹心外膜,则经文未有著见也。夫心既为一脏矣,岂有心外脂膜复为一脏之理?脏者,有所藏之名也,遗此人生藏精之户,而脂膜当之,必不然也。包者，抱也。《经》所谓"以抱人形"。《六书正讹》谓包胎乃单包字，象子未成形而包裹于中，俗作胞，盖溺胞字也，其音为脬。故《五味论》曰："膀胱之胞薄以懦。"《痹论》曰："胞痹者，小腹膀胱，按之内痛，若沃以汤，涩于小便。"后人所以相沿而误者，由不知包之为包，又不知胞之非包，而遂杜撰其说，以包膜为裹心外膜，亦不经甚矣。(《中医各家学说》)

程知从心包络的组织形态言，其络上属于心，下系于包门，故名之曰"心包络"，而绝非护心之膜。从其功能作用言，主月事育胞胎。理论根据明确，让人钦佩。

(二) 心包络新释

程知提出心包络绝非护心之脂膜的观点，笔者认为是对的，但程氏认为心包络上络于心，下系于包门的说法，笔者不敢赞同。现把拙见浅识陈述于下，请同道斧正。

《难经》说三焦与心包络，俱有名而无形。三焦为气父，心包络为血母主血脉，气为血之帅，血为气之母，气的运输依靠血液，血液的温煦流通依靠气的推动，气血相互作用，周流于全身，故曰三焦与心包络相表里。

《此事难知》说："血之东，根于辛。"意思是说，血随气行，肺主气，肺位于辛，故曰血根于辛。肺配兑卦，故心包络亦配兑卦。《说卦》谓"兑，说也"。说，即喜悦。所以谓"膻中者，臣使之官，喜乐出焉"。乾为天应肺，又乾兑皆属五行金，乾又为三焦之象，故三焦与心包络相配。

从字义讲，包，从勹从巳。《说文》："勹(𠣜)，裹也。象人曲形，有所包裹。巳(𢎥)，巳也。四月阳气已出，阴气已藏，万物见，成文章。"𠣜，"象人曲形，有所包裹"，意思是说，像人的形体，外面有所包裹。"见"读现，"成"读盛，"章"读彰。意思是说，四月初夏，阳生阴长，万物显现出茂盛之象。说明包裹的是阴阳二气，即指形体藏有阴阳。文，指纹理，由纹理可见其生其长，由纹理可见其肌肤组织的原始细胞。阴阳二气皆滋养于纹理。

即由形体的外在面貌,可以观察阴阳二气的盛衰情况。《说文》又谓:"包(勹),象人裹妊。巳在中,象子未成形也。元气起于子。子,人所生也。男左行三十,女右行二十,俱立于巳。为夫妇,裹妊于巳。巳为子,十月而生。男起巳至寅,女起巳至申。故男年始寅,女年始申也。"《康熙字典》载:"立,成也""子,十月阳气动,万物滋人以为偁"。偁,称的本字,扬也,举也。"子未成形",言男女精合形成胚胎初期,元气随胚胎而生,故曰"元气起于子"。"为夫妇,裹妊于巳""巳在中,象子未成形",合起来看,不就更能说明男女精合形成胚胎的初期吗?说明包的本义是,男女阴阳精合形成的人形体。从"子,十一月阳气动,万物滋人以为偁"来看,又是人体营养物的本源。人体的营养来于何处,来源于纹理中的微循环。络指络脉,即是微循环。

中医学认为,新的生命萌发于交媾时父母之精的相互搏合,而后在胞宫(子宫)中不断靠母体提供的营养物质充养,以发育成新的机体;出生后一方面通过肺的呼吸与外界进行气体交换,另一方面通过脾胃的消化吸收接受外界的饮食物,并转化为体内各种代谢活动所需要的物质;这三大环节中的任何一方面失常或缺陷,都将影响到人的健康,甚或危及生命。(《中医学导论》)

父母之精在未交合之前,于父母之体也是受气和水谷精微的滋养,交合之后,在子宫内也是受母体的气和水谷精微的滋养。所以,肺的呼吸与外界进行气体交换和脾胃消化吸收接受外界的饮食物,在微循环中供给人体各种营养,则是最重要的因素。

心包络三字合讲,即是指人体中的循环系统。《灵枢·经脉》说心包络"主脉所生病",即指循环系统的疾病。"包"为父母给予得形体,有"本"义。故《中华大字典》载:"包,本也。"心包络,指心的根本在于络脉。微循环的通与不通,主宰着心血的循环,故为心之主。如体循环中的微循环不通,外周阻力增大,将发生高血压和左心的病,肺循环中的微循环不通,阻力增大将发生肺和右心的病。《素问·评热论》说:"包脉者,属心而络于包中,心气不得下通,故月事衰少不来。"所谓"心气不得下通",是说微循环不通,故月事衰少不来。《素问·奇病论》："包络者，系于肾。"前面谈到过少阳属肾，是说肾对呼吸的控制作用，这也是说明肾对包络三焦间气血交换的控制作用。邪气伤人必从肌肤起，肌肤之中络脉存，邪气伤心在于络脉，故曰"诸邪之在于心者，皆在于心之包络"。"是主脉所生病"也说明心包络为心之护。《素问·痹论》说："脉痹不已，复感于邪，内舍于心"，可发为"心痹"。"心痹"，才是指心体（包括心外之脂膜）的病，现称冠心病。

现在在温病学说中，将外感热病中出现神昏、谵语等神明功能障碍的病变，称之为"热入心包"或"蒙蔽心包"，其所说"心包"均指心外之脂膜，这是不妥当不确切的。神昏、谵语等神明功能障碍的病变，是脑部病变，这在刘河间已有明确的论述，温病学家口口声声讲温病三焦尊河间，何故偏在"热入心包"和"蒙蔽心包"的病变不尊之？

"血气者人之神，不可不谨养也"，故诸所运用，时习之则气血通利，而能为用，闭壅之则气血行微，而其道不得通利，故岁弱也。若病热极甚则郁结，而气血不能宣通，神无所用，而不遂其机，随其郁结之微甚，有不用之大小焉。

阳热发则郁甚于上，故多目昏眩，耳聋鸣，上壅癫（巅）疾。

结滞壅塞而气不通畅，所谓热甚则腠理闭密而郁结也。（《素问玄机原病式》）

刘氏讲得很清楚，病热极甚，热郁甚于上，则发生脑中的病变（巅疾），致神无所用。这是因为，热极脑中腠理闭密而郁结，气、血不能宣通的结果。

总之，心包络指循环系统，不是心外之脂膜。三焦腑是腠理中的空隙处，主血、气的交换。三焦为命门的别使，通行生气，心包络为心的别使，通行血液，二者相为表里，一主气，一主血脉，一为气父，一为血母。气、血者，阴阳。《灵枢·阴阳系日月》指出："阴阳者，有名而无形。"故曰三焦和心包络，具有名而无形。

第4章 经络学说

一、十二经脉的《周易》框架

《医易概论》说:"十二经脉是中医经络理论的重要组成部分,是古代医学家在发现经络现象的基础上,以《周易》的乾坤两卦为基本框架建立起来的经脉系统。……乾的经卦 ☰、坤的经卦 ☷ 分别为三阴三阳,乾的别卦 ䷀、坤的别卦 ䷁ 分别六阴六阳,这个套式对经脉的命名颇有启发。"杨上善在注释"人有四经十二顺,四经应四时,十二顺应十二月,十二爻应十二脉"时如下说。

四经,谓四时经脉也。十二顺,谓六阴爻、六阳爻,相顺者也。肝、心、肺、肾四脉应四时之气,十二爻应十二月。(《黄帝内经太素·阴阳杂说》)

《灵枢·阴阳系日月》说:"寅者正月,生阳也,主左足之少阳;未者六月,主右足之少阳。卯者二月,主左足之太阳;午者五月,主右足之太阳。辰者三月,主左足之阳明;巳者四月,主右足之阳明。……申者七月,生阴也,主右足之少阴;丑者十二月,主左足之少阴。酉者八月,主右足之太阴;子者十一月,主左足之太阴。戌者九月,主右足之厥阴;亥者十月,主左足之厥阴。"这里详细介绍了十二辰与十二月及足十二经脉的关系,而十二

医易启悟

辰与乾坤阴阳六爻的配合是郑玄的"爻辰"思想。

郑氏爻辰说，是以乾坤两卦的十二爻与十二时辰配合，故称爻辰。《易纬·乾凿度》谓乾的初爻以十一月子为"贞"（正），"左行，阳时六"；坤的初六以六月未为"贞"（正），"右行，阴时六"。乾坤"交治而交错行"，也就是说，乾卦初九爻当"子"，为十一月；九二爻当"寅"，为正月；九三爻当"辰"，为三月；九四爻当"午"，为五月；九五爻当"申"，为七月；上九爻当"戌"，为九月。坤卦初六爻当"未"，为六月；六二爻当"酉"，为八月；六三爻当"亥"，为十月；六四爻当"丑"，为十二月；六五爻当"卯"，为二月；上六爻当"巳"，为四月（图4-1）。

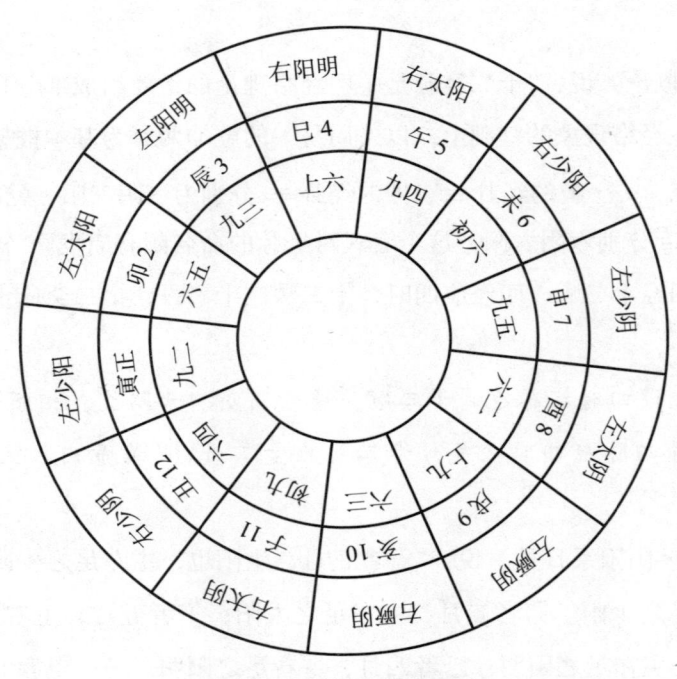

图4-1 爻辰与十脉系图

通过杨上善的注释，爻辰和十二经脉具有明确的对应关系，这种对应关系反映了人体左右阳经与阳经对称，前后阴经与阴经对称的原则，它不仅为

《阴阳十一脉灸经》中"肩脉""耳脉""齿脉"提供了命名的依据，而且为手厥阴脉的发现与命名提供了线索。乾坤两卦的套式促进了十二经脉命名的最后完成。(《医易概论》)

二、六经的《周易》框架

《系辞》说："立天之道，曰阴曰阳。"《素问·阴阳应象大论》说："阴阳者，天地之道也。"这说明阴阳渊源于天地自然的运动规律，而天地自然的运动规律，由八卦之象应之，所以八卦本涵阴阳，六经阴阳亦必本于八卦而生。

坤中爻往交乾中爻成离，离为日，离主心，故取其象谓太阳，乾中爻往交坤中爻成坎，坎为月，月为太阴，但月晦为太阴，坎月不晦，坎主肾，故取其象谓少阴；乾为纯阳，为日，乾位西北，西落之日，故取其象谓少阳；坤为纯阴，晦月在坤，故取其象谓太阴；乾离同日而居，两阳合明，阳极必阴，故取其象为兑，谓阳明；坤坎同居北方为水，两阴交尽，阴极必阳，故取其象为震，谓厥阴。然太阳、少阳、太阴、少阴，太极之四象也，四象之外，又增厥阴、阳明之名，谓其变也。综上所述，则六经出于太极四象八卦明矣。然后由六经发展至十二经矣。

三、八卦与十二经气血流注的关系

八卦模型有明确的时空特性，每日人体经脉气血的运行与时辰密切相关，因此，八卦与十二经脉也息息相关。子时阳气生于东北震位，至寅卯时地气受日光影响正处于少阳初生状态，阴阳相对平衡。少阳之气主生发，自然界缓缓发出的能量散布于大地，人于此时可吐故纳新，吸收新鲜空气，而作肺呼吸。天人相应，寅时（3—5时）正东离位，人体的生气也正运行于手太阴肺经；卯时（5—7时）东南兑位，行于手阳明大肠经，辰时（7—9时）正南偏东兑、乾位，行足阳明胃经；巳时（9—11时）阳气盛于正南乾位，行足太阴脾经；午时（11—13时）阴气生于西南巽位，行手少阴心经；未时（13—15时）正西偏南巽、坎位，行手太阳小肠经；申时（15—17时）正西坎位，行足太阳膀胱经；酉时（17—19时）西北艮位，行足少阴肾经；戌时（19—21时）正北偏西艮、坤位，行手厥阴心包经；亥时（21—23时）阴气盛于正北坤位，行手少阳三焦经；子时（21—次日1时）东北震位，行足少阳胆经；丑时（1—3时）正东偏北震、离位，行足厥阴肝经（图4-2）。

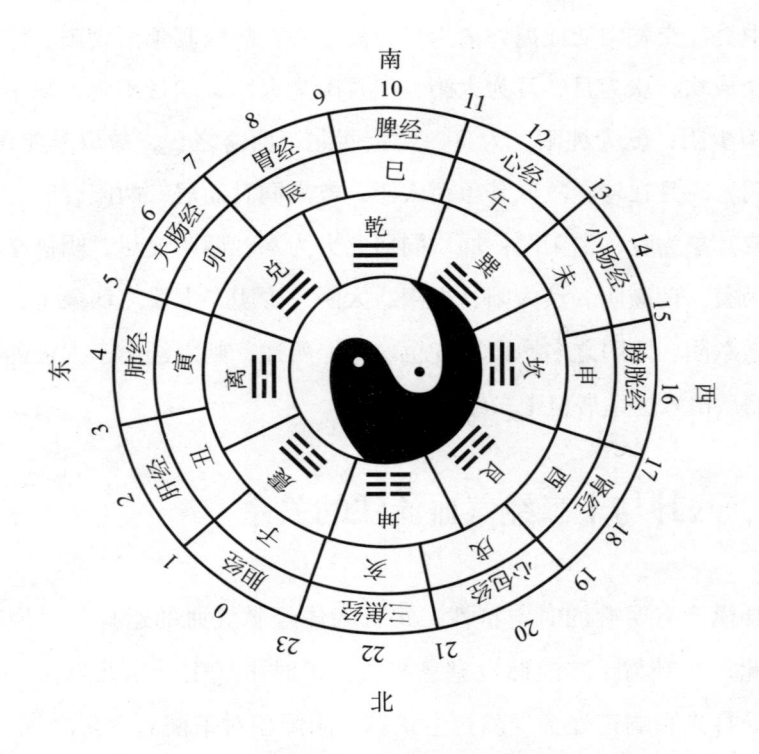

图4-2 八卦与十二经气血流注关系图

四、八卦与奇经八脉的关系

八卦与奇经八脉的配合有两种说法：一是用九宫八卦与奇经八脉相配合，称为灵龟八法；二是用八卦纳甲法与奇经八脉相配合，称为飞腾八法。

（一）灵龟八法

灵龟二字首见于《周易》颐卦爻辞，应用于中医针灸上始于徐凤著的《针灸大全》。奇经八脉与十二经中各有一个相联系的穴位，任脉与手太阴肺经的列缺穴相通，督脉与手太阳小肠经的后溪穴相通，冲脉与足太阴脾经的公孙穴相通，带脉与足少阳胆经的临泣穴相通，阳跷脉与足太阳膀胱经的申脉穴相通，阴跷脉与足少阴肾经的照海穴相通，阳维脉与手少阳三焦经的外关穴相通，阴维脉与手厥阴心包络经的内关穴相通。

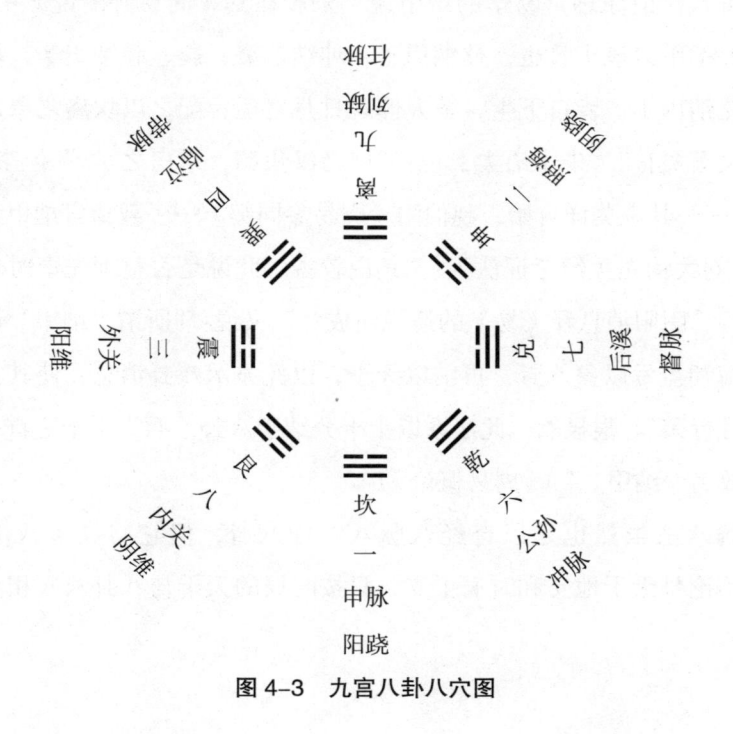

图 4-3 九宫八卦八穴图

九宫八卦与奇经八脉的配合有两首歌诀，如下。

歌一：乾属公孙艮内关，巽临震位外关还，

离居列缺申照海，后溪兑坎申脉联。

歌二：坎一联申脉，照海坤二五，

震三属外关，巽四临泣数，

乾六是公孙，兑七后溪府，

艮八系内关，离九列缺主。

这两首歌诀说明了八卦与奇经八脉相通应的八穴的关系。八卦每一卦的八个数字都来源于九宫数，就是"戴九履一，左三右七，二四为肩，六八为足，五十而居中"（图4-3）。

（二）飞腾八法

飞腾八法的原理是易学的纳甲说。朱震在其《周易卦图说》中说："纳甲何也？举甲以该十日也，乾纳甲壬，坤纳乙癸，震、巽纳庚辛，坎离纳戊己，艮兑纳丙丁，皆自下生，圣人仰观日月之运，配之以坎离之象，而八卦十日之义著矣！"《朱子语类》说："甲乃汉焦赣，京房之学。"但李道平说："纳甲者……其说莫详自始，魏伯阳《周易参同契》……载籍言纳甲者，惟见于此。"刘大钧先生经考证认为："其说较古。此说是否整理先秦时代人们以天体运行、阴阳消息释《易》的遗说而成？"又说："所谓'纳甲'说，是以月亮的晦朔盈亏以象八卦，再纳以天干，以此显示八卦消息，使其'不失其时，加月行天'。很显然，此法系以十干分纳于八卦，而举十干之首'甲'以概其余故名'纳甲'。"（《周易概论》）

飞腾八法虽然也是以奇经八脉八穴配八卦，但它与灵龟八法略有不同。它不论日天干地支和时辰干支，只按时辰的天干与八卦八穴相配合（表4-1）。

表 4-1　八卦八穴干配合表

乾	艮	坎	震	巽	坤	离	兑
甲壬	丙	戊	庚	辛	乙癸	己	丁
公孙	内关	临泣	外关	后溪	申脉	列缺	照海

时辰天干与后天八卦存在一一对应关系。（图 4-4）

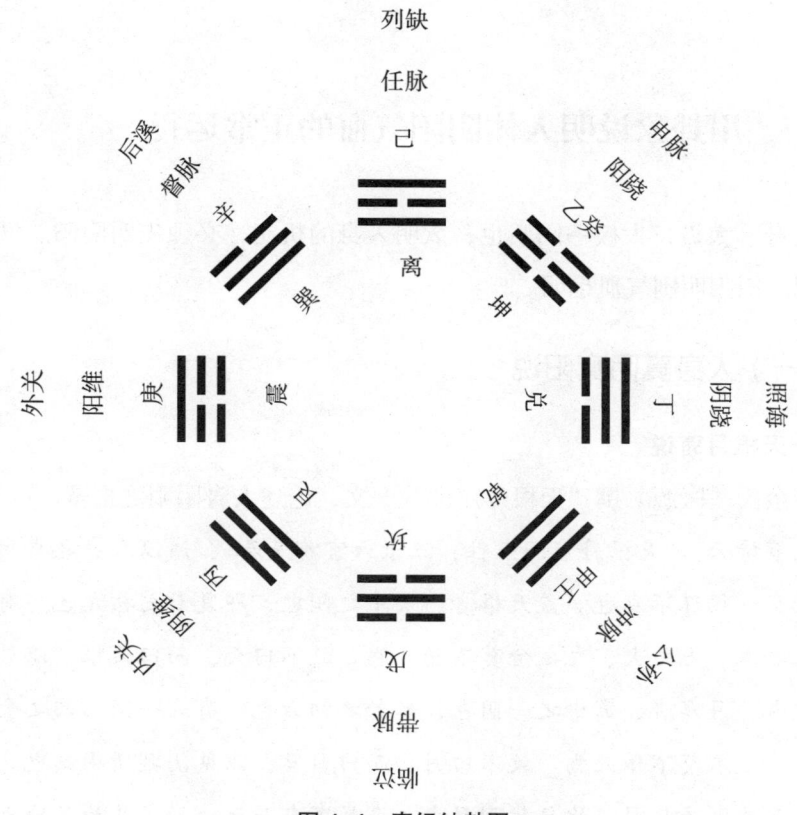

图 4-4　奇经纳卦图

第5章 阴阳气血学说

一、用卦象说明人体阴阳气血的正常运行

人身一太极，太极一阴阳也，欲明人身的机制，必须先明阴阳。气血也为阴阳，阴阳明则气血也明。

（一）人身真阴真阳说

1. 天根月窟说

芬余氏《医源》撰"天根月窟说"一文，论述人身阴阳之根蒂。

康节诗云："天根月窟闲来往，三十六宫都是春。"诚以人身之真阴真阳上下相交，循环不息也。盖天根者，坎中之阳也，即复卦之初九也。有此一阳而三之木、七之火、九之金莫不始此焉。故不曰天，而曰天根，以见阳之所从生也。月窟者，离中之一阴也，姤卦之初六也。有此一阴而四之金、六之水、八之木莫不肇此焉。故不曰月，而曰月窟，以见阴之所由始也。斯二者，在天地则为日月，故日往则月来，来往不息而天地始成其为天地也。于人身为心肾，子半而肾阳上通于心，午半而心阴下交于肾，其气之一呼一吸而往来不穷者，此人之所以生也。然此往也来也，日月之往来天地以无心而成化也，心肾之往来至人以有心而无为也。故邵子下一"间"字以见自然而

第5章 阴阳气血学说

然无所矫强。故往来虽似不间,而实行所无事,后人不识此理,心多妄动而真阴渐耗,肾因纵欲而真阳亦亏,甚至水火不交,反泰为否,其源总由水火失职不相往来耳。

阳气根于地,阴气根于天。所以《黄帝内经》说:"清阳为天,浊阴为地,地气上为云,天气下为雨,雨出地气,云出天气。"(《生气通天论》)"升已而降,降者谓天;降已而升,升者为地。天气下降,气流于地;地气上升,腾气于天。故高下相召,升降相因,而变作矣",这就是《黄帝内经》中的天根月窟之理。朱丹溪根据《周易》的这种原理,提出两点养生之道:一是"收心养心",不伤耗心中真阴;二是"远帷幕"戒色欲,保肾精,精足则能化气,保肾命真阳。(《格致余论》)

2. 真阴真阳论

芬余氏《医源》有"真阴真阳论"一篇,认为真阴在于离,真阳在于坎,不同意赵献可、张景岳"论真阴真阳尽属于肾"的观点。其论合于《周易》原理,也为一说,可从。

《经》云:"水火者,阴阳之征兆也。"则是言阴阳者,莫过于水火矣。无如近代医书言水、言火,每分途而歧视之,而火阳根于阴,水阴根于阳,终莫之究。至赵养葵始以肾水属坎,指出真阳在坎水之中,为人身命脉之源,而独惜其以坎阴二爻,一属阴水,一属阳水,谓人身真阴亦即在是,更牵附六味、八味二方,强古人以就己之绳尺。呜呼,赵氏真阳之说可谓发前人所未发,但既识真阳在坎水之中,而独不识真阴所在乎?盖未观乎八卦河洛也。观八卦则坎之对待者离也,知坎中之有阳则知离中之有阴矣。视河洛则一六水之对待者,二七火也,知六之有一则知七之有二矣。明此阴阳对待互根之理,则人身之肾水固真阳所寓不可不保,岂离为真阴之所藏而遂可忽视乎哉!盖真阳不亏,斯坎六之水不至泛滥淤滞,犹江汉之潮汐任其呼吸往来而不爽其期。真阴不亏,斯离七之火不至飞扬燥烈,犹灯烛之光照资膏油之涵养而长明。古人云:壮水之主以镇阳光,补离中阴也。益火之原以消阴翳，补坎中阳也。

关于真阴真阳说，大概有三种不同说法：①《黄帝内经》脑命门之真阴真阳指三焦与脑髓；②赵献可肾间命门之真阴真阳指三焦与肾精；③《医源》真阴真阳则指心血与三焦。

由此可知，人身真阳者一，即三焦；真阴者三，即脑髓、心血、肾精。而肾精生髓，髓藏于脑。肾精－髓海－脑本为一体。且血生精，精化血，故根源还在于血。所以，三焦之气与心之血实为真阴真阳。

3. 阴阳对待流行说

《医源》有"阴阳对待流行说"一文，阐述阴阳气血的关系及作用。

人身之阴阳有对待有流行，对待者一而二也，流行者二而一也，非对待无以立阴阳之用，非流行无以见阴阳之用。故人之心肾二也，气血二也，水火二也，上下各有其位，左右各循其途，两者相为对待依附而不可离也。然水中有火，火中有水，气以行血，血以行气，心根于肾，肾根于心，二者又无始无端互期翼宅而不可分也。夫心肾阴阳之根柢也，言心肾而水火气血皆在其中矣。今但以心肾言之，心为离火而实火之主，肾为坎水而实水之源，故坎中之阳必升，升则阴随阳发，十土由兹而辟，八木由兹而茂，而丙丁之火乃光焰烛天矣。离中之阴必降，降则阳随阴敛，五土由是而阖，九金由是而凝，而壬癸之水乃滔滔不竭矣。即如四时之运行亦然，春夏阳之升也，而浓云骤雨，草木敷荣，非阴随阳发之征乎！秋冬阴降敛也，而万宝坚凝，冰霜凛冽，非阳随阴敛之象乎！然此阴阳升降流行不息，不偏不倚，无过不及者，有中道焉。过则必至于亢害不及，复至于凝滞。在天地为时令之失正，在人身则寒热之偏陂。古之圣人与日月合其明，四时合其序者，体其道也。

命门之阴阳者对待，命门之生气（阴阳交合所生）者流行。对待者无命，流行者生。对待为流行之体，流行为对待之用。坎命门有生气，离命门有血气，气血周流则灌溉滋养五脏六腑、四肢百骸。

（二）用八卦卦象说明人体阴阳气血的正常运行

八卦各卦的阴阳变化与人体的阴阳气血变化相应，所以可用八卦说明人体阴阳气血的生理状况。

阴盛极于北，震始阳生，离日主阳而位东，自震到兑再到乾而阳盛极，阳盛极于南，巽始阴生，坎月主阴而位西，自巽到艮再到坤而阴盛极。清代胡谓《易图明辨》说："阳气生于东北而盛于正南，震离兑乾在焉，即望前三候阳息阴消之月象也；阴气生于西南而盛于正北，巽坎艮坤在焉，即望后三候阴息阳消之月象也。"所以前贤用八卦月象纳甲的方法说明日月的相对关系及人体阴阳气血的生理状况（图5-1）。

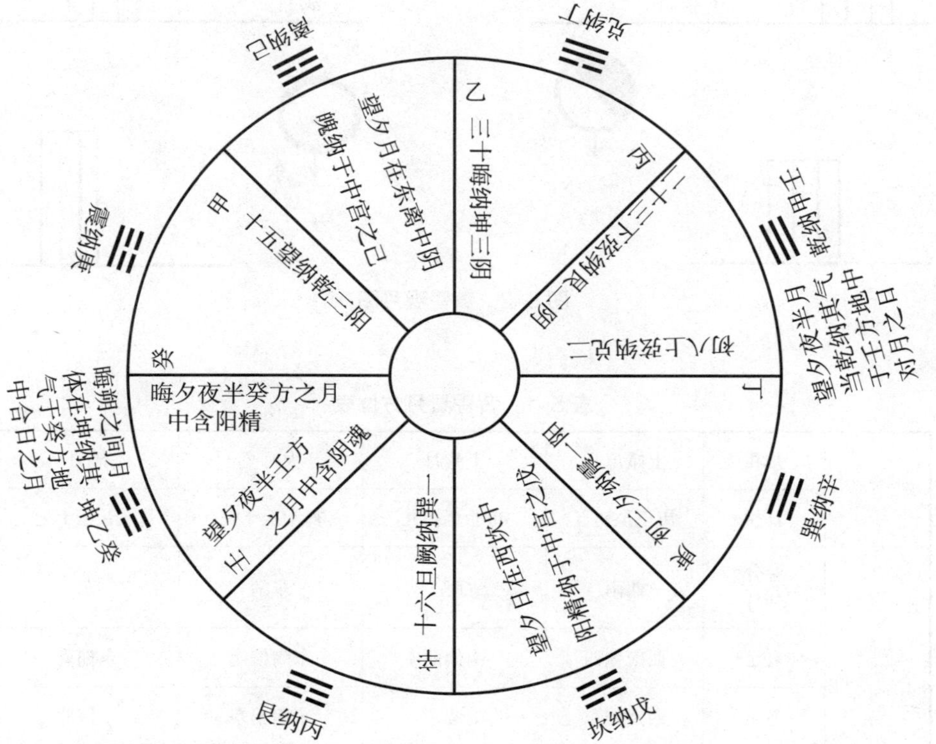

图 5-1 月体纳甲图

医易启悟

纳甲图的具体意义：初三时，新月在黄昏时分出现在西方，故震纳庚。初八黄昏时，上弦月出现在南方，故兑纳丁。十五时，满月出现在东方，故乾纳甲。十六早晨，微缺的月亮出现在西方，故巽纳辛。二十三早晨，下弦月出现在南方，故艮纳丙。三十早晨，晦月出现在东方，故坤纳乙。黄昏看月亮见图 5-2，黄昏看月方位表见表 5-1。

图 5-2 黄昏观月图

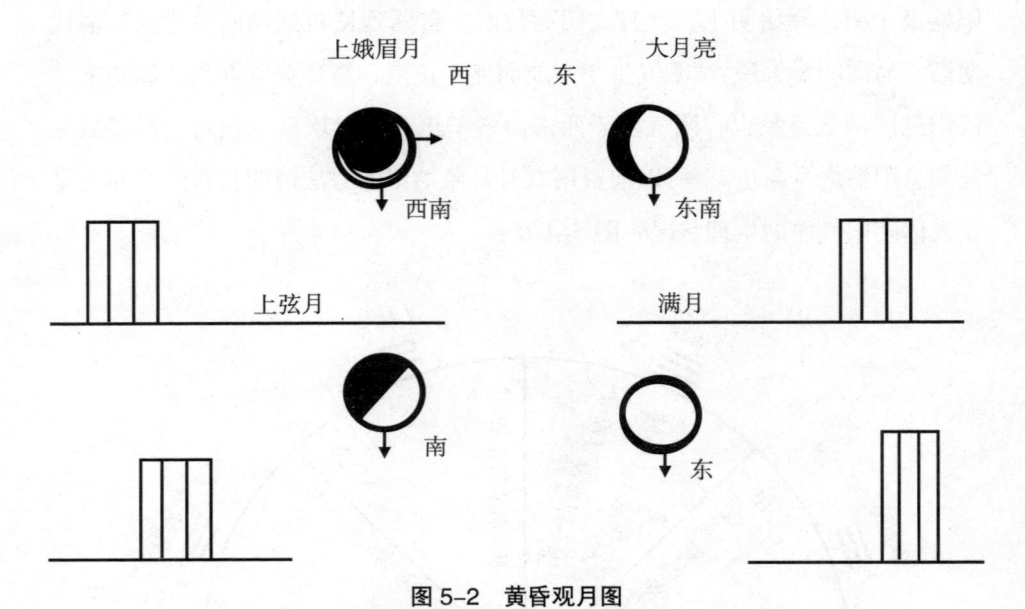

表 5-1 黄昏看月方位表

	月相	上娥眉月	上弦月	大月亮	满月
	日相	初三至初五	初七至初九	初十至十三	十五至十七
方向	春分秋分	西南	南	东南	东
	夏至	西南偏西	南偏西	东南偏南	东偏南
	冬至	西南偏东	南偏东	东南偏东	东偏北

清晨看月亮见图 5-3，清晨看月方位表见表 5-2。

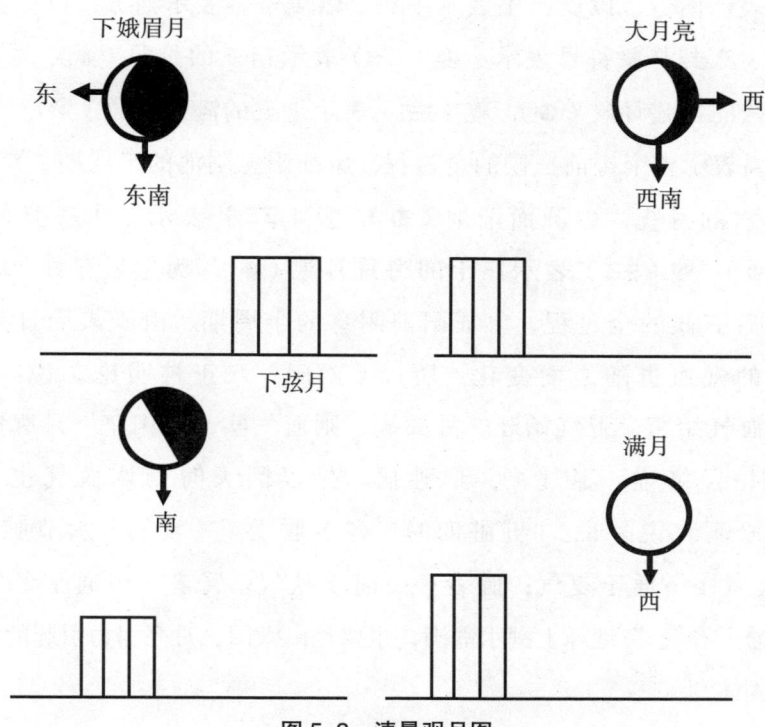

图 5-3　清晨观月图

表 5-2　清晨看月方位表

	月相	上娥眉月	上弦月	大月亮	满月
	日相	廿四至廿六	廿一至廿三	十七至十九	十五至十七
方向	春分秋分	东南	南	西南	西
	夏至	东南偏东	南偏西	西南偏南	西偏南
	冬至	东南偏南	南偏东	西南偏西	西偏北

古人将十个天干的符号表示方位之阴阳，即以甲乙木表示东方，以丙丁火表示南方，以戊己土表示中央，以庚辛金表示西方，以壬癸水表示北方。八卦卦象符号表示：震（☳）表示初三的月象（●），兑（☱）表示初八的上弦月象（☽），乾（☰）表示十五的满月月象（○），为望前三候，离表示整个望前三候的全过程，象征阳息阴消的半周期。巽（☴）表示十六的月亮，由圆而渐缺（☽），艮（☶）表示二十三日的下弦月象（☽），坤（☷）表示三十的晦月月象（●），为望后三候，坎表示整个望后三候的全过程，象征阳消阴息的半周期。由于人受日月的影响，人的气血也随之而变化，所以《素问·八正神明论》说："月始生，则血气始精，卫气始旺。月廓满，则血气实，肌肉坚。月廓空，则肌肉减，经络虚，卫气去，形独居。是以因天时而调血气也。"《素问·金匮真言说》说："五脏四时，各有收受。"《素问·六节脏象论》说："心者……通于夏气；肺者……通于秋气；肾者……通于冬气；肝者……通于春气。"地球上潮水涨满，主要是由太阳、月亮引力引起的。这时宜发生固体潮。

太阳、月亮对地球的引力作用最大的时候常发生地震，即在农历朔（初一）望（十五）前后。如1966年3月8日（农历二月十七日）的地震、1966年3月22日（农历初一）的地震。在人体血气也宜发生病变。

（三）用十二消息卦说明人体阴阳气血的正常运行

《周易》十二消息卦显示了一年十二个月的阴阳消息变化，也叫十二辟卦。此说起源于京房，以一年分配乾坤两卦，上半年为阳，属乾卦；下半年为阴，属坤卦。每一月又应一爻。

子月为十一月，复（☷☳）。从冬至起为阴极阳生。坤卦下生一阳是为复卦。《易·象》说："复其见天地之心乎！"孔颖达疏："天地养万物，以静为心，不为而物自为，不生而物自生，寂然不动，此天地之心也。此复卦之象动息地中，雷在地下，息而不动，静寂之义与天地之心相似。"在此时宜养阳气，故卦辞说："先王以至日闭关，商旅不行。"

丑月为十二月，临（☷☱）主之。二阳在地下，井水极温是其验也。此时掘地下入，则见热气出。

寅月为正月，泰（☷☰）主之。三阴在上，三阳在下，天地气交，苟萌尽达。是月立春，万物发生，以成太和之气象。

卯月为二月，大壮（☳☰）主之。是月惊蛰动雷，万物方壮长也。

辰月为三月，夬（☱☰）主之。言雨泽自天而下降。

巳月为四月，乾（☰☰）主之。此时昼日极长，纯乾之卦也。

午月为五月，姤（☰☴）主之。阳极阴生。《月令》"半夏生"。冬虫夏草，冬至生虫，至五月虫长寸余，蠢然行动，到夏至节虫忽入土，变生为草，此虫由阳入阴，实应姤卦。

未月为六月，遁（☰☶）主之。二阴初生，四阳在上。六月亢阳在上，阴气欲出而不得，名曰三伏。遁者，藏也。金遇火伏，即遁藏之义，人皆避暑亦是遁意。

申月为七月，否（☰☷）主之。三阳在上，三阴在下，为天地气不交，则万物死。故立秋以后，草木渐死，梧桐一叶落，是其验矣。七月节名处暑，暑自此止，则天地之气上下各分矣。

酉月为八月，观（☴☷）主之。八月阴气渐盛，万物衰死，故卦辞曰"至于八月有凶"。

戌月为九月，剥（☶☷）主之。此卦五阴一阳，草木黄落。

亥月为十月，坤（☷☷）主之。六爻皆阴而无阳，昼短夜长，以应极阴之数。十一月阴极阳生，又为复卦。

天人相应，各卦的阴阳变化与人体的阴阳气血变化相适应。古人认为，在六十四卦中，这十二卦最能体现人体生理的基本变化规律。阴阳二气以阳为主，阳进则阴退，阳退则阴进。故从阳始生开始，其次序是：复卦表示阳初生，升机萌动。即从全阴的坤卦，生出一阳，阴极阳生也。而后是阴退阳长，至泰卦进入阴平阳秘，阴阳相济。到乾卦则达阳气全盛阶段，此后阳气逐渐消退，阴气逐渐兴盛，生理转衰，则以姤卦表示之。至否卦大地阴阳不交，阴阳分离，则出现生理功能最低时期。十二卦中泰与否两卦，代表人体生理功能最佳和最劣的两个阶段。泰为上坤下乾，上阴下阳，阴阳各半，阳降阴升，阴阳二气互相交换，互相利用，是生机最旺的时候，人体内气血运行通畅，出现"阴平阳秘，精神乃治"的阴阳平衡状态。否为上乾下坤，阳上阴下，也为阴阳各半，但此阳升阴降，阴阳二气互不交合，人体内气血造成闭塞，出现"阴阳离决，精气乃绝"的阴阳失衡的衰败状态。如大小循环通为泰，大小循环不通为否。

（四）用六十四卦说明人体阴阳气血的正常运行

伏羲六十四卦圆图，张景岳说："自复至同人，当内卦震离之地，为阴中少阳之十六，在人为二八；自临至乾，当内卦兑乾之地，为阳中太阳之十六，在人为四八；自姤至师，当内卦巽坎之地，为阳中少阴之十六，在人为六八；自遁至坤，当内卦艮坤地，为阴中太阴之十六，在人为八八。阳生于子而极于午，故复曰天根，至乾为三十二卦，以应前之一世；阴生于午而极于子，故姤曰月窟，至坤为三十二卦，以应后之半生。前一世始于复之一阳，渐次增添，至乾而阳盛已极，乃象人之自少至壮；后半生始于姤之一阴，渐次耗减，至坤而阳尽以终，乃象少之自衰至老。"（《类经附翼·医易义》）

（五）用太极说明人体阴阳升降变化

黄元御从天人相应观点，用太极说明人体阴阳升降变化。他说："阴阳未判，一气混茫。气合阴阳，则有清浊。清则浮升，浊则沉降，自然之性也。升则为阳，降则为阴，阴阳异位，两仪分焉。清浊之间，是谓中气。中气者，阴阳升降之枢轴，所谓土也。枢轴运动，清气左旋，升而化火；浊气右转，降而化水；化火则热，化水则寒，方其半升，未成火也，名之曰木；木之气温，升而不已，积温成热而化火矣；方其半降，未成水也，名之曰金；金之气凉，降而不已，积凉成寒，而化水矣（按：金为水之上源，金为水母，金能生水，故黄氏谓金能化水）。水火金木，是名四象。合而言之，不过阴阳。分而言之，则曰阴阳。合而言之不过中气所变化耳。四象轮旋，一年而周。阳升于岁半之前，阴降于岁半之后。阳之半升则为春，全升则为夏，阴之半降则为秋，全降则为冬。春生夏长，木火之气也，故春温而夏热；秋收冬藏，金水之气也，故秋凉而冬寒。土为专位，寄旺于四季之月，各十八日，而其司令之时，则在六月之间，土合四象。是谓五行也。"（《天人解》）

（六）用太极后天八卦说明人体阴阳水火升降

石寿棠在《医原》中以太极、八卦、阴阳、五行等学说，解释脏腑、经络、营卫气血、津液的生理功能与病理变化，以及指导辨证、立法、处方、用药等。尤其是广泛运用八卦学说，并结合阴阳五行理论，阐明天人相应的关系。如他说，"《易》曰：太极生两仪，两仪生四象，四象生八卦，八卦相错，万物生焉。太极，阴含阳也；仪象，阳分阴也。阳不能自立，必得阴而后立，故阳以阴为基，而阴为阳之母，阴不能自见，必待阳而后见，故阴以阳为统，而阳为阴之父。根阴根阳，天人一理也。以定位言，则阳在上，阴在下，而对待之体立；以气化言，则阴上升，阳下降，而流行之用宏。请以卦论：乾为天，乾之左为坎水，右为兑水，是水行天上也，而非水也，乃水之阴气上升于天也；若阴升于天，而气化之不及，则阴霾四起，而天象变矣。坤为地，坤之左为震之雷火、巽之风火、离之正火，是火出地下也，而非火也！乃火之阳气下降于地也；若阳降于地，而气运之不周，则赤卤不毛，而地象变矣。"又说："夫乾为阳，坤为阴。乾坤化为坎离，是天地为阴阳之体，水火为阴阳之用，用伤则体害。水火有过不及之弊，在天地则不能无旱涝之灾，在人则不能无燥湿之患，其理一也。"

二、用卦象说明人体阴阳气血运行失常

张景岳说："以疾病言之，则泰（☷☰）为上下之交通，否（☰☷）是乾坤之隔绝。既济（☵☲）为心肾相谐，未济（☲☵）为阴阳各别。大过（☱☴）小过（☳☶），入则阴寒渐深（巽为入，兑秋乾冬），而出为癥痞之象（震为出，艮为止，止出则运化积聚为癥痞），中孚（☴☱）颐（☶☳）卦；中孚土藏不足，而颐为膨胀之形。剥（☶☷）复（☷☳）如隔阳脱阳，夬（☱☰）姤（☰☴）如隔阴脱阴。观（☴☷）是阳衰之渐，遁（☰☶）藏阴长之因。姑象其概，无能赘陈。又若离（☲）火临（☷☱）乾非头即藏（乾为首为头，坤为腹，内有脏腑）；若逢兑（☱）卦，口肺相连（兑为口，兑主秋而主肺）。交坎（☵）互相利害，入东木火防炎（震东为木，离为火）。坤艮虽然喜暖，太过亦恐枯干。坎为木母，震巽相便；若逢土位，反克最嫌。金水本为同气，失常燥湿相干。坤艮居中，怕逢东旺；若当乾兑，稍见安然。此虽以卦象而测病情，以坎离而分水火，唯是坎本属水而阳居乎中，离本属火而阴藏乎内。故北方水地，一反存焉；南是火乡，二偏居上；东方阳木，八在其中；西是阴金，九当其位。不见离阳属火，半为假热难猜；坎水是阴，岂尽真寒易识？云从龙，风从虎，消长之机；水流湿，火就燥，死生之窍。倘知逆顺堪忧，须识假真颠倒……今姑举其大纲，而书不尽言，言不尽意，神而明之，存乎人耳。然神莫神于《易》,《易》莫易于医，欲该医易，理只阴阳。"

以死生言之，则人受天地之气以生，聚则为生，散则为死。故气之为物，聚而有形；物之为气，散归无象。丹经云：分阴未尽则不仙，分阳未尽则不死。故原始而来属乎阳，是生必生于复，阳生而至乾；反终而归属乎

阴，是死必死于坤，阳尽而归土。得其阳者生，故阳无十，阳无终也；得其阴者死，故阴无一，阴无始也。是以阳候多语，阴证无声；无声者死，多语者生。魂强者多寤，魄强者多眠；多眠者少吉，多寤者易安。故善操斯柄者，欲拯其死，勿害其生；将逐其寇，勿伤其君。阴阳聚散即其理，剥复消长是其机，而死生之道，尽乎其中矣。(《类经附翼·医易义》)

三、用坎离说明人体阴阳气血的离合情况

历代医学家和气功大师都非常重视坎离两卦。把坎离水火之象引进中医学和气功学中，促进了中医对阴与阳、气与血、心与肾关系研究的深化，以及对人生命奥秘研究的深化。关于坎离相交有三方面的含义。

（一）指日月合璧

如《周易参同契》说："坎戊月精，离己日光。日月为易，刚柔相当。"

（二）指阴阳和合

《悟真篇》："甘露降时天地会，黄芽生处坎离交。"

（三）指心肾相交，水火既济

这是医学和气功常用的术语。《玉清金笥青华秘文金宝内炼丹诀》说："坎者，肾宫也；离者，心田也。坎静属水，乃☵也，动属火，乃一也。离动为火，乃☲也，静属水，乃--也。交会之际，心田静而肾府动，得非真阳在下，而真阴在上乎！况意生乎心，而直下肾府乎！阳生于肾，而直升于黄庭乎！故曰坎离颠倒。"

坎为月为水，在人为肾，肾藏精，精中有正阳之气，炎升于上；离为火为日，在人为心，心藏血，血中有真一之液，流降于下。此言坎离之交构也

医易启悟

(《契秘图》转引自《类经》摄生类)

石寿棠说，"心属火，火性炎上，如何下降？肾属水，水性就下，如何上升？曰：心属火，而心中有血，是火中有其阴，故心火随真阴下降，以交于肾；肾属水，而肾中有气，是水中有真阳，故肾水随真阳上升，以交于心火。"(《医原》) 这就点明了离中阴爻和坎中阳爻所代表的具体物质。

坎离交合的生理功能表现如下所述。

颜容浸以润，骨节益坚强，排却众阴邪，然后立正阳。修之不辍休，庶气云雨行，淫淫若春泽，液液象解冰。从头流达足，究竟复上升，往来洞无极，怫怫被谷中。(《周易参同契》)

坎离交合，内丹结成，生气周流于全身，面容润泽，神气焕发，筋强骨壮，苍颜住而童颜发。

芬余氏《医源》论述了坎离不交导致心肾水火发病的病理状况。

人身坎水实根于离之真阴（按：离☲中的阴爻，谓之真阴），故人不能节欲则肾亏，肾水亏必至心阴亦亏，心阴亏则水失其主而无以镇阳光。由是火炎烁金而成咳嗽之症。且心生血者也，真阴亏而不能制火则所生之血不随心阴下降，反随炎火上升之性，由吐咳而出矣。且心之真阴不特为肾水之根而诸脏之阴皆根于此。此处一亏则相火无不俱动，在肝则无水以滋木而火炽，在肺则无水以四布而金烁，在胃则无水以存津而土燥，诸脏亦无不有血。既为邪火煎熬则津液之未化血者，熏蒸而为痰涎，已化血者，亦随火动而上逆妄行，此咯血吐血之所必至也。人身离火实根于坎之真阳，故人或思虑劳倦则离火不足，离火不足必至肾阳亦不足，肾阳不足则火失其原而无以消阴翳，由是水泛土湿而成中满泻痢之证。且肾纳气者也，真阳亏而不能制水则水谷所化之精气不得随坎阳上升，皆从顺下之性随地道而去矣。且肾之真阳亦不特为离火之原，而诸经之阳悉原于此，此处一亏则癸水尽足为患，在肝则无火以达之而木郁，在肺则无火以温之而金寒，在胃则无火以化之而土滞，诸经亦无不有气一为阴寒凝涩，非至便闭中满而气不能通，即至下利不禁而气不能收。此又中满泄泻之所必至也。

李中梓又进一步用既济、未济两卦论述心肾的生理病理。

天地造化之机，水火而矣。宜平不宜偏，宜交不宜分。火性炎上，故宜使之下，水性就下，故宜使之上。水上火下名曰交，交则为既济，不交则未济，交者生之象，不交者死之象。(《医宗必读·水火阴阳论》)

水润下而寒故为阴，火炎上而热故为阳。炎上者欲其下降，润下者欲其上升，谓之水火交而成既济。火不制其上炎，水不禁其就下，谓之水火不交而成未济。肾者，水也。水中生气，即真火也。心者，火也。火中生液，即真水也。阴中有阳，阳中有阴，水火互藏，阴阳交体，此又不可不知者也。(《内经知要·阴阳》)

综上所述，不难看出坎离水火在医学中的应用可概括为两个方面的内容：一为互藏，二为交媾。坎离水火互藏是讲乾坤阴阳的量变质变问题，坎离水火交媾是讲水火性质的对立统一问题。水火不互藏的具体应用，如张景岳说："善补阳者，必于阴中求阳，则阳得阴助而生化无穷；善补阴者，必于阳中求阴，则阴得阳升而泉源不竭。"近代医家郑钦安，在其所著《医法圆通》载有补坎填离丹，以桂附补坎中真阳，以蛤粉补离中真阴，以姜草调中而交通上下之枢，是深得医易要旨的。水火不交的具体应用，如王冰说："壮水之主，以制阳光；益火之元，以消阴翳。"心火不能下交于肾反炎于上，肾水亏不能济心制火，当滋阴降火，用知柏地黄丸加减。

第6章 病机学说

病机之说，出自《素问·至真要大论》，主要研究疾病的发生、发展和变化，包括病因、发病、证候三个主要内容。

导致疾病发生的原因虽有多种多样，概言之不外三种：一是外感六淫，即风、寒、暑、湿、燥、火；二是七情变化，即喜、怒、忧、思、悲、恐、惊，也就是精神因素对疾病发生发展的影响；三是饮食劳倦。疾病的发生和变化，是极其错综复杂的，但简而言之，总不外乎正气与邪气两个方面，如《黄帝内经》说："正气存内，邪不可干。"

患者所表现出的临床证候，是疾病变化的本质所在，是辨证施治的依据。

一、六气病机论

（一）章虚谷论卦与六气的关系

《内经》言六气者，风寒暑湿燥火也。六气各异，变化无穷，要不出乎阴阳，阴阳由混元一气而生。一气者，太极也；阴阳者，《易》之－－、一也；六气者，《易》之六爻也；八风方位，即八卦也。阴阳相生，六气变化，八风转旋，而万物生长化收藏，以至疾病疴痒。犹《易》之阴阳相交，六爻变动，而至八卦、六十四卦、三百八十四爻，错综交易，而吉凶悔吝之兆，变现无尽也。羲圣作八卦以垂象，轩岐论六气以明病，同出阴阳太极之源。夫六气由阴阳所化，仍不离阴阳之体。是故寒为阴，火为阳，风为阴中之阳，暑为阳中之阴，湿为阴；风与火合则化热燥，属阳；风与寒合则化清燥，属阴。斯阴阳变化而成六气之异也。(《医门棒喝·六气阴阳论》)

此言《易》之阴爻阳爻为阴阳二气，卦之六爻为六气，卦的六爻由阴爻阳爻组成，六气则由阴阳二气所化。章氏还认为燥气由风寒风热所化。

阴阳者，太极之用也。太极者，阴阳之体也。进者，其气进长，发其生化之用。退者，其气退缩，归其太极之体也。自静极而动，则一阳生于至阴之下（☷），名其节曰冬至，谓当冬令阴极之际，而一阳复至也。阳生于下而渐进，则冲激在上之阴而阴寒愈厉。故冬至后天更冷，而有小寒、大寒之节。此时已二阳生于下矣（☳），阳气渐进而微动，则为风。名为风木，象木之萌芽也。故风为阴中之阳，而风木之气，从大寒节始也。继而至于四阳下生：（☱），则阳旺阴弱，暖气冲融，如火轻燃，名曰君火。君火之气，始于春分节也。既而六阳皆出（☰），阴尽归藏，如火发焰，名曰相火。相火之气，始于小满节也。火之始燃，其体则静，象君之神明端拱南面无为也。火之发焰，其用斯张，若相之出其经纶，利济天下也。故当此时，万物茂盛。而太极动极则静，一阴生于至阳之下（☴），名其节曰夏至，谓当夏令阳极之际，而一阴又至也。阴生于下而渐进，则冲激在上之阳而阳焰愈炽。故夏至后天更热，而有小暑、大暑之节，此时已二阴生于下矣（☶），阳盛于外，阴长于内，故暑为阳中之阴。夫阳气微动，则为风，阳气既旺，则为火；阴气微动，则为湿；阴气既旺，则为寒。二阴在下，阴气尚微，四阳在上，阳气犹旺。然阴气虽微而日进，故湿气上蒸，名曰湿土，谓湿由土中而升，与雨湿之自上降者有别也。湿土之气，虽始于大暑节，然当相火司令时，一阴已生于下，而湿早动。至二阴生时，湿盛上蒸。三阴生时（☷），阴阳两平，各守其位，故热轻湿敛，然犹名其节曰处暑。谓当此处，犹有余暑也。由是观之，益可见暑为火湿合气而成也。既而至于四阴下生（☶），二阳在上，则阴旺阳微矣。微阳上动为风，盛阴下凝为寒，故湿收而反化燥，名曰燥金，燥金之气，始于秋分节也，盖阴阳进退，旺者操权，微者从之而化。阳性动而施泄，阳旺则阴从阳之施泄而散漫化湿。阴性静而翕阖，阴旺，则阳从阴之翕阖而凝敛化燥。故如季冬之二阳在下，四阴在上，风动于下，寒凝于上。其阳从阴而化燥，则水冰地坼。特因阳气渐进，以进者为主，故不名燥而名风也。仲秋二阳在上，四阴在下，风动于上，寒凝于下。亦阳从阴而化燥，故万物坚干。以阴气渐进为主，故不名风而名燥也。……当此之时，二阳上动为风，或遇客气之二火加临，则凉风变为热风。然四阴下旺，凝而不动，不能从阳化湿，而热风上冒更益其燥。故予云：燥气由风寒风火所化，正是经中秘旨也。既而六阳归藏（☷），阴盛如水，则凉变为寒，名曰寒水，寒水之气，始于小雪节也。六气既周，而成一岁之序。由是观之，则六气本阴阳所变化，其名虽六，实则阴阳二气之进退而已。阴阳进退，太极之一动一静而已。经论虽无明文，而义理未尝不在其中。良以《医经》《易经》，同出阴阳太极之源，所谓前圣后圣，其揆一也，岂有二理哉。

（二）吴瑭论卦与风的关系

吴瑭根据《灵枢·九宫八风》的要旨，用《周易》八卦论风之常与害，并举艮与坤两卦为例说明。

《内经》曰："风为百病之长"，又曰："风者，善行而数变"。夫风何以为百病之长乎？大《易》曰："元者，盖之长也。"盖冬至四十五日以后夜半少阳起而立春，于立春前十五日交大寒节，而厥阴风木行令，所以疏泄一年之阳气，以布德行仁，生养万物者也，故风非害人者也。人之腠理密而精气足者。岂以是而病哉！而不然者，则病斯起矣。以天地生生之具，反为人受害之物，恩极大而害亦广矣。盖风之体不一，而风之用有殊，春风自下而上，夏风横行空中，秋风自上而下，冬风刮地而行。其方位也，则有四正四隅，此方位之合于四时八节也。立春起艮方，从东北隅而来，名之曰条风。八节各随其方而起，常理也。如立春起坤方，谓之冲风，又谓之虚邪贼风。为其乘月建之虚，则其变也。春初之风，则夹寒水之母气；春末之风，则带火热之子气；夏初之风，则木气未尽而炎渐生；长夏之风，则夹暑气、湿气、木气（未为木库）；大雨而后暴凉，则夹寒水之气；久晴不雨，以其近秋也，而先行燥气。是长夏之风，无所不兼，而人则无所不病矣。初秋则夹湿气，季秋则兼寒水之气，所以报冬气也。初冬犹兼燥金之气，正冬则寒水本令，而季冬又报来春风木之气，纸鸢起矣。

再由五运六气而推，大运如甲己之岁，其风多兼湿气，一年六气中，客气所加何气？则风亦兼其气而行令焉。然则，五运六气，非风不行，风也者，六气之帅也，诸病之领袖也，故曰"百病之长"也。其数变也奈何？如夏日早南风，少移时则由西而北而东。方南风之时，则晴而热，由北而东，则雨而寒矣。四时皆有早暮之变，不若夏日之数而易见耳。夫夏日日长日化，以盛万也，而病亦因之而盛。《阴符》所谓"害生于恩"也。无论四时之风皆带凉气者，木以水为母也，转化转热者，木生火也。且其体无微不入，其用无处不有，学者诚能体察风之体用，而于六淫之病，思过半矣。前人多守定一桂枝以定治风之主方，下此则以羌防柴葛为治风之要药，皆未体风之情与《内经》之精义者也。桂枝汤在《伤寒》书内所治之风，风兼寒者也，治风之变法也。若风之不兼寒者，则从《内经》"风淫于内，治以辛凉，佐以苦甘"，治风之正法也。以辛凉为正而甘温为变者何？风者，木也，辛凉者，金气，金能制木故也。风转化转热，辛凉苦甘则化凉气也。（《温病条辨·风论》）

风为少阳之气，阳气也，少阳三焦为乾之象，故吴塘举《周易·文言》释乾卦卦辞"元亨利贞"之"元"字，以概风的性质。乾阳统坤阴，乾阳进则坤阴退，乾阳退则坤阴进，周流六虚，常动不居。正如《乾·彖》说："大哉乾元，万物资始，乃统天。云行雨施，品物流形。大明终始，六位时成，时乘六龙以御天。乾道变化，各正性命，保合太和，乃利贞。首出庶物，万国咸宁。"《金匮要略》说:"人禀五常,因风气而生长,风气虽生万物,亦能害万物,如水浮舟,亦能覆舟。若五脏元真通畅,人即安和。客气邪风,中人多死。"此正是对乾风的最好写照。十二消息卦看,复、临、泰、大壮、夬、乾六卦,阳息阴消,至乾为纯阳,故吴氏说:"春风自下而生,夏风横行空中。"乾为天,乾为马,乾为健,有"天马行空,独来独往"之义。姤、遁、否、观、剥、坤六卦,阳消阴息,至坤为纯阴,故吴氏说:"秋风自上而下,冬风刮地而行。"这就是吴氏讲的第一个内容,即风无定体,每随四时八节,早晚晴雨之不同,而有兼夹寒热燥湿之各殊。乾为纯阳,三焦为相火,故风为阳,风本性为火热;乾又为金,藏于西北,故风能生寒凉。这就是吴氏讲的第二个内容,即论风的本质,其变化,常出现转寒转热的现象。吴氏所讲的第三个内容是,由于风性善行数变,治疗之法,就其本性为火热,宜用辛凉,就其所受为寒凉,宜用辛温,故不能拘泥于一种,应各随其所变而施治。

(三)石寿棠用乾坤论燥湿

石寿棠著《医原》二卷,包括医论二十篇,多用太极八卦阐释医理,议论风发,分析入微,其中有《百病提纲论》一篇,分析燥湿二气,极为精审,兹摄其要点分述于下。

1. 寒热化燥湿

天地之气,阴阳之气也;阴阳之气,燥湿之气也。乾金为天,天气主燥;坤为地,地气主湿。乾得坤之阴爻风离,火就燥也;坤得乾之阳爻成坎,水流湿也。乾坤化为坎离,故燥湿为先天之体,水火为后天之用,水火即燥湿所变,而燥湿又因寒热而化也。水气寒,火气热。寒搏则燥生,热烁则燥成;热蒸则湿动,寒郁则湿凝;是寒热皆能化为燥湿也。

或曰:燥湿二气,何以寒热皆能化乎?曰:子欲知燥湿,曷观乾坤。乾象太极,首一画为阳,次二画为阴,乾金本阳含阴也,故乾为太阳,而非孤阳；坤之六画，即乾之偶而并者，坤土本阴承阳也，故坤为太阴，而非孤阴。乾坤卦象天地，请实征诸天地。宗动天，空洞无物，无物为纯阳；宗动天最高，高则转得紧，行得健，紧而健亦为纯阳。阳之精为日，日为其火，金位之下，火气承之，天属阳，燥亦属阳，固也。然宗动天以内之八重天，星为少阴，月为太阴，真阳之下，真阴承之，故曰阳含阴。所以天之燥气下降，必含阴气以降，燥热为本（因燥而热，故曰燥热，不曰热燥），寒燥为变也（因寒而燥，故曰寒燥，不曰燥寒）。阴之精为月，月为真水，水应月而生于地，地属阴，湿亦属阴，固也。然地居天中不动，地之阳气，即天之阳气，阴随乎阳，故曰阴承阳。所以地之湿气上升，必藉阳气乃升，寒湿为本（因寒而湿，故曰寒湿，不曰湿寒），湿热为变也（因湿而热，故曰湿热，不曰热湿）。

　　石氏用乾坤的卦理说明燥湿二气，为天地间寒热之气所化，"寒搏燥生，热烁燥成，热蒸湿动，寒郁湿凝"，故无论燥与湿，都有寒和热的区别。

2. 二至节与气燥湿

　　夫燥湿二气，各主一岁之半，冬至，阳气潜藏于地，地得阳气而湿暗动，故水泉动；交春，东风解冻，雷乃发声，东风与雷皆阳也；湿，阴也，阴随阳化，阳气渐出于地，而湿气渐生，故草木含液而萌动；交夏，温风至，阳气尽出于地，暑热蒸腾，而湿气最盛，故土润溽暑，大雨时行，天地之气，化刚为柔。夏至，阳气尽出于地，而一阴甫生，燥气尚未行令；交秋，凉风，白露降，天地始肃，阳统阴降，而燥气始动；秋分以后，雷始收声，水始涸，故湿气始收，斯时露寒霜肃，阳统阴渐降，而燥气乃行，故草木黄落；交冬，天气上升，地气下降，天地否塞，阳统阴全降，而燥气最盛，阳气潜藏于地下，而外无所卫，故水始冰，地始冻，虹藏不见，天地之气化柔为刚。盖水旺于冬，实长于夏，火盛于夏，实藏于冬，阴阳互根，大化所以循环不穷也。观此可知，燥属阳中之阴，湿属阴中之阳，且未动属阴，动则属阳。《易》曰：吉凶悔吝生乎动。盖动则变，变则化，寒燥化为燥热，返其本也，寒湿化为湿热，因乎变也。人能体察燥湿二气之因寒因热所由生，而以之为纲；再察其化热未化热之变，与夫燥郁则不能行水而又夹湿，湿郁则不能布精而又化燥之理，而以之为目。纲举目张，一任病情万状，而权衡在握矣。

冬至以后，阳生阴长，即是阳气化湿；夏至以后，阳杀阴藏，即是阴气化燥。故湿为阴中之阳，燥为阳中之阴。"燥郁则不能行水而又夹湿，湿郁则不能布精而又化燥"，凡此病机，最有临床意义。

3. 燥湿的三因变易

且夫燥湿二气，为时行之气，又有非时之偏时。如久旱则燥气胜，干热干冷，则燥气亦胜；在春为风燥，在夏为暑燥，在秋为凉燥，在冬为寒燥。久雨则湿气胜，地气不收，溽暑阴冷，则湿气亦胜；在春为风湿，在夏与初秋为暑湿，在深秋与冬为寒湿。《经》曰："必先岁气，无伐天和。"俗谓外感为时气，时之为义，大矣哉！若以一定之成方，治无定之时邪，其不知时之甚者哉！然不独当因时也，尤当因地。西北地高，燥气胜；东南地卑，湿气胜。不独当因地也，尤当因人。六气伤人，因人而化。阴虚体质，最易化燥，燥固为燥，即湿亦化为燥；阳虚体质，最易化湿，湿固为湿，即燥亦必夹湿。燥也，湿也，固外感百病所莫能外者也。

这段主要是说明，燥湿二气每因时、因地、因人而各殊，临证不可不细察。

4. 燥湿赅六气

或曰：外感有风寒暑湿燥火之六气，子以燥湿二气赅之，可推其故而析言之欤？曰：在地成形，在天为气。六气，风居乎始，寒暑湿燥居乎中，火居乎终。风居乎始者，风固燥湿二气所由动也；寒暑居乎中者，寒暑固燥湿二气所由变也；火居乎终者，火又燥湿二气所由化也。请析言之！

风在卦为巽，二阳居一阴之上，外阳内阴，且阳倍于阴，故风为阳邪，风固善动数变而无定体者也。东方湿气动以雨，故曰湿风；西方燥气动必旱，故曰燥风；南方暑气动必热而湿，故曰暑风；北方寒气动必冷而燥，故曰寒风；东南之风，湿兼暑也；东北之风，湿兼寒也；西南之风，燥兼火也；西北之风，燥兼寒也。动之得中，人物因之以生；动之太过，人物感之而病。盖燥微则物畅其机，燥甚则物即干萎；湿微则物受其滋，湿甚则物被其腐。物如此，人可知矣。

寒固燥所由生，而火又燥所由成者也。《经》云："燥胜则干"，所以夏月炎暑司权，物见风日，则津汁渐干，人出汗多，则津液渐耗，火胜则燥固也。秋冬寒凉司令，在草木则枯萎，在露则结为霜，在雨则化为雪，在水则冻为冰，在人则手足皲裂，雨间皆寒燥之气所盘结也。冬在卦为坎，一阳居二阴之中，寒冰外凝，而燥火内济，故寒燥之病易化为燥热。《经》谓伤寒为热病，盖寒则燥，燥则热，理相因也。若冬月阳不潜藏，地湿不收，则寒又必夹湿，所以冬得秋病，如病疟、病痫、病温者，要皆兼乎湿邪耳！

至于暑，即湿热二气互酿为寒而化为燥者也。必须分别湿多热多，偏于湿者，化燥缓；偏于热者，化燥急。若纯热无湿，则又为中暍之暑燥矣。

若夫火，藏于金木水土中，而动之则出，又燥湿二气所归宿者也。故戛金取火，钻木取火，掘土取火（土之精凝结而为石，观取火于石，即可知取火于土之义），海为火谷，江湖水动处，亦皆有火，在人亦然。金火同宫，离为君火，故肺与心动为燥火，若湿与热蒸，又为湿火；肝为震之雷火、巽为风火，故肝动为燥火，若湿与热蒸，又为湿火；肾火为龙火，龙火，水中之火，水亏火旺，化为燥火，若湿与热蒸，又为湿火；脾属土，土为杂气，故脾火多湿火，湿火伤及脾阴，又化为燥火。燥也，湿也，终归火化也。此地二生火，所以成之者也。

以上主要是分析风、寒、暑、火，统由燥湿二气之动、之变、之化而生，故燥湿可赅风、寒、暑、火而言。

前言乾为少阳而主风，《说卦》则言巽为风，不背经旨乎？夫乾为纯阳，三焦为相火，故乾风为热风、干风，不能长养万物。坤阴往交乾阳，一索而得巽，二阳居一阴之上，故巽以乾为基，巽为乾之用，巽为阴卦性柔，巽代乾以行风令，是巽为和风，能长养万物者也。

5. 外伤燥湿病证

他如春温，寒化燥而夹湿者也；风温，风化燥也；温热、暑温，湿热交合为病，而偏于热者也；湿温，湿热交合为病，而偏于湿者也；温疫，病如役扰，乃浊土中湿热郁蒸之气，而化燥最速者也；伏暑，乃暑湿交合之邪，伏于膜原，待凉燥而后激发者也；疟疾，有暑湿合邪，伏于膜原，有风寒逼暑，入于营舍，亦皆待凉燥而后激发者也；霍乱，有伤于暑燥，有伤于寒燥，有伤于暑湿，有伤于寒湿，有燥夹湿、湿化燥，相因而为病者也。审是，燥湿二气，非风寒暑火所生而化，化而成之者哉！吾故举之以为提纲。

上一段又简要列举伤于燥湿二气，而发为风温、春温诸病，进一步阐释燥湿与风寒暑火的关系。

6. 燥湿治法

曰：敢问治法何如？曰：治外感燥湿之邪无他，使邪有出路而已，使邪早有出路而已。出路者何？肺胃肠膀胱是也。盖邪从外来，必从外去，毛窍是肺之合，口鼻是肺胃之窍，大肠膀胱为在里之表，又肺胃之门户，故邪从汗解为外解，邪从二便解亦为外解。燥属天气，天气为清邪，以气搏气，故首伤肺经气分。气无形质，其有形质者，乃胃肠中渣滓。燥邪由肺传里，得之以为依附，故又病胃肠。肺与大肠，同为燥金，肺胃为子母，故经谓阳明亦主燥金，以燥邪伤燥金，同气相求，理固然也。湿属地气，地气氤氲黏腻，为浊邪，然浊邪亦属是气，气从口鼻传入，故亦伤肺经气分。肺主一身气化，气为邪阻，不能行水，故湿无由化，浊邪归浊道，故必传胃肠，浊中清者，必传膀胱。

曰：药之何如？曰：汗者，人之津，汗之出者气所化，今气不化津而无汗者，乃气为邪所阻耳！邪阻则毛窍经络不开，即胃肠膀胱亦因之不开，法当轻开所阻肺气之邪，佐以流利胃肠气机，兼通膀胱气化。燥邪，辛润以开之；湿邪，辛淡以开之；燥兼寒者，辛温润以开之；燥兼热者，辛凉轻剂以开之；湿兼寒者，辛温淡以开之；湿兼热者，辛凉淡以开之；燥化热者，辛凉重剂以开之；湿化热者，辛苦通降以开之；燥为湿郁者，辛润之中参苦辛淡以化湿；湿为燥郁者，辛淡之中参辛润以解燥；燥扰神明者，辛凉轻虚以开之；湿昏神智者，苦辛清淡以开之。总之，肺经气分邪一开通，则汗自解矣。其有纳谷后即病者，气为邪搏，不及腐化，须兼宣松和化，不使之结，后虽传里，小通之即行矣。其有感邪之重且浊者，必然传里，传里即须攻下；若肺气未开而里证又急，又必于宣通肺气之中，加以通润胃肠之品。肺主天气，天气通，地气乃行耳！燥邪大肠多有结粪，必咸以软之，润以通之；湿邪大便多似败酱，必缓其药力以推荡之，或用丸药以磨化之。燥伤津液者，滑润之品增液以通之；湿阻气机者，辛苦之味开化以行之。要之，邪伤天气，治以开豁，天气开而毛窍经络之清邪自开，即胃肠膀胱之浊邪，无所搏束，亦与之俱开，汗得解而二便解，如上窍开而下窍自通也。若上窍未开，而强通下窍，则气为上焦之邪所阻，不能传送下行，譬如搏足之鸟，而欲飞腾，其可得乎？邪传地道，治以通利，地气通，而胃肠膀胱之浊邪自通，即毛窍经络之清邪，孤悬无依，亦与之俱通，二便解而汗亦通，如下窍通而上窍自开也。若下窍不通，而强开上窍，则气为胃肠之邪所阻，不得化汗外出，譬如海门淤塞，而欲众流顺轨，其又可得乎？审若是，天道与地道，一以贯之之道也，岂有二哉？

曰：其有人虚证实者，当何如？曰：人虚证实，不过加以托邪之法，护正之方，究当以祛邪为主，邪早退一日，正即早安一日，《经》故曰"有故无陨"。否则养痈成患，后虽欲治，不可得而治。吾故曰：治外邪之法无他，使邪有出路而已，使邪早有出路而已矣。

或又曰：邪无形质，依渣滓以为形质，然则病人不与之食可乎？曰：非也。邪之所凑，其气必虚，能食而不与之食，则月气愈虚，譬如空城御敌，贼必直入而无所防，不独邪入于胃已也，胃无谷气，则生化之源绝，五脏皆为虚器，邪且无所不入矣。曰：然则强与之食可乎？而亦非也。不能食而强与之食，则邪气愈遏，是资盗粮也。总之，食与不食。当视病者之能与不能，强食固不可，禁食尤不可，但当清淡养胃，不可浓浊护邪。谚有之曰：饿不死的伤寒，谓知饥为有胃气，乃是不死之伤寒也。吾淮鞠通先生尝谆言之，奈何病家犹强食，医家犹禁食，而竟昧乎大中至正之理也哉！

任应秋："以燥湿二气均为外邪，故无论为燥为湿、在表在里，均以使其外解为原则。在表者汗之开之，外解也；在里者，利之开之，亦外解也。只是分辨其兼夹与兼化之不同，而用不同的外解方法而已。"（《中医各家学说》）

肺主呼吸，故通天气而立一身之气。然其主宰者，却是三焦。三焦为肺肾之帅，统机体呼吸三关，始为肺呼吸，终为组织呼吸（即三焦通腠理），中行血脉。肾为胃肠之关，开窍二阴，其合三焦膀胱，外应毫毛腠理。虽言开肺气，实乃三焦布气，腠理开通矣。

7. 内伤燥湿

曰：外感百病，不外燥湿二气，吾闻诸子矣。敢问内伤何如？曰：内伤千变万化，而推致病之由，亦祗此燥湿两端，大道原不外一阴一阳也。彼古今医籍，分门别类，名色愈多，治法愈歧，徒足炫一时之耳目，反令后学无所指归，总由未能探本穷原，以察天地阴阳之理焉耳！请析言之。外感者，实也，虽虚而必先实；内伤者，虚也，虽实而必先虚。阳气虚，则蒸运无力而成内湿，阴血虚，则荣养无资而成内燥；思虑过度则气结，气结枢转不灵而成内湿；气结则血亦结，血结则营运不周而成内燥。且也阴阳互根，气血同源，阳虚甚者阴亦必虚，釜无薪火，安望蒸变乎精微？气虚甚者血亦必虚，车无辘轳，安望汲引以灌溉？往往始也病湿，继则湿又化燥。阴虚甚者阳亦必虚，灯残油涸，焉能大发其辉光？血虚甚者气亦必虚，水浅舟停，焉能一往而奔放？往往始也病燥，继则燥又夹湿。盖化湿犹自外来（虚湿虽从内生，然毕竟是水饮所化，犹不足中之有余病也），化燥则从内涸矣。故因燥化湿者，仍当以治燥为本，而治湿兼之；由湿化燥者，即当以治燥为本，而治湿兼之。此治法标本先后之大要也。

曰：脏腑轻重何如？曰：凡因天气致病者为外感，外感先病人之天气；凡因人致病者为内伤，内伤先病人之地气，故内燥起于肺胃肾，胃为重，肾为尤重；盖肺为敷布精液之源，胃为生化精液之本，肾又为敷布生化之根柢。内湿起于肺脾肾，脾为重，肾为尤重；盖肺为通调水津之源，脾为散输水津之本，肾又为通调散输之枢纽。若是者，脾也，胃也，肾也，固肺所借以生、借以化者也。天气不下降，由于地气不上腾，顾可不分轻重也哉？总之，病有燥湿，药有燥润，病有纯杂，方有变通。《经》曰："知其要者，一言而终，不知其要，流散无穷。"其斯之谓与！

任应秋氏说："内伤之湿，或由气结而枢转不灵，或由阳虚而蒸化无力。内伤之燥，或由血虚而营养无资，或由血结而营运不周。燥多责之于肺胃肾，湿多责之于肺脾肾。但肺之敷布精液，胃之生化精液，肺之通调水津，脾之散输水津，皆以肾为根柢和枢纽。故内伤的燥与湿，于肾特为重要。"

三焦相火合于肾，相火亢盛伤肾阴则燥，相火不足不能化肾水则湿。故无论病燥病湿，皆三焦之变化也。总因前人不明三焦腑，而权责之于肾耳。

（四）君火相火论

君火相火之名，首见于《黄帝内经》。《黄帝内经》用天人相应的观点对君火相火的生理、病理、治则做了简要论述。之后历代医学家在此基础上都有不同程度的发挥。但见解各不相同，众说纷纭。而二火为病甚多，特别是在内伤热病中，占据主导地位。因此，对二火的生理、病理、治则有必要做进一步的探讨，这对指导临床中治疗内伤热病很有好处。

1. 君火相火的生理功能及相互关系

《黄帝内经》从天人相应的观点，概括地阐述了君火相火的生理特点。如《素问》说："少阴君火""少阳相火""君火以明，相火以位""相火之下，水气承之""君火之下，阴精承之"。这说明君火与相火的生理特性既有差异，又有联系，我们必须仔细分辨清楚。

(1) 相火的生理功能

第一，气化。少阳之上，相火主之。少阳标本皆阳，是为纯阳，为乾卦之象，故乾卦主无形之相火。在后天八卦方位图中，乾位于西北，左为坎，主肾水，右为兑水，主肺。故《灵枢·本输》说："少阳属肾，肾上连肺，故将两脏。"少阳相火统帅肺、肾两脏，肺为水之上源，肾为水之下源。由是可知，相火与水的关系密切，故曰"相火之下，水气承之"。《说文》：承，奉也。有奉养的意思，是说相火受水气的涵养，不是水克火。相火为乾阳无形之真火，寄寓右肾，是人体阳气之根蒂。相火蒸化肾水的过程叫气化，气化便产生了生气，也叫元气。元气为五脏六腑、十二经脉之根蒂。元气通过三焦分布到全身，故张元素说："命门为相火之原，……主三焦元气""三焦为相火之用，分布命门元气"。地气之升腾全借相火之气化。相火温肺则源泉不断，肺气宣发而充皮肤。所以，肺气之肃降，无不是相火的功用。相火能主气之升降出入。

第二，生化，乾为少阳三焦相火，坤为太阴脾土，乾坤相合于中宫，脾土随相火而生。脾之所以能化食，能替胃运输水谷精微于周身，全借少阳相火蒸腐生化之力。相火蒸腐水谷化生精微的过程叫生化，生化便产生了胃气，人有胃气则生，无胃气则死。

由上述可知，相火与肾、脾、肺有密切关系，肾、脾、肺三脏主水，故相火以水为养而走气分。肾主五脏之精，脾主五脏之胃气，二者俱主化以奉升浮，是知春生夏长皆从相火中出。相火有气化和生化两大功能，这两大功能主宰着人的生与死，故曰"相火以位"。何谓位？《系辞》说："圣人之大宝曰位。"位，指政权。圣人最宝贵最重要的是政权，政权是统治者的法宝。所以，"相火以位"是说相火主宰人的生命，是机体的大宝。

乾为日，为铅为金。气功家谓乾为金丹。《入药镜》载：《云房丹诀》云，"铅铅水乡灵源，庚辛室位属乾，尝居坎尸，隐在兑边，生天生地，生人生万物,皆不能外此先天之铅。"三焦相火是机体中的一轮红日,万物生化之本源,要想祛病延年可不养炼乎!

(2) 君火的生理功能

第一,温养血脉。君火属心,心主离卦。离卦外阳而内阴,阴有形,故君火为有形之火,位于胸中。心主血,君火走血分,以血为养。张景岳说:"血本阴精。"(《景岳全书》)离卦中之阴为真阴精,坎卦中之阳为真阳气。故云"君火之下,阴精承之"。君火能温运血脉,血得君火而不凝,脉得君火而乐。如是,则营血周流于全身,而滋养机体。

第二,主神明。"君火以明",明,指神明。《系辞》说:"日月相推而明生焉。"日月,指阴阳。人体阴阳升降调和,阴平阳秘,气血充溢,君火温养营血而四布,色泽光亮,精神旺盛,所谓"少阴所至为荣"的意思,即是"明"的象征。又由肺吸入的清气和由肝摄取的水谷精微之气,在血液中相交会,经过复杂的反应化合生成各种营养物质,放出热能,充养周身,不是日月交会而生明的意思吗?这是指整个人体生命活动的外在表现。

此外,君火主神明,是指人的精神意识思维活动《灵枢·营卫生会》说:"血者,神气也。"《灵枢·本神》说:"心藏脉,脉舍神。"君火能温养血脉,当然就能养神了。君火主神明的功能正常与否,可表现在精神状态、意识、思维能力和睡眠等方面。君火主神明的功能正常,则精神振奋,意识清晰,思考敏捷,睡眠安稳。若君火主神明的功能异常,或表现为心神不足的精神委顿、神思衰弱、反应迟钝、健忘、迷蒙多睡;或表现为神明被扰的心烦、心悸、失眠、多梦,甚则狂躁妄言、谵语等。

(3) 相火与君火的相互关系

人身阳气之源有二:即相火与君火。君火宜降,降者为地,乃地中之火。相火宜升,升者为天,乃天上之火,犹如一轮红日也。人身阴气之源也有二:即血与水。血养君火,水养相火。

相火为脾土之主,相火蒸腐水谷化生营血上奉于心,以涵养君火。故君

213

火必有赖于相火的功能正常才能维持正常的生理活动。乾主三焦相火，离主心之君火。乾破为离，乾为体，离为用。故相火为君火之根本，君火为相火之神用，是君火禀相火之光以为"明"。有君火而无相火为无根之火，但是，有相火必有君火。君火——心火常有余，营血常不足。朱丹溪所谓"阳有余，阴不足"，即指此言。朱氏说："天之阳气为气，地之阴气为血，故气常有余，血常不足。"以阴血与阳气相对而言，则此阳气当是指心的阳气——君火。阳气有余，即是心火亢盛。治心火亢盛必以补血养心火为主，佐以泻心火。但是，血不自生，须得"阳气"之药，血才能自旺。此"阳气"乃是指相火所化生的"阳气"，阳生阴长，血自旺，故朱丹溪常用四物补阴丸加减，治阴血虚而心火亢盛证。张景岳《类经图翼》所谓"阳非有余"，"阳衰则阴盛"中的"阳"，是指相火所化生的阳气。相火不足则水湿有余，故曰"阳衰则阴盛"。脾主湿，肾主水，湿聚为水，水流为湿，水湿本为一家。

相火化气，君火化血。运血者即是气，守气者即是血，君火化血，主濡养五脏六腑、四肢百骸，但血主静喜安不能自致于五脏六腑、四肢百骸，必赖相火所化之气，才能运血于周身，此即所谓相火代心以行事。

正常的君火有赖于正常相火的资助。君火下降，则赖于精血上奉。君火藏于血中，下注于肾而温养肾水。肾水赖下注的血液而得到充养。君火下降，肺气肃降有权，源清水长，又能涵养相火。这就是坎离相交的功能。

2. 君火相火的病理及证候

君火相火的病理变化，虽然都是由脏腑功能失常、阴阳升降失调、气血亏损而导致正常的生理之火变成致病的邪火，但由于生理功能同中有异，其病理变化及发病证候也不尽相同。

(1) 君火的病理及证候

心火亢盛的原因，概括起来有二：一是少阳三焦相火（乾阳）不足，太阴脾湿（坤阴）有余，土、火不合其德，化源虚弱，营血供养不足，不能上奉，心失充养而心火亢盛；二是七情郁结暗耗营血，而导致营血不能涵养心火。朱丹溪之《脉因证治》说："湿热、相火病多。土火病多。气常有余，血常不足"，全面概括了心火亢盛的发病情况。

心火亢盛的内伤热病源于手少阴，其病理变化有以下六个方面。

第一，心为脏属阴，主血脉，主神明。君火走血分，以血为养。血属阴，离为阴卦，故心火亢盛叫作阴火。阴火内伏阴血，在血脉之中。心火亢盛，即是血病。故一般临床表现热势不高，只云"热"。张元素之《医学启源》说："热者，少阴君火之热，乃真心小肠之气也。"阴火伏于血脉之中，日渐煎熬，血气亏少，心无所养，致使心惑乱而烦闷不安。《灵枢·热病》叙述阴火内伏血中的热病，有烦闷、唇、口、咽喉干燥等症状。营血不能颐养于神，神无所养，津液不行，不能生血脉。脉者，神之舍。心生凝滞，七神离形，故阴火为七神之贼。阴火内伏血脉，消灼阴血，这大概是血脉病变的根源，如高血压、动脉硬化、冠心病、周围血管病等。

第二，心火亢盛，就燥刑肺，肺阴受伤。症见咳逆、喘促、短气、鼻干，不任风寒。舌尖红或红赤起刺，根部有白腻苔，或黄苔，或灰苔，或根部及两边有白苔，中心无苔。

第三，心火乘脾为热中。在后天八卦方位图中，离在坤之左，心火出自地下，所以李东垣认为阴火乘于坤土之中。阴火就燥，兑肺在坤之右，燥火夹灼坤土，坤土日焦，营血之源日竭，其寿必短期。热中病，"脾胃脉中见浮大而弦，其病或烦躁闷乱，或四肢发热，或口苦、舌干、咽干"。(《脾胃论》)

第四，心火炎上则上热，水湿聚下则下寒。心火炎上则肺气不降，水湿聚下则下焦阻塞不通，心肾不得相交，上下否隔，逆乱内生，而发百病。如湿聚成饮，饮凝为痰。上热下寒，风起其间，所以常导致中风、痰火、湿热、痿痹、厥逆等病证。

第五，子病及母，肝木夹心火之势，无所畏惧而妄行。震、巽在坤之左，木郁地中，少阳风热之气陷于地下，不得生长，而木火遏于有形之中。症可见多怒、目生内障、妄见、妄闻、起妄心、夜梦亡人、四肢满闭转筋，或生痿，或生痹，或生厥，或中风，或生恶疮，或作肾痿，或为上热下寒等，为邪不一。

第六，心火亢盛而刑肺，水上源日亏，肾水日虚，君临臣位，虽然病轻，但时间较长，不易速愈。心火亢盛的热病，是心火有余，气血俱不足，是虚劳病和各种慢性病的根源。

《素问·至真要大论》病机一十九条，概括热病者四，谓"诸胀腹大，皆属于热；诸病有声，鼓之如鼓，皆属于热；诸转反戾，水液浑浊，皆属于热；诸呕吐酸，暴注下迫，皆属于热"，其证多与水湿有关。刘河间又广其说，谓心火致病甚多，为"喘呕，吐酸，暴注下迫，转筋，小便浑浊，腹胀大鼓之有声，痈疽，疡疹，瘤气，结核，吐下霍乱，瞀郁，肿胀，鼻塞，鼻衄血溢，血泄，淋闭，身热，恶寒，战栗，惊惑，悲笑谵妄，衄蔑血污之病"。(《素问玄机原病式》)

(2) 相火的病理及证候

相火属三焦，三焦为腑属阳，主诸气。相火走气分，水化为气，以水为养。气属阳，乾为阳卦，故相火亢盛叫作阳火，阳火驰扬气分。相火病，即是水病，故一般临床表现热势高，而云"火"。"火"甚于"热"。张元素说："火者，少阳相火之热，乃包络三焦之气也。"(《医学启源》)

相火亢盛的原因有三：一是七情交错，相火妄动，煎熬肾水；二是房事不节，肾精日亏，肾水不足，相火炽盛；三是温病后，津液未复，肾水不足，筋脉失濡，肝木失养，木随火燃，风助火威，燎原之势不可挡。相火亢盛的热病源于少阳三焦，其病理变化有以下四个方面。

第一，相火亢盛，煎熬肺、脾、肾之阴。在后天图中，乾之左为坎水，右为兑水。相火亢盛，水不养火，反被火煎，而肾肺受伤。三焦相火亢盛，脾湿化燥，湿土变成焦土，何以生化营血！火灼于肺，津液受伤，则干咳少痰，或痰中夹血，潮热盗汗，或咯血不止，鼻血，口苦咽干等。火煎肾阴，其特征是颧红唇赤，潮热盗汗，腰脊酸痛，脉沉细舌红。火伤脾胃之阴，其特征是口唇干燥，烦渴易饥，口渴欲饮，大便硬结。

第二，相火亢盛，弥漫气分，症见身大热，汗大出，口大渴，脉洪大等。

第三，相火走足厥阴肝经则动风，症见惊痫、抽搐等。

第四，相火窜手厥阴心包络，则神昏谵语。

《素问·至真要大论》病机一十九条，概括火病为五条，谓："诸禁鼓栗，如丧神守，皆属于火；诸躁狂越，皆属于火；诸病胕肿，疼酸惊骇，皆属于火；诸逆冲上，皆属于火；诸热瞀瘛，皆属于火。"相火属乾，乾为首，故相火亢盛证多与精神、神经疾患有联系。刘河间又广其说：谓相火致病甚多，为"瞽瘛暴喑，冒昧躁扰，狂越，骂詈惊骇，胕肿酸痛，气逆上冲，禁栗如丧神守，嚏呕，疮疡，喉痹，耳鸣及聋，呕，涌，溢，食不下，目昧不明，暴泣，瞤瘛，暴病暴死。"(《素问玄机原病式》)

(3) 君相二火病理变化的相互联系

君相二火的病理变化虽然有不相同的地方，却又有密切关系。《素问·六微旨大论》说："君位臣则顺，臣位君则逆。逆则其病近，其害速；顺则其病远，其害微。所谓二火也。"高士宗注："君火加于相火之位，是君位臣，乃以上临下则顺。相火加于君火之位，是臣位君，乃以下侵上则逆。逆则其病近，其害速；顺则其病远，其害微。君臣者，所谓二火也。"(《黄帝素问直解》)

火性炎上。君火位于胸中，心火亢盛则灼胸刑肺，上窜头面。初病热不及下焦，多上热下寒证。心火刑肺，水之上源渐损，日久则肾水也日渐亏损，不能涵养相火，致相火时有旺盛。相火时旺，脾土有主，能纳饮食，腐熟水谷，胃气不绝，故病轻。这时若再能配合饮食、起居、动作的调养，病有向愈的转机。反之，如果饮食劳倦积久，心火不平，肾水日渐亏涸，相火也渐亢盛。心火亢盛逐渐及于相火，相火也亢盛，即所谓"君火加于相其病远，其害位，是君位臣，乃以上临下则顺。……顺则其病远，其害微"。远，遥远也。意为进行缓慢，言病势发展缓慢。三焦相火合于中宫，寄于肾与膀胱，又通心包络，故相火亢盛，则灼腹燎胸，上熏头面，遍及五脏六腑。相火亢盛，肾水不足，肝木失养，风助火威，木随火燃，木燃则心火也亢盛。此时君相二火皆盛，内外上下皆热，津液营血涸竭，一水不胜二火，必死。相火亢盛及于心火，心火也亢盛，即所谓"相火加于君火之位，是臣位君，乃以下侵上则逆。逆则其病近，其害速"。近，《韵会》迫也；迫，《广韵》急也。言病情发展急速而危害大。"太阴脾土，随少阳相火而生"，相火亢盛则脾土焦，人无胃气则死。

3. 君火相火的治则

"相火之下，水气承之""君火之下，阴精承之"。说明相火受水气的涵养，君火受阴精的涵养。如水不养相火，相火就亢盛。阴精不养君火，君火就亢盛。这就指出了君相二火亢盛的治疗原则：治疗相火亢盛当以水平之，壮水之主；治疗心火亢盛当以阴精养之，益火之源，生化精血。君火亢盛和相火亢盛，是内伤热病，皆是虚证，不能泻火，总以安养为主。《素问·五常政大论》说："阴精所奉其人寿，阳精所降其人夭。"李东垣在《脾胃论》解释道："夫阴精所奉者，上奉于阳，谓春夏生长之气也。阳精所降者，下降于阴，谓秋冬收藏之气也。"李氏认为"阴精"主要是指出自中宫的营血，"血本阴精"。《素问·经别论》说："食气入胃，浊气归心，淫精于脉。"《内经选读》释，"浊气"指谷气中的浓稠部分，即是"阴精"。此"阴精"上奉于心以涵养君火。但是，"阴精"上奉必有赖于阳气上升，阳气不升，则"阴精"也不上奉。气少则津液不行，津液不行则血亏，血亏则心火亢盛。李东垣通过临床实践体会到饮食劳倦伤人阳气，阳气不足，脾胃虚弱，水湿之气下流，相火衰弱，营血亏损，不能上奉于心，则心火亢盛。所以他特别重视用甘温除热法，用甘温之品补三焦相火以生脾胃之气。李氏甘温除热法，是以补气为手段，而达到生血涵养君火的目的，阳生则阴长也。赵献可之《医贯》说："太阴脾土，随少阳相火而生，故补脾土者，补相火。"所以李氏在

《脾胃论》中开手第一方就是"补脾胃泻阴火升阳汤",以升补阳气为主,佐以泻心火除脾湿,此其大则。具体地说,阳虚气虚血虚的心火亢盛证是复杂的,各有其偏重面。如阳气不足,水湿内聚;营血亏损,心火亢盛;气血不运,经络阻滞。所以治疗方法也是多变的。上焦之病,以升阳益气生血法为主,阳生则阴长,清心火利湿次之;中焦之病,大补中焦;下焦之病,以温阳利湿为主,清火升阳次之。如果审证不到,治此失彼,其病终不会得愈,且变证多端。朱丹溪常用四物汤加炒黄柏治血亏导致的心火亢盛证。

肾水不足则相火亢盛,相火走气分,上下内外皆热。治疗相火亢盛,不能单独滋肾水。此时相火亢盛,水火不相容,必须用上源天一之水灭之。《医贯》:"相火者,无形之火也。无形之火内燥热而液枯。……吾身自有上池真水,气也,无形者也。以无形之水沃无形之火,当而可久者也。"所谓秋风一起,大地皆凉,炎暑自退,白虎汤或加人参汤是其方。赵献可以六味地黄丸为方,欠妥。石膏辛甘寒以清水之上源——肺胃,扫清气之热,气乃无形之水,源清则流长。知母泻心火清阳明滋肾阴,以充水之下源。粳米、炙甘草甘温护中,不伤胃气。人参气阴双补。切忌不可用大苦寒之品。因相火本为人体中生气之根源,人一日不可无此火,不能损伤它。朱丹溪常用大补阴丸治肾水亏而相火旺之证。

对于君火相火亢盛的治则,李时珍在《本草纲目》中有一段话说得很好:"阳火遇草而烌,得木而燔,可以湿伏,可以水灭。"相火亢盛叫阳火,水亏不滋养肝木则木燥,故遇草木而燃。相火以水为养,故水湿可以制之。他又说:"阴火不焚草而流金石,得湿愈焰,遇水益炽。以水折之,则光焰诣天,物穷方止。以火逐之,以灰扑之,则灼性自消,光焰自灭。"心亢盛叫作阴火,阴火因阳虚血亏而生。阳气不足则水湿内聚,水湿聚则浸肝木,故阴火不焚肝木,反见肝木郁证。心火亢盛而刑肺金,故云"流金石"。水湿伤阳,"以水折之",阳气更伤,阴火更亢盛。"以火逐之",即是补相火,使阳气上升,阴精上承,阴火自灭。灰性温又能胜湿,故"以灰扑之,则灼性自消,光焰自灭。"

《素问·至真要大论》说:"火位之主,其泻以甘,其补以咸""少阴之胜,治以辛寒,佐以苦咸,以甘泻之""少阳之胜,治以辛寒,佐以甘咸,以甘泻之"。指出了用药立方的原则。以甘味为泻火的主药,意义较深。火能生土,实则泻其子。甘味入脾胃,从脾胃以泻火,脾胃健生化有权,营血充溢,津液敷布,灌溉四方。且脾土健,肺金有主,热清金旺,水之上源涌溢,源清流长,君相二火不得偏胜。但是,由于君火相火的病理变化不同,治疗原则也不相同。

心火独盛,火炎于上,营血被煎,血虚于内。阳气不足,卫虚于外,水湿停蓄于下。病情虚实兼有,最难着手治疗。用药既要升阳气轻清灵走上,又不能助心火为害;既要泻心火,又不燥血,不伤阳气,不损胃气;既要清热润燥,补营血,又不助停蓄的水湿困遏阳气,阻逆气机;既要利水湿,又不损津液,更不能用平肝阳滋肾阴之品,阻碍生气的升发。用药稍有不妥则变证蜂起。若见手足逆冷而单用桂附,是火上添薪,心火更盛;若见阴虚,而单用甘咸寒养津之药,是只能清热,不能退火;若见心火亢盛,而单用苦寒直折心火,只能退火,不能养津血,且苦寒降阳,重伐少阳生气,能加重病情;若补血而不清火,则火终亢而不能生血。

相火亢盛,用药要养阴救水,忌用升发风药,苦寒化燥之剂。

若以治心火亢盛的方法治相火亢盛,则火势愈旺,势必为灼热,为消渴,为热盛昏狂,为风动痉厥,甚则鼻煽舌卷囊缩,阴竭阳越。若以治相火亢盛的方法治心火亢盛,则阳气愈伏,心火愈盛,阴血愈不能上奉,势必为痞满,为呕呃,咳喘,为肠鸣泄泻,为热深厥深,甚则蒙闭清窍,神昏谵语。

从季节上说,相火亢盛病证,春夏病势较重;心火亢盛的病证,秋冬病势较重。

总之,相火偏胜,病变中心在中下焦,当以滋阴救水为主,宜保肺脾肾的阴液，着重一个"水"字。心火偏胜，病变中心在中上焦，当以温补升阳清心火凉血为主，宜保心脾气血，着重一个"血"字。

二、脏腑病机论

自《黄帝内经》之后，李东垣是第一个能够全面把《周易》原理运用到中医药学中，开创中医新理论的。李东垣用太极八卦学说"天人相应"的理论，阐发脏腑、经络、气血、津液的生理功能与病理变化，以及指导辨证、立法、处方、用药等。但是，在评价李东垣的学术思想时，却很少有人涉及李氏对医易做出的贡献。

王好古从师于李东垣，并把李东垣的医学论述加以编集，《此事难知》即是其中的一种。王氏在《此事难知》序言中说，此书记载了其师"不传之秘"。那么，李氏"不传之秘"是什么呢？即《周易》太极八卦的原理。

（一）人肖天地而生

天地之形如卵，横卧于东、南、西、北者，自然之势也。血气运行，故始于手太阴，终于足厥阴。帝曰：地之为下否乎？岐伯曰：地为人之下，太虚之中也。曰：冯乎？曰：大气举之也。是地如卵黄在其中矣！又曰：地者，所以载生成之形类也。《易》曰：坤厚载物，德合无疆。信乎天之包地，形如卵焉。故人首之上，为天之天；足之下，为地之天。人之浮于地之上，如地之浮于太虚之中也。气之西始于寅，终于丑；血之东根于辛，纳于乙，相随往来不息，独缺于乾巽，为天地之门户也。启玄子云：戊土属乾，己土属巽。遁甲曰：六戊为天门，六己为地户，此之谓也。《经》云：天地者，万物之上下；左右者，阴阳之道路。气血者，父母也；父母者，天地也。血气周流于十二经，总包六子于其中，六气、五行是也。无形者包有形，而天总包地也。天左行而西气随之，百川并进而东血随之。（《此事难知》）

医易启悟

李东垣为什么说"独缺于乾巽"呢？久久思之，始悟其根据是《黄帝内经》和《伤寒论》。《素问·脉解》提出了六经与月份及时辰的配合关系，见表6-1。

表6-1 六经配月、时表

六　经	月　份	时　辰
太阳	正月	寅
厥阴	三月	辰
阳明	五月	午
少阴	七月（据《太素》）	申
少阳	九月	戌
太阴	十一月	子

《伤寒例》四时八节，二十四气，七十二候决病法中提出月份与八卦的配合关系，谓"立春正月节斗指艮卦，立夏四月节指巽卦，立秋七月节指坤卦，立冬十月节指乾卦"。准此，太阳在艮卦，厥阴在震卦，阳明在离卦，少阴在坤卦，少阳在兑卦，太阴在坎卦，独缺乾巽二卦为天地之门户也。李东垣言人身一太极，气血为两仪，周流于一身，六经配六卦，乾巽为天门地户（图6-1）。

脾虽寄于坤，实用于巳，从上肺心，从下肾肝，脾中得三数也。如气寄于辛而用于寅，包络三焦寄于丑而用于申也，此人之所以肖天地而生。《易》曰：乾为首，坤为腹，震为足，巽为股，坎为耳，离为目，艮为手，兑为口。

手之三阳，从手走头；足之三阳，从头走足，是高能接下也。足之三阴，从足走腹；手之三阴，从腹走手，是下能趋上也。

故上下升降而为和。《易》曰："天道下济而光明，地道卑而上行。"《易》

曰："山泽通气。"故气寄于辛，用于寅，平旦始从中焦注，循天之纪，左旋至丑而终。昼夜通行五十度，周流八百一十丈。夫倡则妇随，血随气而上行，殊不见润下之意。《经》云：气主煦之，升也；血主濡之，润也。《书》云："水曰润下。"如何说得从气之血有不行之体，如百川右行，东至于海。(《此事难知》)

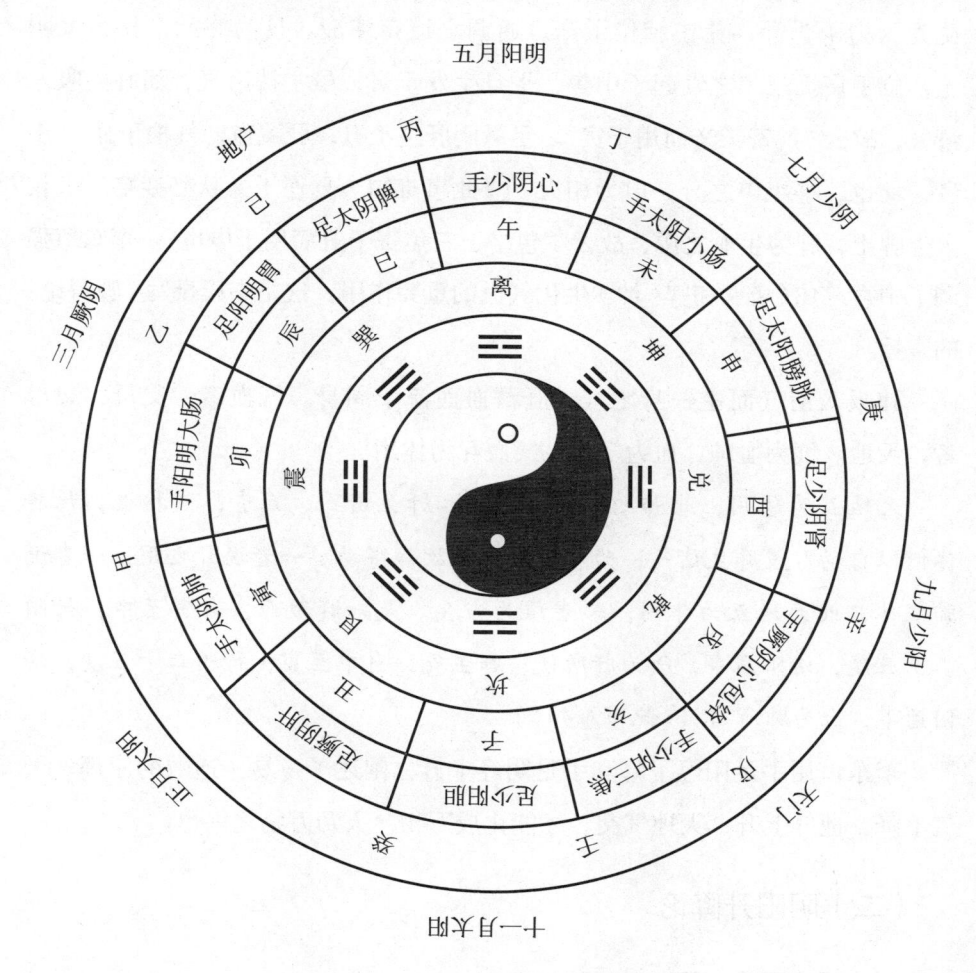

图 6-1 人肖天地图

由上图可以看到，乾位是三焦，巽位是脾。三焦和脾在中宫戊己，故启玄子说：戊土属乾，己土属巽。巽坤同居西南方也。所谓天门地户，就是气血之源。三焦主气，故为天门；脾主血，故为地户。所谓气血出中焦，此之谓也。然三焦统肾肺两脏，肺开窍于鼻，脾开窍于口，故又谓鼻为天门，口为地户（见《脉望》卷三"天门常开""地户常用"注）。谦（☷☶）卦上坤下艮。艮为天为光明，故云"天道下济而光明"；坤在上，故云"地道卑而上行"。兑为云为雨为泽，兑主肺位干辛，通调水道布津液。艮为终始，艮为太阴土，位于寅。三焦之气起于中焦，平旦生发于寅，虽主持诸气，而肺主吸入清气，故云"气寄于辛而用于寅"。足厥阴肝主于丑，肝藏血，气根于血。"土者，坤也，坤土申之分，申为相火"（《此事难知·夏伤于暑秋必疲疟》）。相火生脾土，脾为生血之源，故云"包络、三焦寄于丑而用于申也"。李东垣强调了中宫三焦（乾）和脾（坤）生化气血的重要作用。这是李氏撰写《脾胃论》的宗旨。

肺吸入清气而主一身之气，肝藏血而流于周身。气血者，父母；父母者，天地。气为血帅，血为气母，气血互为体用。

天地互为体用，此肺之体，肝之用。肝主诸血，血者，阴物也，此静体何以自动？盖肺主诸气，为气所鼓舞，故静得动。一者说肝之用，一者说肺之体，此天地互为体用，二者俱为当矣。是知肝藏血，自寅至申，行阳二十五度，诸阳用事，气为肝所使；肺主气，自申至寅，行阴二十五度，诸阴用事，血为肺所用。(《此事难知》)

李东垣用手足阳经下降和手足阴经上升，阐述了《易》逆数的原理。天气下降，地气上升，天地气交，才能化成万物，人乃万物之一也。

（二）阴阳升降论

1. 太极、两仪、四象

李东垣认为，人以胃气为本，脾运胃纳的主体在胃。《灵枢·玉版》："人之所受气者，谷也；谷之所注者，胃也；胃者，水谷气血之海也。"这里指出胃为太极，气血之本。但是《东垣试效方》言："人乃万物中一也，独阳不生，独阴不长，须禀'两仪'之气而生化也。"

《易》曰："两仪"生"四象"，乃天地气交，八卦是也。在人则清浊之气皆从脾胃出，营气营养周身，乃水谷之气味化之。清阳为天（原注：清阳成天，地气上为云，天气下为雨，水谷之精气也，气海也，七神也，元气也，父也）。清中清者，清肺以助天真。清阳出上窍（原注：耳、目、鼻、口之七窍是也）。清中浊者，荣华腠理，清阳发腠理（原注：毛窍也），清阳实四肢（原注：真气充实四肢）。浊阴为地（原注：垒阴成地，云出天气，雨出地气，五谷五味之精是五味之化也，血荣也，维持神明也，血之将会也，母也）。浊中清者，营养于神（原注：降至中脘而为血，故曰：心主血，心藏神）。浊阴出下窍（原注：前阴膀胱之窍也）。浊中浊者，坚强骨髓。浊阴走五脏（原注：散于五脏之血也，养血脉，润皮肤，肌肥肉筋者是也，血生肉者此也）。浊阴归六腑（原注：谓毛脉合精，精气为于腑者是也）。（《脾胃论》）

《兰室秘藏》言"脾胃为血、气、阴、阳之根蒂"，脾为中宫太极，水谷精微化生清浊二气为两仪。清浊者，阴阳；阴阳者，气血；气血者，父母；父母者，天地；天地者，两仪。清中清者，清中浊者，浊中清者，浊中浊者，为四象。清中清者，清养肺气，宣通气道，通利七窍。清中浊者，润肌肤，充腠理，实四肢。浊中清者，化赤为血，养心神。浊中浊者，充实骨髓，营养五脏，糟粕和过剩的水液则排出体外。

2. 脾胃功能与人体整体的关系

脾胃功能与人体整体的相互作用是通过阴阳气血的升降布散来完成的。李东垣为了阐发这个道理，引证了《素问·经脉别论》中的两段话，记载于下。

食入于胃，游溢精气，上输于脾，脾气散精，上归于肺，通调水道，下输膀胱，水精四布，五经并行，合于四时五脏阴阳，揆度以为常也。

食气入胃，散精于肝，淫气于筋；食气入胃，浊气为心，淫精于脉；脉气流经，经气归于肺；肺朝百脉，输精于皮毛；毛脉合精，行气于腑；腑精神明，留于四脏；气归于权衡，权衡以平，气口成寸，以决死生。

合起来看就是说，水谷入胃，经过少阳三焦相火和太阴脾湿的腐熟运化，脾替胃运行水谷之精微上滋于肺。肺为津液布化之上源，肺气宣发，通调三焦水道，归于水腑。津液四布于肢体，与五脏经脉之营血并行，从而使人体的代谢过程适应于春夏秋冬四时的阴阳变化规律，以测度五脏的生理作用。脾又把水谷精微输送到肝，上归于心，流注于脉，上达于肺。水谷精微上达于肺，与肺吸入的氧气相合，经肺气的肃降作用，散布到三焦气腑以充肤泽毛。在肌肤腠理经过组织呼吸及营养物质的代谢交换，三焦元气旺盛，精充神灵，灌溉四脏，使五脏藏精气而不泻，六腑传化物而不藏，机体得到保持相对平衡，这种平衡的生理现象，可由气口反映出来，而决断生死。

3. 脾胃虚实传变

中宫三焦与脾的生理功能，是乾坤阴阳矛盾的对立统一。火土合德，腐化水谷，生化营卫气血。营也、卫也、气也、血也，皆胃气之别名。营卫气血充旺，即是胃气旺。胃气旺，又能反哺其父，滋养三焦元气。而五脏六腑的虚实传变，必得胃气才能流通灌溉。所以李东垣引用《黄帝内经》文，来阐明脾胃虚实传变对脏腑生理活动的作用和关系。

《素问·五脏别论》说："五脏者，藏精气而不泻也，故满而不能实；六腑者，传化物而不藏，故实而不能满也。"

这种一虚一实的关键在于胃气。因为《灵枢·玉版》言，"人之所受气者，谷也；谷之所注者，胃也；胃者，水谷气血之海也"，所以李东垣认为"元气之充足，皆由脾胃之气无所伤，而后能滋养元气"。三焦元气旺，则营卫气血皆旺。

《灵枢·邪客》说："五谷入于胃也，其糟粕、津液、宗气分为三隧。故宗气积于胸中，出于喉咙，以贯心肺而行呼吸焉。营气者，泌其津液注之于脉，化而为血，营四末，内注五脏六腑，以应刻数焉。卫气者，出其悍气之慓疾而行于四末分肉皮肤之间而不休者也。"

《灵枢·营卫生会》说："中焦之所出，亦并胃中出上焦之后。此所受气者，泌糟粕、蒸津液、化精微，上注于肺脉，乃化而为血，以奉生身，莫贵于此。"

饮食入胃，经过三焦相火和脾土的腐熟运化作用，生化成水谷精微、津液、糟粕三部分，糟粕由腑排出体外，津液和精微物经过胃肠的吸收，传于心肺，布于周身，内养机体，外护肌表，不受外邪侵犯。如果饮食不节，损伤脾胃，升降失调，"浊气在上，则生䐜胀"而纳呆；"清气在下，则生飧泄"而不化。胃病多实，脾病多虚，这是一般脾胃病的规律。饮食损伤脾胃，劳倦喜怒耗伤元气及阴血亏损，而动心火，心火与三焦元气不两立，心火胜则乘其土位，母病及子，便成内伤脾胃之病。

《素问·调经论》云："病生阴者，得之饮食居处，阴阳喜怒。"又云："阴虚则内热，有所劳倦，形气衰少，谷气不盛，上焦不行，下脘不通，胃气热，热气熏胸中，故为内热。"脾胃一伤，五乱互作，其始病，遍身壮热，头痛目眩，肢体沉重，四肢不收，怠惰嗜卧，为热所伤，元气不能运用，故四肢困怠如此。

少阳三焦阳气不足，脾胃伤不能生化营卫气血，机体抗病能力低下，则易感受外邪。故李东垣言："至于《经》论天地之邪气，感则害人五脏六腑，及形气俱虚，乃受外邪。不因虚邪，贼邪不能独伤人，诸病从脾胃而生，明矣。"

如果感受风雨寒暑等外邪，则"上焦不通利，皮肤致密，腠理闭塞，元府不通，卫气不得泄越"。外感的"体若燔炭"与内伤的"热气熏胸中"是不同的，应相鉴别，两者不可混治。

当然，在生理活动中，脾胃虚实传变，升降相因；在发病过程中，虚实也是经常转化的。生理机能的新陈代谢就是经过传变来完成的，疾病发生和痊愈，则是互相转化的。内伤脾胃诸证，包括饮食伤胃、劳倦伤脾，在一定情况下，胃实可以向脾实转化，脾虚亦可以向胃虚转化；并且胃实可以转化为脾虚，脾虚亦可以转化为胃实，虚实之间互相转化。"水谷入口，则胃实而肠虚；食下，则肠实而胃虚"，这是饮食入胃后肠胃功能的运动和变化。在病机上，胃气不降的胸满痞闷，可以转化为脾气不升的肠鸣飧泄；脾气下陷的肠澼后重，亦可转化为胃气上逆的痞胀病。李杲这些论点都是辨证的。(《金元四大医家学术思想之研究·李杲》)

（三）从卦象论内外伤

从卦象分析伤寒与杂病，唯有李东垣一家而已。

天地之道如故，汉守（张仲景）所言从乎天也，自艮而之巽；晋令（王叔和）所言从乎地也，自乾而之坤，是以乾坤之用备矣！言天道者，从外而之内也；言地道者，从内而之外也。从外之内者，伤寒也；从内之外者，杂病也。

伤寒从气而入，故仲景以弦脉为阴，自艮而之内，从外入，先太阳也，位在东北。

杂病从血而出，故叔和以弦脉为阳，自巽而之外，从内出，先少阳也，位在东南。(《此事难知》)

由是而知，李东垣论内伤杂病皆由少阳三焦元气不足所致，李氏曾再三致意其中妙用，奈何后人不察，言脾胃之病而遗乎少阳三焦之源！

（四）脾胃盛衰论

1. 脾胃虚弱皆是少阳阳气不足所致

大抵脾胃虚弱，阳气不能生长，是春夏之令不行，五脏之气不生。

是以检讨《素问》《难经》及《黄帝针经》中说，脾胃不足之源，乃阳气不足，阴气有余。

夫脾胃不足，皆是血病，是阳气不足，阴气有余，故九窍不通，诸阳气根于阴血之中，阴血受火邪则阴盛，阴盛则上乘阳分，而阳道不行，无生发

升腾之气也（《脾胃论》）

何为春夏生发升腾之气呢？

震者，动也，人感之生足少阳甲胆也；甲胆者风也，生化万物之根蒂也。《左传》云："履端于始，序则不愆。"人之饮食入胃，营气上行，即少阳甲胆之气也；其手少阳三焦经，人之元气也，手足经同法，便是少阳元气生发也。（《内外伤辨》）

谷气者，升腾之气也，乃足少阳胆，手少阳元气始发生长，万化之别名也。（《内外伤辨》）

甲胆风也，温也，主生化周身之血气。

三焦者，乃下焦元气，生发之根蒂。

《六节藏象论》云："凡十一脏皆取决于胆也。"胆者，少阳春升之气，春气升则万化安，故胆气春升，则余脏从之。（《脾胃论》）

原来李东垣谓少阳之气为春夏生发升腾之气。脾胃病为杂病，出自少阳，皆是血病。

胃气者，谷气也、营气也、运气也、生气也、清气也、卫气也、阳气也，又天气、人气、地气，乃三焦之气。分而言之则异，其实一也，不当作异名异论而观之。（《脾胃论》）

诸名之气，皆少阳三焦所化生，故云皆三焦之气。反之，诸气又能滋养三焦元气，可以互相作用。李东垣指出，病从脾胃生者有四端，以下详述。

今举经中言病从脾胃所生及养生当实元气者，条陈之。

《生气通天论》云："苍天之气清净则志意治，顺之则阳气固，虽有贼邪，弗能害也。此因时之序，传精神、服天气而通神明；失之，内闭九窍，外壅肌肉，卫气散解，此谓自伤，气之削也。"阳气者，烦劳则张，精绝，辟积于夏，使人煎厥，目盲、耳闭、溃溃乎若坏都。故苍天之气贵清净，阳气恶烦劳。病从脾胃生者一也。

《五常政大论》云："阴精所奉其人寿，阳精所降其人夭。"阴精所奉，谓

医易启悟

脾胃既和，谷气上升，春夏令行，故其人寿；阳精所降，谓脾胃不和，谷气下流，收藏令行，故其人夭。病从脾胃生者二也。

《六节脏象论》云："脾、胃、大肠、小肠、三焦、膀胱者，仓廪之本，营之居也，名曰器，能化糟粕，转味而入出者也。其化在唇四白，其充在肌，其味甘，其色黄，此至阴之类，通于土气。凡十一脏皆取决于胆也。"胆者，少阳春升之气，春气升则万化安。故胆气春升，则余脏从之。胆气不升，则飧泻、肠澼不一而起矣。病从脾胃生者三也。

《经》云："天食人以五气，地食人以五味，五气入鼻，藏于心肺，上使五色修明，音声能彰；五味入口，藏于肠胃，味有所藏，以养五气；气和而生，津液相成，神乃自生。"此谓之气者，上焦开发，宣五谷味，熏肤、充身、泽毛，若雾露之溉。气或乖错，人何以生？病从脾胃生者四也。（《脾胃论》）

此病从脾胃生者四端，即烦劳伤阳，失于清净之常；收藏令行，谷气下流，少阳春气不升，万物无从生化；上焦之气不能开发，五气五味不能养气养神等，皆是损伤少阳三焦阳气所致。损伤少阳三焦阳气，脾胃不能化生营卫气血滋养机体，故云百病皆从脾胃生。

营卫出于中焦，卫气不足，卫外不固，外邪易犯机体，发生外感，必然内闭九窍而不通利，外壅肌肉而身疼痛，无汗恶寒或汗出恶风，或发热。

少阳之气条达通畅，各脏腑机能自然沿着正常的生理规律发展变化。反之少阳之气失去升发的生理作用，不能温脾，脾胃清气下陷，谷气下流，便会发生食物不化、肠鸣泻痢等症状。营卫血不足，不能滋养五脏六腑、四肢百骸，以及各组织机构的需要，机体抗病能力减弱，外邪易犯，必致多病。营卫气血不足机体得不到营养，气滞血瘀，不能充营精神，则神衰多病。营血不能上奉涵养心火，则心火偏胜。

总之，脾胃的生理病理变化，取决于少阳之气的盛衰。脾为坤，坤为纯阴，无生机。三焦为乾，乾为纯阳，万物资始。坤脾得乾阳三焦之气才能主化万物。

2. 脾胃的盛衰

(1) 脾胃的盛衰与人体的健康状况

李东垣言："胃中元气盛，则能食而不伤，过时而不饥；脾胃俱旺，则能食而肥；脾胃俱虚，则不能食而瘦；或少食而肥，虽肥而四肢不举，盖脾实而邪气盛也。又有善食而瘦者，胃伏火邪于气分，则能食；脾虚则肌肉削，即食㑊也。"

肥，指肥美健康之肥，非肥胖之肥。胃气盛，生化营卫气血不绝，营卫气血旺，若雾露之溉，充身泽毛，精神允沛。若脾胃气虚生化不及，营卫气血亏损，不能充身泽毛，故体瘦而困乏无力。李东垣论述人体肥瘦的机制，全在于胃气的盛衰。三焦阳气不足，脾湿过盛，就会发生身体肥胖，出现短气懒言、四肢乏力不举的"形盛气虚"的表现，这是由于脾气虚而湿邪壅实。若胃火内炽，热则消谷善饥，热则伤气，故虽能食而消瘦，食后反觉困倦。

(2) 饮食伤胃论

李东垣言："饮食不节则胃病。胃病则气短、精神少而生大热，有时而立火上行独燎其面。《黄帝针经》云，面热者足阳明病。胃既病，则脾无所禀受。脾为死阴，不主时也，故亦从而病焉。"（《脾胃论》）

这一段文字，具体地说明了胃病及脾病的病理转化过程。饮食不节则伤胃，胃伤则不能生化营卫气血，气虚则气短、精神少；血亏则不能滋养心火，心火亢盛则炎上、灼胃，而见身热、面如火燎。坤为纯阴，纯阴不能生物，故云"脾为死阴"。脾土所以能生养万物，全借三焦阳气的温煦。在先天八卦图中，坤与乾对，形成了阴阳既对立又交合的统一体。在后天八卦图中，乾、坤、艮、巽四隅皆属土，可见坤脾无乾阳则不能生矣。脾替胃输布津液，如胃病，脾无所事而亦病矣。

李东垣指出："夫脾者行胃津液，磨胃中之谷，主五味也。胃既伤，则饮食不化，口不知味，四肢困倦，心腹痞满，兀兀欲吐而恶食，或为飧，或为肠澼,此胃伤脾亦伤,明矣。大抵伤饮、伤食,其治不同。伤饮者,无形之气也,宜发汗利小便以导其湿;伤食者,有形之物也,轻则消化,或损其谷,重则方可吐下。"

由此可知,节制饮食对保养胃气有着十分重要的意义。李东垣分别从"饮食自倍肠胃乃伤分而治之""论酒客病""脾胃损在调饮食适寒温"三个方面加以叙述。

(3) 劳倦伤脾论

夫喜怒不节,起居不时,有所劳倦,皆损其气。气衰则火旺,火旺则乘其脾土,脾主四肢,故内热、无气以动,懒于语言,动则喘乏,表热自汗,心烦不安。……皆因妄作劳役,形气俱伤,而胃中元气散解,不能滋荣百脉,灌溉脏腑,护卫周身之所致也。(《兰宝秘藏·劳倦所伤论》)

李东垣的劳倦伤脾学说,是在《素问·调经论》"有所劳倦,形气衰少,谷气不盛,上焦不行,下脘不通,胃气热,热气熏胸中,故内热"和《素问·举痛论》"劳则喘息汗出,外内皆越,故气耗"的理论基础上发展起来的。劳倦伤脾除以上症状表现之外,李东垣亦有所描述。

脾证始得,则气高而喘,身热而烦,其脉洪大而头痛,或渴不止,其皮肤不任风寒而生寒热。(《脾胃论》)

形成这些症状的原因是,少阳三焦阳气不足,胃气亏损,脾不能行营卫气血充于身,外不能护卫体表,内不能滋养心火。

心火乘脾,乃血受火邪而不能升发阳气复于地中,地者人之脾也。

脾虚,缘心火亢甚而乘其土地;其次,肺气受邪,为热所伤。

脾胃既虚,不能升浮,为阴火伤其生发之气,营血大亏,营气伏于地中,阴火炽盛,日渐煎熬,血气亏少;且心包与心主血,血减则心无所养,致使心乱而烦,病名曰悗。悗者,心惑而烦闷不安也。是清气不升,浊气不降,清浊相干,乱于胸中,使周身气血逆行而乱。

饮食失节及劳役形质,阴火乘于坤土之中,致谷气、营气、清气、胃气、元气不得上升滋于六腑之阳气，是五阳之气先绝于外，外者天也，下流伏于坤土阴火之中，皆先喜、怒、悲、忧、恐为五贼所伤，而后胃气不行，劳役、饮食不节继之，则元气乃伤。(《脾胃论》)

不论是体力劳动，或是脑力劳动，都要有节制。如果没有节制，烦劳过度，汗泄过多则津液耗伤，忧思过度则心血耗伤，汗泄而卫阳散解，忧思而气滞，皆可导致少阳三焦元气受伤，胃不生化，脾不输布水谷精微，而造成心火亢盛。由此，李东垣提出了著名的内伤劳倦伤脾的"火与元气不两立"的病理命题。

既脾胃气衰，元气不足，而心火独盛。心火者，阴火也，起于下焦，其系系于心。心不主令，相火代之。相火，下焦、包络之火，元气之贼也。火与元气不两立，一胜则一负。脾胃气虚，则下流于肾，阴火得以乘其土位。(《脾胃论》)

有人说这一段文字写得支离无伦，我认为写得言简意赅，结构紧密，是《脾胃论》的精华。李氏在这里论述了阴火——心火的病因病理。

这段文章的内容，阐明了五层意思。从"既脾胃气衰"至"其系系于心"是第一层。"起于下焦"的介词"于"的作用，是介进动作发生的原因，不是介进动作发生的处所。这层的意思是：脾胃之气衰弱，三焦元气不足之后，可导致心火独盛。说明不涉及相火。亢盛的心火就是阴火，由于三焦元气不足而起。三焦言腑，下焦言部位。"三焦者，乃下焦元气生发之根蒂"，这是李东垣对"起于下焦"的自注性文章。这一层肯定了阴火就是亢盛的心火，不包括相火，更不是相火，而产生阴火的原因是位于下焦的三焦之气升发不足。李东垣说："胃气者，谷气也、营气也、运气也、生气也、清气也、卫气也、阳气也；又天气、人气、地气乃三焦之气。分而言之则异，其实一也，不当作异名异论而观之。"这是李氏对《难经·三十八难》所说三焦"主持诸气"的发挥。

"心不主令，相火代之"是第二层。这一层的意思是：心为君火，主血。

相火为三焦和心包络的代名词。三焦主气，心包络主脉。脉为血之腑，血行于脉中。心血陈洒于五脏六腑，四肢百骸，而滋养机体。但心君主静喜安，血不能自致于五脏六腑、四肢百骸，必赖相火所化生元气的推动，循行脉道之内才能运血于五脏六腑、四肢百骸。气为血帅，此即所谓相火代心君以行事。从生理功能上区别了君火和相火的作用及其相互关系，而不是说阴火可以由相火代替，更不是说相火就是阴火。

从"相火"至"元气之贼也"是第三层。下焦指三焦言。这一层的意思是说：相火是三焦和包络的火，是元气之贼。这是从病理上说明相火衰弱是三焦元气不足的根源。根据什么说这是相火衰弱而不是相火亢盛呢？因为相火化生元气，相火衰弱而元气不足，是由于相火不能蒸化水液，无火化气，治疗当以补火升阳化气为主。若相火亢盛而耗伤元气，是由于相火煎熬，肾水涸竭，无液化气，唯火独存。相火其性燎原，暴悍酷烈，治疗当以补水敛火为主，决不能用升散温燥药物治疗。而李东垣却只升阳温燥之品治阴火，说明阴火并不是相火亢盛。李东垣又说："夫阴火之炽盛，由心生凝滞，七情不安故也。心脉者，神之舍，心君不宁，化而为火，火者，六神之贼也。"指出了心火——阴火是"七神之贼"，与相火是"元气之贼"相对而言。《内外伤辨》"血者，神气也""阴火炽盛，是血中伏火"，煎熬营血，血液不能濡养五脏，故使五脏之七神逐渐损伤。相火走气分，化生元气，相火衰弱则元气不足。

"火与元气不两立，一胜则一负"是第四层，这是中心议题。意思是说：阴火与三焦元气势不两立。三焦元气不足，阳不生，阴不长，阴精不能上奉，则心火亢盛，"清气不生，阳道不行，乃阴血伏火"（《脾胃论》）。《内外伤辨》"三焦元气旺盛则心火安静，阳旺则能生阴血"，血旺则安心火。这是用阴阳升降浮沉的理论论述"火与元气不两立"的病机。

"脾胃气虚，则下流于肾，阴火得以乘其土位"是第五层（图6-2），归纳了阴火发热病的三个方面：①脾胃气虚；②阴火热中；③水湿聚肾。

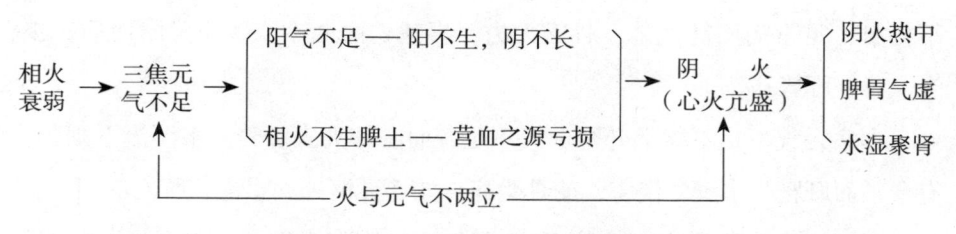

```
相火        阳气不足 —— 阳不生，阴不长            阴火热中
          →三焦元气→{                              }→阴  火→{脾胃气虚
衰弱        相火不生脾土 —— 营血之源亏损       （心火亢盛）  水湿聚肾
     ↑                                       ↑
     └──────────── 火与元气不两立 ────────────┘
```

图 6-2　火与元气关系示意图

李氏在《脾胃论》中反复强调论述的学术思想，都概括在这段文章中了。李氏所举《黄帝内经》"病从脾胃生"四条，总虑阳气受伤。《脾胃论》言："检讨《素问》《难经》及《黄帝针经》中说，脾胃不足之源，乃阳气不足，阴气有余。当从元气不足升降浮沉法，随证用药治之。"又言："脾胃不足，皆是血病。"李氏十分强调阳气不足、阴火有余与脾胃气衰的密切联系，并认为阳气不足及脾胃气衰导致阴精不能上奉，是产生阴火的必要条件。又进一步强调了相火衰弱是元气不足、阳不足、脾胃气衰的必要条件。层层推论，最后归结到相火化生元气这一根本理论上。一共七十九字的一段文章写得何等精湛啊！

由上文可知，阴火的概念特点是阳虚有火。阴火是相对阳火而言的。相火亢盛叫阳火，阳火的特点是阴虚有火。心为脏属阴，主血，心火以血为养，故血亏所致的心火亢盛叫阴火，阴火伏于血分。相火属三焦，三焦为腑属阳，主诸气，相火以水为养，故水亏所致的相火亢盛叫阳火，阳火腾于气分。心火走血分而行于阴，心火亢盛，皆是血病。相火走气分而行于阳，水化为气，相火亢盛，皆是水病。

李氏从三个方面叙述了阴火脾胃气虚病的主要临床表现：第一，脾病则怠惰，气短神疲，嗜卧，四肢不收，大便泄泻。当脐有动气，按之牢若痛，食入则困倦，精神昏冒而欲睡，体重节痛。第二，阴火热中上炎则气高而喘，身热，心烦，头痛，烦渴，面热，口燥咽干，胃中灼热，脉洪大。第三，三焦阳气不足，水湿聚肾则作涎及清涕、唾多，溺多而恶寒。甚则足不任身，足下痛不能践地，骨乏无力，喜唾，两丸冷，腹中隐隐而痛，腰、脊、背、胛皆痛。

本病元气不足不能上升则上气不足，而心肺失去滋养。水湿流下则肠胃有余，而肝肾受水湿之侵害，筋骨受病。如《灵枢·大惑论》所说："上气不足，下气有余，肠胃实而心肺虚。"阳气不足则有虚寒证；水湿聚下则有下实证；阴火上炎则火炽血热，阴火煎熬营血则耗血；元气不足则气化、生化失常。寒热实虚俱有，阴阳气血俱病，病证十分复杂。若审证不细心、不周到，就会有顾此失彼的现象，而造成治疗上的错误。

李东垣根据阴火与元气的矛盾，确定甘温除大热的治疗原则，并以黄芪建中汤温之之意，创制了补中益气汤治疗劳倦内伤，阴火内热之证。根据脾虚与湿盛的矛盾，确定急则治标的治宁原则，创制了调中益气汤治疗湿气偏胜。根据暑热与元气的矛盾，确定了清暑邪、益元气的治疗原则，创制了清暑益气汤。

李东垣还根据妄作劳役的病因，提出了摄养方法。

当病之时，宜安心静坐以养其气。(《兰宝秘藏·劳倦所伤论》)

安于淡薄，少思寡欲，省语以养气，不妄作劳以养形，虚心以维神，寿夭得失，安之于数，得丧既轻，血气自然谐和，邪无所容，病安增剧。(《脾胃论·远欲》)

气乃神之祖，精乃气之子，气者精神之根蒂也，大矣哉。积气以成精，积精以全神，必清必静，御之以道，可以为天人矣，有道者能之，予何人哉，切宜省言而已。(《脾胃论·省言箴》)

对如何养气，李东垣在《此事难知》中又提出了"日用"练功的方法。以"日用"诗一首为证。

复临泰壮夫乾姤，遁否观剥坤二六[①]。

青白正分开与辟，赤黑往来通道路[②]。

泰即居艮否居坤，乾作天门巽地户[③]。

气终于丑始于寅,血谛辛阴从下去④。
丙潜壬内却从高,顺至乙穴还上注⑤。
妇随夫唱几曾停,万派千流无暂住⑥。
血气包含六子中,昼夜行流五十度⑦。
食时骸理敬修行,玄府身周匀闭拒⑧。
排山倒海毒非常,撩鼻撚髭心不怖⑨。
天长地久太虚持,不亏八一元来数⑩。
休说乘虚谩履空,赢取康宁三六足⑪。
知之非难行之难,造次颠沛宜常虑⑫。

① 复临泰壮夬乾姤,遁否观剥坤二六:此为十二消息卦卦名。《周易参同契》用十二消息卦卦象的特点,来说明大周天的火候,讲乾坤交而结丹。十二卦应十二月,或应十二时。十二消息卦之卦序,通过乾坤六阳六阴爻阴阳爻之增减,形象地反映了事物内部阴阳消长变化的一个完整周期。消为消减,息为增长。自复卦至乾卦,阳增阴减,为息卦。自姤卦至坤卦,阳减阴增,为消卦。息卦为进阳火之候,消卦为退阴符之候。

② 青白正分开与辟,赤黑往来通道路:青为东方之色,在体应肝,在卦应震;白为西方之色,在体应肺,在卦应兑。肝主阳升,故谓开;肺主阳退肃降,故谓辟;赤为南方之色,在体应心,在卦应离;黑为北方之色,在体应肾,在卦应坎。心肾相交接,坎离交媾,故称往来通道路,含坎离交媾和龙虎交媾之义。

③ 泰即居艮否居坤,乾作天门巽地户:泰,天地气交,万物繁茂。艮,为终为始,万物生于艮而旺于泰。否,天地气塞而不交,万物凋谢。坤,位西南方,阴之始,万物衰于坤而谢于否。所以,泰生于艮,否生于坤。故在六十四卦方图与后天八卦方位图应时,"泰即居艮否居坤"启玄子说:"戊土属乾,己土属巽。"坤艮亦属土,是乾坤巽艮皆属土,为气血之源,有和合四象之义。乾主三焦,主气;坤主脾,主血。故乾为天门,巽为地户,巽坤同居也。

由②和③可知，李东垣是在用后天八卦方位图的模型来说明人体的阴阳消长升降及气血的流注。

④ 气终于丑始于寅，血谛辛阴从下去：气始于中焦，气于寅时流入手太阴肺经，卯时流入手阳明大肠经，辰时流入足阳明胃经，巳时流入足太阴脾经，午时流入手少阴心经，未时流入手太阳小肠经，申时流入足太阳膀胱经，酉时流入足少阴肾经，戌时流入手厥阴心包经，亥时流入手少阳焦经，子时流入足少阳胆经，丑时流入足厥阴肝经，寅时复注于肺中，故云"气终于丑始于寅"。此讲大周天功。

谛，音帝，真实，真谛，引申为根；辛主肺，肺主气，故"气寄于辛而用于寅"。血随肺气而行，即"血之东根于辛，纳于乙，相随往来不息"之意。乙主肝，肝藏血，是血纳于乙。从，随也。"血谛辛阴从下去"，即血从气行之意。

⑤ 丙潜壬内却从高，顺至乙穴还上注：丙指心火，壬指肾水，即指心火下交于肾水。乙指肝木，肝木通于肾水，肝藏血，故曰"顺至乙穴还"。此讲心离、肾坎、坎离交之事。

清者，体之上也，阳也，火也。离中之阴降，午后一阴生，即心之生血，故曰：清气为荣。

浊者，体之下也，阴也，水也。坎中之阳升，子后一阳生，即肾阳举而使之，故曰：浊气为卫。

地之浊不升，地之清能升，为阳举而使之上也；天上清不降，天之浊能降，为六阴驱而使之下也。经曰：地气之为云，天气下为雨；雨出地气，云出天气。此之谓欤！（《此事难知》）

这就把坎离相交、水火既济讲清楚了。此讲小周天。

⑥ 妇随夫唱几曾停，万派千流无暂住：妇指血，夫指气。血为气母，气为血帅。气血相随往来不息也。

⑦ 血气包含六子中，昼夜行流五十度：乾坤为父母，震巽坎离艮兑为六

第6章 病机学说

子。六子配六脏六腑。《此事难知·人肖天地》言："气血者，父母也；父母者，天地也。"血气周流于十二经，总包六子于其中。《此事难知·经脉终始》言："《易》曰'山泽通气'，故气寄于辛，用于寅，平旦始从中焦注，循天之纪，左旋至丑而终。昼夜通行五十度，周流八百一十丈。夫倡则妇随，血随气而上行，殊不见润下之意。"

艮卦为山，兑卦为泽，艮为土主脾，兑为金主肺。在后天八卦图中，艮居东北方向，夏天太阳从此升起，在时为寅，此讲艮土中焦之气从寅时注肺中。循天运的规律，昼夜通行周流于一身五十度。

⑧ 食时骸理敬修行，玄府身周匀闭拒：食，一音蚀，殖也，所以自生殖也。（《释名释饮食》）二音寺，养也，这里借指练功。骸，音谐，手足首身也。理，指文理。敬，训勤，或训慎。玄府，指汗孔。意思是说：在修身练功时要小心谨慎，使周身玄府关闭，避免外邪侵袭。

⑨ 排山倒海毒非常，撩鼻搋髭心不怖：毒，指邪气。《说文》，"撩，理之也。"髭，胡须。怖，训惶。意思是说：腠理密闭，大风苛毒虽然来势凶猛，莫之能害，能泰然理燃胡须，心不惶恐。

⑩ 天长地久太虚持，不亏八一元来数：太虚，指太极，这里借指丹田。持，训守，《国语·越语》"有持盈"。乾的卦序为一，坤的卦序为八。乾坤为太极之两仪，乾坤合则为太极。意思是说：天天练功意守丹田，元气自然渐渐充盈而不亏。

⑪ 休说乘虚谩履空，赢取康宁三六足：谩，训欺；履，通屡，训数；赢，通赢，训获胜。离的卦序为三，坎的卦序为六。意思是说：坎离相交，水火既济，可获得身体健康，使邪气无虚可乘，不得侵犯机体。

⑫ 知之非难行之难，造次颠沛宜常虑：造次，训仓卒，或急遽。颠沛，训倾覆、仆倒，形容人事困顿；《论语·里仁》言，"……造次必于是，颠沛必于是。"这里指疾病困身。意思是说：这种内丹功法了解它并不难，但要实施修身练功却不是一件容易的事。在邪气突然犯身疾病缠身的时候，宜常常

考虑修身练功除邪强身之事。

（五）中宫太极两仪阴阳升降之机与四象心、肝、肺、肾的关系

万物之中，人一也，呼吸升降，效象天地，准绳阴阳。盖胃为水谷之海，饮食入胃，而精气先输脾归肺，上行春夏之令以滋养周身，乃清气为天者也。升已而下输膀胱，行秋冬之令，为传化糟粕转味而出，乃浊阴为地者也。（《脾胃论·天地阴阳生杀之理在升降浮沉之间论》）

人禀天地之气而生，人体与自然界相通应。如春气温升，夏气热浮，秋气凉降，冬气寒沉。应春升温和之气而肝气条达，应夏浮热气而心气蕃滋，应秋凉之气而肺气清肃下降，应冬沉降寒冷之气而肾气密藏。这升降浮沉的生理活动，必赖中宫阴阳升降为中心枢纽，中宫清阳之气上滋心肺，浊阴之气下达肝肾。若中宫阴阳错乱，就会有胜复之变。

常欲四时均平而无偏胜则安。不然损伤脾（胃），真气下溜，或下泄持久不能升，是有秋冬而无春夏，乃生长之用陷于殒杀之气，而百病皆起，或久升而不降亦病焉。（《脾胃论·天地阴阳生杀之理在升降浮沉之间论》）

脾胃不足之源，乃阳气不足，阴气有余。当从元气升降浮沉法，随证用药治之。盖脾胃不足，不同余脏，无定体故也。其治肝、心、肺、肾有余不足，或补或泻，惟益胃之药为切。（《脾胃论·脾胃胜衰论》）

由于中宫阴阳的错乱胜复而导致心、肝、肺、肾四脏发病，治疗大法必须调理中宫阴阳。

李东垣绘"脏气法时升降浮沉补泻图"（图6-3）就是依据后天八卦图画的，为了说明八卦与脏气法时关系这个问题，笔者在中心补入了八卦图。李氏并引用《黄帝内经》"至而不至，所胜妄行，所生受病，所不胜乘之"四个方面作为提纲，阐发中宫与四脏功能活动合于四时传变的规律，并从这四个方面加以详细叙述。

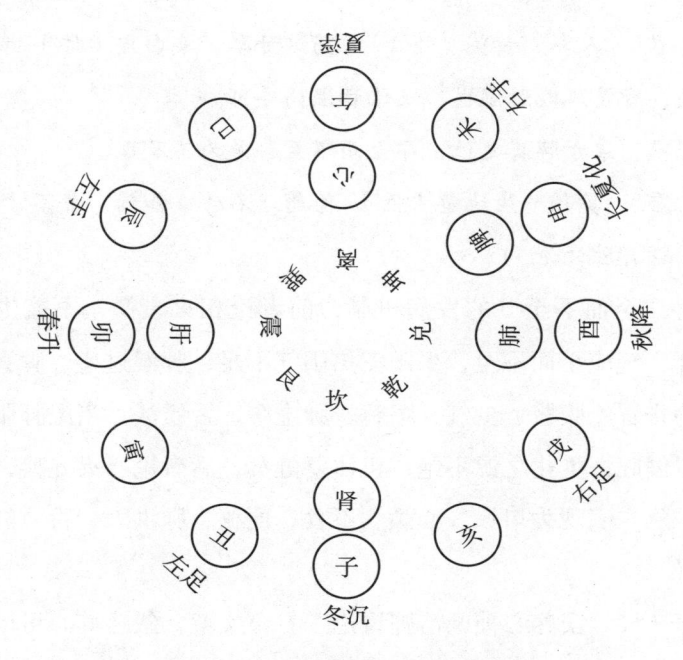

图 6-3　脏气法时升降浮沉补泻图

1. 至而不至——心与小肠发病

至而不至者，谓从后来者为虚邪，心与小肠来乘脾胃也。脾胃脉中见浮大而弦，其病或烦躁闷乱，或四肢发热，或口苦、舌干、咽干。饮食不节劳役所伤，以致脾胃虚弱，乃血所生病。主口中津液不行，故口干咽干也。病人自以为渴，医者治以五苓散，谓止渴燥，而反加渴燥，乃重竭津液以至危亡。《经》云："虚则补其母。"当于心与小肠中以补脾胃之根蒂者，甘温之药为之主，以苦寒之药为之使，以酸味为之臣佐，以其"心苦缓，急食酸以收之"。心火旺，则肺金受邪，金虚，则以酸补之。次以甘温及甘寒之剂，于脾胃中泻心火之亢盛，是治其本也。(《脾胃论·脾胃胜衰论》)

这是从阳气不足，脾胃虚弱，阴火亢盛三个方面提出的综合治疗方案。李氏还提出了分而治之的用药方案。

脾胃不足，是火不能生土，而反抗拒，此至而不至，是为不及也。

白术（君） 人参 黄芪（臣） 芍药 甘草 桑白皮（佐） 黄连（使）诸风药，皆是风能胜湿也，及诸甘温药亦可。

心火亢盛，乘于脾胃之位，亦至而不至，是为不及也。

黄连（君） 黄柏 生地黄（臣） 芍药 石膏 知母 黄芩 甘草（佐）（《脾胃论·脾胃胜衰论》）

这两种"至而不至"的发病机制，前者论相火衰微，不能生脾土，长夏湿土当旺，气应至而不至，少阳三焦阳气不足，脾湿过盛，脾胃气虚而发病。表现为昏冒、腹胀、少气、嗜睡、脉虚缓、舌质淡，当温补阳气，阳升湿化，脾胃健旺，生化之源不绝，机体复健矣。后者论心火亢盛，反而害脾胃之土而发病。表现为口燥、心烦、不食、便秘、脉洪大、舌质红，当泻心火以安脾胃。

李东垣还设"安养心神调治脾胃论"专篇文章，叙述养心可以安心火亢盛。他说："夫阴火之炽盛，由心生凝滞，七情不安故也。"故养心调心可以安抚心火亢盛。

2. 所胜妄行——肝木发病

所胜妄行者，言心火旺，能令母实。母者，肝木也。肝木旺，则夹火势，无所畏惧而妄行也。故脾胃先受之，或身体沉重，走痓疼痛。盖湿热相搏，使风热郁而不得伸，附着于有形。或多怒者，风热下陷于地中也。或目病而生内障者，脾裹血，胃主血，心主脉，脉者，血之府也。或云心主血，又云肝主血，肝之窍开于目也。或妄见、妄闻、起妄心、夜梦亡人，四肢满闭转筋，皆肝木太盛而为邪也。或生痿，或生痹，或生厥，或中风，或生恶疮，或作肾痿，或为上热下寒，为邪不一，皆风热不得生长，而木火遏于有形中也。（《脾胃论·脾胃胜衰论》）

《六元正纪论》云：木郁则达之者，盖木性当动荡轩举，是其本体。今乃郁于地中无所施为，即是风失其性。人身有木郁之证者，当开通之，乃可用吐法以助风木，是木郁则达之之义也。

又说，木郁达之者，盖谓木初失其性郁于地中。今既开发行于天上，是发而不郁也，是木复其性也，有余也，有余则兼其所胜，脾土受邪，见之于木郁达之条下，不止此一验也。又厥阴司天，亦风木旺也；厥阴之胜，亦风木旺也。俱是脾胃受邪，见于上条，其说一同。（《脾胃论·脾胃虚不可妄用吐药论》）

盛食填塞于胸中，胸中为之窒塞，两手寸脉当主事，两尺脉不见，其理安在？胸中有食，故以吐出之。食者，物也。物者坤土也，是足太阴之号也。胸中者，肺也，为物所填。肺者，手太阴金也，金主杀伐也；与坤土俱在于上，而旺于天。金能克木，故肝木生发之气伏于地下，非木郁而何？吐去上焦阴土之物，木得舒畅，则郁结去矣。（《内外伤辨·吐法宜用辨上部有脉下部无脉》）

天地之间，六合之内，惟水与火耳！火者阳也，升浮之象也，在天为体，在地为用；水者阴也，降沉之象也，在地为体，在天为殒杀收藏之用也。其气上下交，则以成八卦矣。以医书言之间是升浮降沉，温凉寒热四时也，以应八卦。若天火在上，地水在下，则是天地不交，阴阳不相辅也，是万物之道，大《易》之里绝灭矣，故《经》言独阳不生，独阴不长，天地阴阳何交会矣？故曰阳本根于阴，阴本根于阳，若不明根源，是不明道。故府之气生于地，则曰阳本根于阴。以人身言之，是六腑之气生发长散于胃土之中也。既阳气鼓舞万象有形质之物于天，为浮散者也；物极必反，阳极变阴，既六阳升浮之力在天，其力尽，是阳道终矣，所以鼓舞六阴有形之阴水在天，在外也。上六无位，必归于下，此老阳变阴之象也，是五脏之源在于天者也。天者，人之肺以应之，故曰阴本源于阳，水出高源者是也。人之五脏，其源在肺，肺者背也，背在天也，故足太阳膀胱寒生长，其源在申，故阴寒自此而降，以成秋收气寒之渐也。降至于地下，以成冬藏，伏诸六阳在九泉之下者也。故五脏之气生于天，以人身言之，是五脏之气，收降藏沉之源出于肺气之上，其流下行，既阴气下行沉坠，万物有形质之物皆收藏于地，为降沉者；物极必反，阴极变阳，既六阴降沉之力在地，其力既尽，是阴道终矣，是老阴变阳，乃初九无位，是一岁四时之气，终而复始，为上下者也，莫知其纪，如环无端。(《内外伤辨·重明木郁则达之之理》)

李东垣认为"所胜妄行"有两种情况：一是饮食过饱，胸中窒塞，坤土与肺金俱壅实而旺于天，金实而克肝木，导致肝木郁实。二是肝木夹心火，无所畏惧而妄行，导致肝木郁实。肝气郁结，首先脾胃受病。脾胃一病，绝其化源，百病生矣。前者以吐法为治则，药用瓜蒂散、栀子豉汤等方药；后者以疏达为治则，药用补脾胃泻阴火升阳汤等方药。

肝木妄行，胸胁痛、口苦、舌干、往来寒热而呕、多怒、四肢满闭、淋溲、便难、转筋、腹中急痛，此所不胜乘之也。

柴胡(君) 防风 芍药 肉桂(臣) 羌活 独活 泽泻 黄柏(佐) 升麻(使) 猪苓 藁本 川芎 细辛 蔓荆子 白芷 石膏 知母 滑石(《脾胃论·脾胃胜衰论》)

李东垣并用天地阴阳互根之理，阐发肝木郁实的道理。

3. 所生受病——肺金发病

所生受病者，言肺受土、火、木之邪，而清肃之气伤或胸满、少气、短气者，肺主诸气，五脏之气皆不足，而阳道不行也。或咳嗽寒热者，湿热乘其内也。(《脾胃论·脾胃胜衰论》)

李氏认为肺发病有土、火、木之邪三个方面。"脾胃一虚，肺气先绝"，这是"母令子虚"的观点，是用"生克制化"的原理说明脾胃与肺的相生关系。绝，是断绝生化之源的意思。"脾气散精上归于肺"，是土生金的理论根据。所以少阳三焦阳气不足，脾胃不能生化，营卫气血不能上行滋养心肺。一是土不生金，肺气虚弱；二是心火亢盛，上灼肺金，下乘于脾土，伏于血分；三是少阳生发之气伏于坤土之中，肝木郁实。在治疗方面，李氏亦有所区别。

肺金受邪，由脾胃虚弱不能生肺，乃所生受病也。故咳嗽，气短，气上，皮毛不能御寒，精神少而渴，情惨惨而不乐，皆阳气不足，阴气有余，是体有余而用不足也。

人参（君）黄芪（臣）橘皮（臣）白术（佐）白芍药（佐）桂枝（佐）桑白皮（佐）甘草（诸酸之药皆可）木香 槟榔 五味子（佐此三味除客气）桔梗（引用）青皮（以破滞气)(《脾胃论·脾胃胜衰论》)

脾胃虚则怠惰嗜卧，四肢不收，时值秋燥令行，湿热少退，体重节痛，口干舌干，饮食无味，大便不调，小便频数，不欲食，食不消；兼见肺病，洒淅恶寒，惨惨不乐，面色恶而不和，乃阳气不伸故也。当升阳益气，名之曰升阳益胃汤。(《内外伤辨·肺之脾胃虚方》)

除升阳益胃汤之外，李氏还创制双和散、宽中进食丸、厚朴温中汤等随证用方。

在六七月之间暑湿交蒸，暑热伤气，湿邪伤形。人在气交之中，感受湿热之邪，必然影响于肺。湿热壅肺，肺气不能清肃下行，断绝了肾水生化之源。上源绝，则肾阴亏虚，不能生髓主骨，而痿蹙生矣。

六七月之间，湿令大行，子能令母实而热旺，湿热相合而刑庚大肠，故寒凉以救之，燥金受湿热之邪，绝寒水生化之源，源绝则肾亏，痿厥之病大作，腰以下痿软瘫痪不能动，行走不正，两足欹侧，以清燥汤主之。

《刺志论》云："气虚身热，得之伤暑"，热伤气故也。《痿论》云："有所远行劳倦，逢大热而渴，渴则阳气内伐，内伐则热舍于肾；肾者水脏也，今水不能胜火，则骨枯而髓虚，故足不任身，发为骨痿"，故《下经》曰"骨痿者，生于大热也"，此湿热成痿，令人骨乏无力，故治痿独取阳明。

时当长夏，湿热大胜，蒸蒸而炽。人感多四肢困倦，精神短少，懒于动作，胸满气促，肢节沉痛；或气高而喘，身热而烦，心下膨痞，小便黄而少，大便溏而频，或痢出黄糜，或如泔色；或渴或不渴，不思饮食，自汗体重，或汗少者，血先病而气不病也。其脉中得洪缓，若湿气相搏，必加之以迟，迟病虽互换少差，其天暑湿令则一也，宜以清燥之剂治之，名之曰清暑

益气汤。(《内外伤辨·暑伤胃气论》)

李东垣治暑,特别注重湿胜的问题,湿热交蒸,治疗大法是"上下分消其湿热之气也"。(《脾胃论·长夏湿热胃困尤甚用清暑益气汤论》)李氏在分析了暑与湿、湿与燥、阴火与元气的矛盾关系后,针对不同的病机变化复立变法六则。一是心火乘脾,火邪阻遏阳气的升发,清暑益气中必须增加黄柏、当归用量,泻火阴以助春生之阳气;二是脾胃自身不足,阳气不升,谷气下流,清暑益气汤中重用升麻、柴胡,使阳气上升行少阳之令,阳道得复;三是心火亢甚,乘脾土灼肺金,须重用黄芪、人参、炙甘草,泻火而补脾肺之间的元气;四是心火亢甚伤损营血,营血又得不到脾胃生化之源的补充,心失所养,烦闷不安,除用黄芪、人参、炙甘草生阳,当归和血之外,须少加黄连以助黄柏之力泻心火补肾水,使肾水旺而心火自降,以维护阴阳互根之理;五是权用朱砂安神丸镇固气浮心乱,若清浊相干,气乱于胸,则重用橘皮宣理滞气以助阳气升发;六是长夏湿旺,湿滞阻碍气机,运化失职,须增用二术、泽泻、炒曲分消湿邪,助益运化,复重用人参、五味子、麦冬之时令药,生脉泻火以助秋损之肺气。(参见《脾胃论》)

4. 所不胜乘之——肾水发病

所不胜乘之者,水乘木之妄行,而反来侮土。故肾入心为汗,入肝为泣,入脾为涎,入肺为痰、为嗽、为涕、为嚏、为水出鼻也。一说,下元土盛克水,致督、任、冲三脉盛,火旺煎熬,令水沸腾而乘脾肺,故痰涎唾出于口也。下行为阴汗、为外肾冷、为足不任身、为脚下隐痛,或水附木势而上,为眼涩、为冷泪,此皆由肺金之虚而寡于畏也。(《脾胃论·脾胃胜衰论》)

肾水来侮土,所胜者,妄行也。作涎及清涕,唾多,溺多而恶寒者是也。土火复之,及二脉为邪,则足不任身,足下痛不能践地,骨乏无力,喜睡,两丸冷,腹阴阴而痛,妄闻、妄见,腰、脊、背、胛皆痛。

干姜（君） 白术 川乌头（臣） 苍术 附子（炮制少许） 肉桂（去皮少许） 茯苓 猪苓（佐） 泽泻（使）（《脾胃论·脾胃胜衰论》）

脾虚土不制水，反见肾水泛溢成灾。母令子实，肺金亦气实，反来侵侮脾土，因而心火和肝木都受邪气的影响，于是可见水盛阻衰、上盛下虚、上热如火及下寒如冰等证候。李东垣据证创制了沉香温胃丸以散寒，制神圣复气汤治上热如火及下寒如冰。

凡脾胃之证，调治差误，或妄下之，末传寒中，复遇时寒，则四肢厥逆，而心胃绞痛，冷汗出。《举痛论》云："寒气客于五脏，厥逆上泄，阴气竭，阳气未入，故卒然痛死不知人，气复反则生矣。"夫六气之胜，皆能为病，惟寒毒最重，阴主杀故也。圣人以辛热散之，复其阳气，故曰寒邪客之，得炅则痛立止，比之谓也。

沉香温胃丸，治中焦气弱，脾胃受寒，饮食不美，气不调和。脏腑积冷，心腹疼痛，大便滑泄，腹中雷鸣，震乱吐泻，手足厥逆，便利无度。又治下焦阳虚，脐腹冷痛及疗伤寒阴湿，形气沉困，自汗。

神圣复气汤，治复气乘冬，足太阳寒水，足少阴肾水之旺。子能令母实，手太阴肺实，反来侮土，火木受邪，腰背胸膈闭塞，疼痛，善嚏，口中涎，目中泣，鼻流浊涕不止，或息肉不闻香臭，咳嗽痰沫，上热如火，下寒如冰，头作阵痛，目中流火，视物䀮䀮，耳鸣耳聋，头并口鼻或恶风寒，喜日阳，夜卧不安，常觉痰塞，膈咽不通，口失味，两胁缩急而痛，牙齿动摇，不能嚼物，阴汗出，前阴冷，行步欹侧，起居艰难，掌中热，风痹麻木，小便数而昼多夜频，而欠，气短喘喝，少气不足以息，卒遗失无度。妇人白带，阴户中大痛，牵心而痛，䐈黑失色。男子控睾牵心腹，阴阳而痛，面如赭色。食少，大小便不调，心烦霍乱，逆气里急而腹痛，皮色白，后出余气，复不能努，或肠鸣，膝下筋急，肩肿大痛，此皆寒水来复，火土之仇也。(《内外伤辨·肾之脾胃虚方》)

李东垣详细地论述了脾与心、肝、肺、肾四脏的病理关系，并对六腑的病理关系做了说明。

5. 六腑病机

胃虚则胆及小肠温热生长之气俱不足，伏留于有形血脉之中，为热病，为中风，其为病不可胜纪。青、赤、黄、白、黑五腑皆滞。三焦者乃下焦元气生发之根蒂，为火乘之，是六腑之气俱衰也。(《脾胃论·胃虚脏腑经络皆无所受气而俱病论》)

其手太阳小肠热气不能交入膀胱经者，故十一经之盛气积于胸中，故其脉盛大。其膀胱逆行，盛之极，子能令母实。手阳明大肠经金，即其母也，故燥旺。其燥气夹子之势，故脉涩而大便不通。以此言脉盛大以涩者，手阳明大肠脉也。(《脾胃论·饮食劳倦所伤始为热中论》)

6. 气运衰旺图说

李东垣为了说明人体与自然界变化相适应的关系，撰有《气运衰旺图说》一文，谓：天地互为体用四说，察病神机。

(1) 湿、胃、化，热、小肠、长，风、胆、生。皆陷下、不足、先补则：黄芪、人参、甘草、当归身、柴胡、升麻。乃辛甘发散，以助春夏生长之用也。

(2) 土、脾、形，火、心、神，木、肝、血。皆大盛，上乘生长之气，后泻则：甘草梢子之甘寒泻火，形于肺，逆于胸中，伤气者也。黄芩之苦寒，以泻胸中之热，喘气上奔者也。红花以破恶血，已用黄芩大补肾水，益肺之气，泻血中火燥者也。

(3) 寒、膀胱、藏气，燥、大肠、收气。皆大旺、后泻则：黄芪之甘温，止自汗，实表虚，使不受寒邪。当归之辛温，能润燥，更加桃仁以通幽门闭塞，利其阴路，除大便之难燥者也。

(4) 水、肾、精，金、肺、气。皆虚衰不足、先补则：黄柏之苦寒，除湿热为痿，乘于肾，救足膝无力，亦除阴汗、阴痿而益精。甘草梢子、黄芩补肺气，泄阴火之下行，肺苦气上逆，急食苦以泄之也。

此初受热中，常治之法也，非权也。权者，临病制宜之谓也。常道，病则反常矣。春、夏，乃天之用也，是地之体也。秋、冬，乃天之体也，是地之用也。此天地之常道，既病，反常也。

春、夏天之用，人亦应之。食罢，四肢矫健，精、气、神皆出，九窍通利是也。口鼻气息自不闻其音，语声清响如钟。

春、夏地之体，人亦应之。食罢，皮肉、筋骨、血脉皆滑利，屈伸柔和，而骨刚力盛，用力不乏。

这是李东垣对其学说的总结性概论，学习者应细心体悟。

（六）结语

李东垣用易学原理，详尽地论述了脏腑的病理变化，颇得其要领。且以中宫少阳三焦和太阴脾为中心，其余脏腑的病理变化皆与三焦和脾的胜衰有密切关系，起到了抓纲挈领的作用。现在研究李东垣学术思想渊源的医家，很少提到关于李东垣对医易所做的贡献。故于此，特明确提出李东垣医学与易学的亲缘关系。

附：何仲皋论八卦与脏腑病机

清末民初四川医家何仲皋先生，曾在锦江之滨丞办国医学院，培养了不少中医人才。他以"西江月"调写成《脏腑通》一书，多用八卦原理阐发脏腑病的病理，现举例于下。

心、肝

离火在天为电，震雷引以为鞭；心怒遽动将军官，气结胁间不散。

厥阴肝气上逆，心痛疼热不堪；舌卷囊缩病相连，皆是二病之变。

心、肾

离火原为心脏，坎水则属肾经；坎中一阳会离阴，心肾相交无病。

医易启悟

既济中藏未济，微理阐自《易经》；水气上泛作奔豚，思患预防要紧。

心、大肠

乾道天行甚健，离火为日为天；大肠不通心火炎，必然谵语狂乱。
伤寒神昏谵语，大承气汤为先。泻心汤用大黄连，已可窥其崖岸。

肝、胃

肝经在卦为震，三爻一阳二阴；仰盂变作覆碗形，直犯阳明胃分。
气上冲胸堪证，上引如怀可征；乌梅丸治气冲心，皆是圣经明训。

胃、大肠

胃为水谷之腑，大肠传导之经；艮土一气贯乾金，变化神明无定。
二经痞满燥实，芒硝枳朴生军；热结旁流气已行，甘草硝黄可任。

大肠、胆

东南巽木为胆，西北乾金大肠；后天八卦到两旁，气化一升一降。
设今二经同病，便闭胁痛难当；烦渴龙胆泻肝汤，并与大承推荡。

摘自《易学十讲》

第 7 章 诊断学说

在诊断学中运用八卦原理也不泛其例。八卦的信息有一种全息的整体观念，包含着宇宙全息统一论的思想，能把万事万物组合成一个有机的系统。人们只要掌握了八卦的整体结构，就能推断预测各方面的信息。

一、面部形色八卦诊法

面部八卦诊法，就是将面部分为八个区域与八卦方位相对应（图 7-1）。

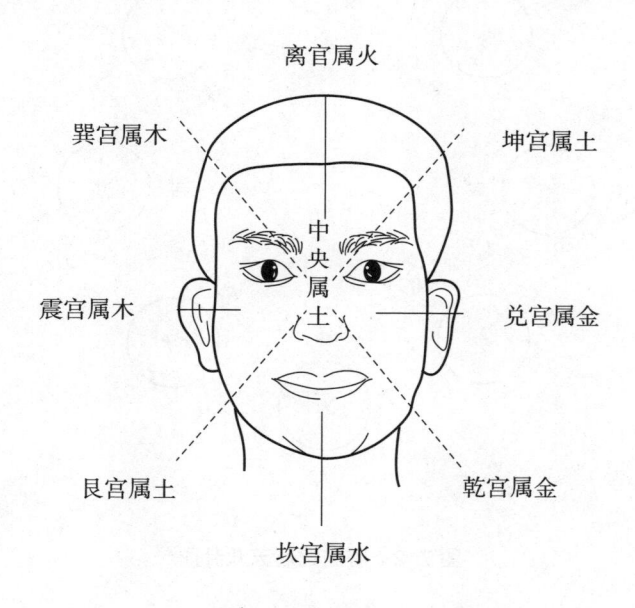

图 7-1　面诊图

医易启悟

右耳方位为震宫，右额角方位为巽宫，前额正中方位为离宫，左额角方位为坤宫，左耳方位为兑宫，左腮方位为乾宫，下颏方位为坎宫，右腮方位为艮宫，中央属土。

《此事难知》载有面部形色八卦图（图7-2），解释如下。

察色分位　坤胃（遗散至肾死）　　兑肺　乾大肠（遗散至肝死）

额离心　　坎肾颐

精明五色　巽胆（遗散至脾死）　　震肝　艮小肠（遗散至肺死）

李东垣根据八卦原理，察看面部五色所属部位与后天八卦的方位是一致的，据此推断脏腑的病变。其中还参有五行学说，如胃病"遗散至肾死"、肺大肠病"遗散至肝死"、胆病"遗散至脾死"、小肠病"遗散至肺死"等。用后天八卦图表示见图7-2。

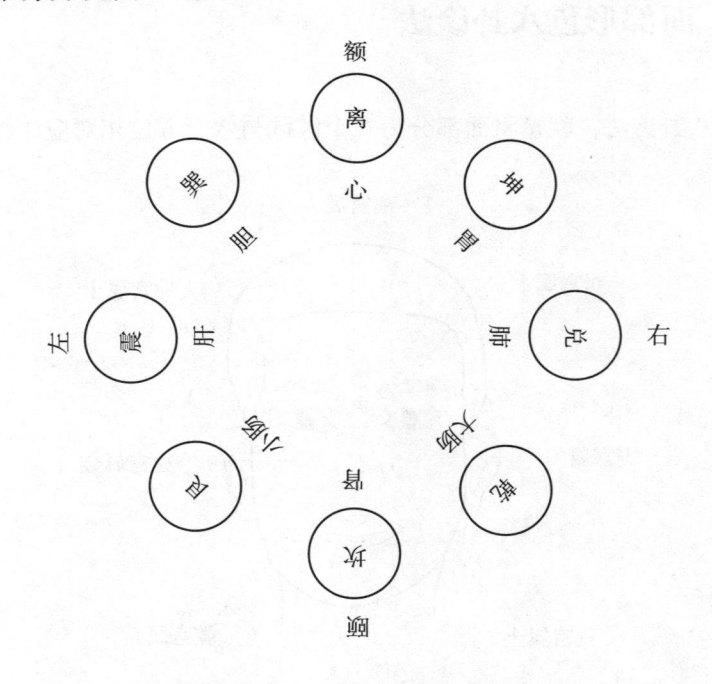

图 7-2　脏腑配后天八卦图

由图7-2可以看出，五脏除脾之外，其余四脏皆配正四卦，四隅卦则配胃、胆、大肠、小肠四腑，而遗膀胱、三焦。这是因为少阳三焦和太阴脾合于中宫为太极，处中以制外，故不配卦象。面部八卦诊法在《黄帝内经》中已有所记载，如下。

肝热病者，左颊先赤；心热病者，颜先赤；脾热病者，鼻先赤；肺热病者，右颊先赤；肾热病者，颐先赤。病虽未发，见赤色者刺之，名曰治未病。(《素问·刺热》)

这段经文与前面面部八卦诊图对看自可明白，其肝左肺右说法的理论根据就是后天八卦图。还有《灵枢·五色》的面部部位与人体五脏六腑及肢节的全息诊断方法，也是根据八卦原理创立的诊断方法（图7-3）。

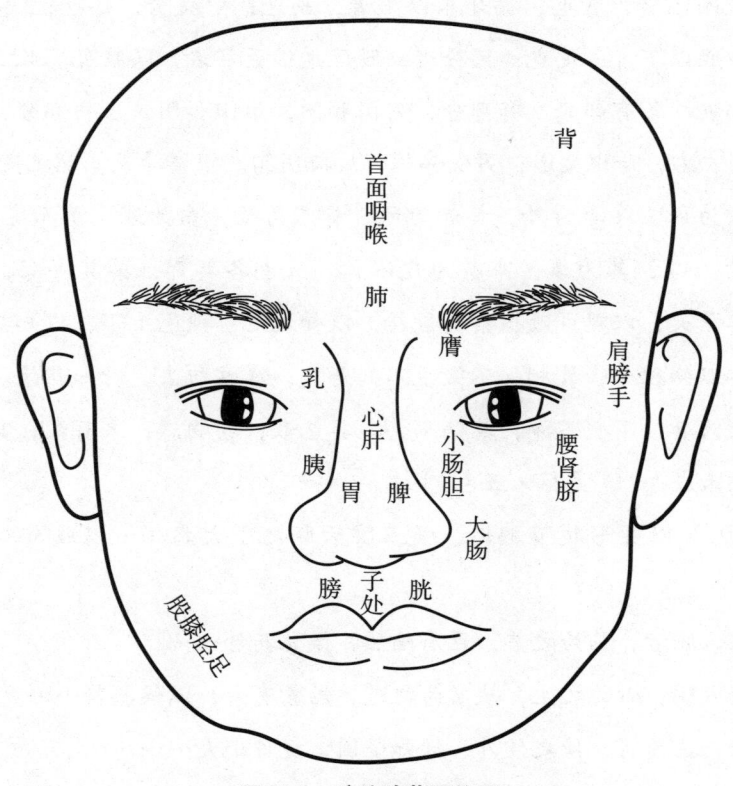

图 7-3 脏腑肢节面位图

医易启悟

明堂者，鼻也；阙者，眉间也；庭者，颜也；蕃者，颊侧也；蔽者，耳门也。

明堂骨高以起，平以直，五脏次于中央，六腑夹其两侧，首面上于阙庭，王宫位于下极，五脏安于胸中。真色以致，病色不见，明堂润泽以清，五官恶得无辩乎？

庭者，首面也；阙上者，咽喉也；阙中者，肺也；下极者，心也；直下者，肝也；肝左者，胆也；下者，脾也；方上者，胃也，中央者，大肠也，夹大肠者，肾也；当肾者，脐也；面王以上者，小肠也，面王以下者，膀胱子处也；颧者，肩也；颧后者，臂也；臂下者，手也；目内眦者，膺乳也；夹绳而上者，背也；循牙车以下者，股也；中央者，膝也；膝以下者，胫也；当胫以下者，足也；巨分者，股里也；巨屈者，膝膑也。此五脏六腑肢节之部也，各有部分。有部分，用阴和阳，用阳和阴，当明部分，万举万当。能别左右，是谓大道；男女异位，故曰阴阳。审察泽夭，韶之良工。

沉浊为内，浮泽为外。黄赤为风，青黑为痛，白为寒，黄而膏润为脓，赤甚者为血痛，其为挛，寒甚为皮不仁。五色各其部，察其浮沉，以知浅深；察其泽夭，以观成败；察其散抟，以知远近；视色上下，以知病处；积神于心，以知往今，故相气不微，不知是非，属意勿去，乃知新故。色明不粗，沉夭为甚，不明不泽，其病不甚。其色散，驹驹然，未有聚；其病散而气痛，聚未成也。（《灵枢·五色》）

《本脏》以身形肢节䐃肉，候五脏六腑之小大焉……以肢节知而阅之奈何？

五脏六腑者，肺为之盖，巨肩陷咽，候见其外……

五脏六腑，心为之主，缺盆为之道，骺骨有余，以候髃骭……

肝者，主为将，使之候外，欲知坚固，视目小大……

脾者，主为卫，使之迎粮，视唇舌好恶，以知吉凶……

肾者，主为外，使之远听，视耳好恶，以知其性……

六腑者，胃为之海，广骸、大颈、张胸，五谷乃容。鼻隧以长，以候大肠。唇厚、人中长，以候小肠。目下果大，其胆乃横。鼻孔在外，膀胱漏泄。鼻柱中央起，三焦乃约。此所以候六腑者也。上下三等，藏安且良矣。(《灵枢·师传》)

黄帝曰：人之寿百岁而死，何以致之？岐伯曰：使道隧以长，基墙高以方，通调荣卫，三部三里起，骨高肉满，百岁乃终。(《灵枢·天年》)

五官者，五脏之阅也……

五官以辨，阙庭必张，乃立明堂，明堂广大，蕃蔽见外，方壁高基，引垂居外，五色乃治，平博广大，寿中百岁……

鼻者，肺之官也；目者，肝之官也；口唇者，脾之官也；舌者，心之官也；耳者，肾之官也。

五官不辨，阙庭不张，小其明堂，蕃蔽不见，又卑其墙，墙下无基，垂角去外。如是者，虽平常殆，况加疾哉！(《灵枢·五阅五使》)

墙基卑，高不及其地者，不满三十而死。其有因加疾者，不及二十而死也。(《灵枢·寿夭刚柔》)

另外，面部八卦诊法在相学中得到了很大的发挥。如陈图南《相家秘诀》中说："八卦丰隆，须是多招财禄。"《纯阳相法》"三停八卦求相称"，意思是说：面部八个部位都要求高耸、饱满丰厚、有肉，最忌低平、凹陷、薄削。

二、脉诊中的八卦原理

李时珍将八卦原理运用到了脉学当中，将脉象、脉位、脏腑统一起来，建立了脉象整体观。

浮脉法天，有轻清在上之象，在卦为乾，在时为秋，在人为肺。

沉脉法地，有渊泉在下之象，在卦为坎，在时为冬，在人为肾。

洪脉在卦为离，在时为夏，在人为心。

缓脉在卦为坤，在时为四季，在人为脾。

弦脉在卦为震，在时为春，在人为肝。(《濒湖脉学》)

另外，还有《素问·脉要精微论》的尺脉部位与人体脏腑及腰腹膝胫足的全息诊断方法，也是根据八卦原理创立的诊断方法之一。

三、眼部形色八卦诊法

《灵枢·大惑论》说："五脏六腑之精气，皆上注于目而为精……"《灵枢·邪气脏腑病形》说："十二经脉三百六十络，其血气皆上于面而走空窍，其精阳气上走于目而为睛。"《素问·五脏生成》也说："诸脉皆属于目。"准此，经脉及脏腑与眼睛的关系甚为密切。后汉华佗运用《黄帝内经》经络学说根据眼球血管形态颜色的变化可以查知病情，提出了"观眼识病"的诊断方法。

华佗谓：目形类丸，瞳神居中而前，如日月之丽东南而晚西北也。内有大络六，谓心、肺、脾、肝、肾、命门各主其一；中络八，谓胆、胃、大小肠、三焦（上焦、中焦、下焦）、膀胱各主其一；外有旁支细络，莫知其数，皆悬贯于脑，下连脏腑，通畅气血往来以滋于目。故凡病发，则有形色丝络显见，而司验内之何脏腑受病也。（《证治准绳·杂病》卷七目门）

华佗是应用后天八卦模式，把眼球分成八个区域，每一区域配以脏腑经络（图7-4和图7-5）。

王肯堂在《证治准绳·杂病》卷七目门中有以下记载。

八廓应乎八卦，脉络经纬于脑，贯通脏腑，达血气往来，以滋于目，廓为城郭，然各有行路往来，而匡郭卫御之意也。

乾居西北，络通大肠之腑，脏属肺，肺与大肠相为阴阳，上运清纯，下输糟粕，为传送之宫，故曰传导廓。

坎正北方，络通膀胱之腑，脏属于肾，肾与膀胱相为阴阳，主水之化源

第7章 诊断学说

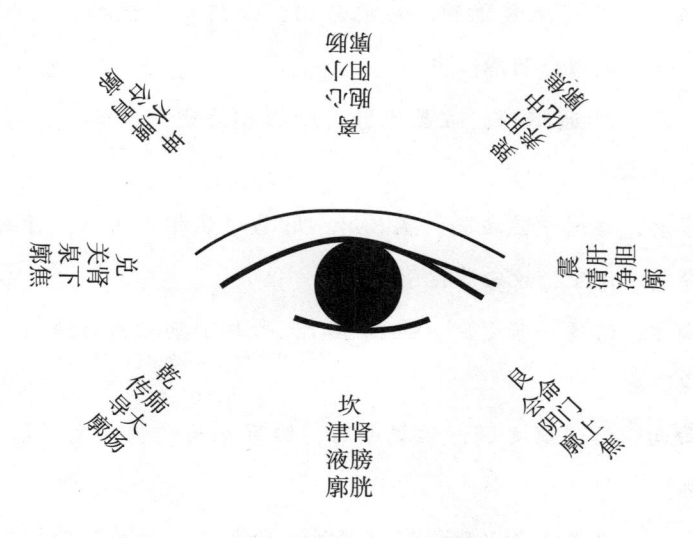

图7-4　右眼八卦八廓图

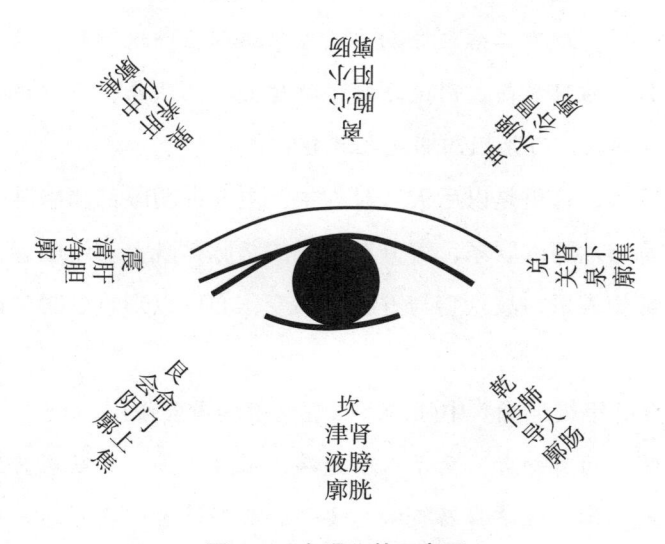

图7-5　左眼八卦八廓图

以输津液，故曰津液廓。

艮位东北，络通上焦之腑，脏配命门，命门与上焦相为阴阳，会合诸阴，分输百脉，故曰会阴廓。

震正东方，络通胆腑，脏属于肝，肝胆相为阴阳，皆主清净，不受浊秽，故曰清净廓。

巽位东南，络通中焦之腑，脏属肝，肝与中焦相为阴阳，肝络通血以滋养，中焦分气以化生，故曰养化廓。

离正南方，络通小肠之腑，脏属于心，心与小肠相为脏腑，为阳受盛之胞，故曰胞阳廓。

坤位西南，络通胃之腑，脏属于脾，脾胃相为脏腑，主纳水谷以养生，故曰水谷廓。

兑正西方，络通下焦之腑，脏配肾络，肾与下焦相为脏腑，关主阴精化生之源，故曰关泉廓。

腑相配，《内经》已有定法，而三焦分配肝肾者，此目之精法也。盖目专窍于肝而主于肾，故有二络之分别焉。左目属阳，阳道顺行，故廓之经位法象，亦以顺行；右目属阴，阴道逆行，故廓之经位法象，亦以逆行。察乎二目两眦之分，则昭然可见阴阳顺逆之道矣。

八卦配八廓，这里是以后天八卦为主，主要说明眼部诸络脉与脏腑相联系，特别强调与六腑的联系，言分布于眼的络脉，既上贯于脑，又下联系于腑，腑又与脏相表里，故六腑与五脏有病变，亦可以影响到眼，而做出不同反映。

傅仁宇在《审视瑶函》中强调了八廓学说的重要作用。

五轮为病。间有知者，至于八廓为病，位且不知，况欲求其知经络之妙用乎。……夫八廓之经络，乃验病之要领，业斯道者，岂可忽哉？盖验廓之病，与轮不同，轮以通部形色为证，而廓惟以轮上血脉丝络为凭，或粗细连断，或乱直赤紫，起于何位，侵犯何部，以辨何脏何腑之受病，浅深轻重，血气虚实，衰旺邪正之不同，察其自病传病，经络之生尅逆顺而调治之耳。人有谓此八廓如三焦之有名无实，以为无用者，此谬之甚也。………八廓丝络，比之三焦更为有据……八廓则明见于外，病发则有丝络之可验者，安得谓为无用哉！（《勿以八廓为无用论》）

由此可知，八廓八卦分法实为分部位验络脉之一法，随其络脉的粗细多少、浅深颜色及其部位之所在，而辨其所属之脏腑经脉之所病，尚可参鱼际、食指及尺肤的络脉诊法，以提高准确率。

四、手部形色八卦诊法

手部形色八卦诊法，是将手掌按后天八卦模式分成八个区域，并配以脏腑经络，通过观察手的形、纹、色泽、神气等脏腑组织器官反映于外的征象，来诊断疾病的一种方法。

《易学十讲》中记载了望手诊病的理论根据，谓望手诊断的依据是：人体本身是一个完整的生物场，构成这一物体的每一个细胞，或者说每一个遗传基因的排列中，都带有人体全部显性生命特征。既然脱氧核糖核酸 DNA 隐藏了人的全部密码，那么在某个局部也能显示遗传密码。如同破碎的全息照片，在任一碎片中，都能重现全部图像。手是人体的重要组成部分，也必然带有人体各部分神经反射的信息，就好像电脑终端的显示屏一样。在这里，人的脏腑信息竟按八卦的规律，错综复杂地排列着，犹如一幅小地图。手诊图还从能量流、场论的角度，提出人与自然是相互影响的，而且还存在共通规律，这与我国古代的天人合一学说不谋而合。这里还进一步说明了一个问题：不仅天地是一大天地，人身是一小天地，而且人身局部，都又是人身上的一个小天地。不过，作为直观的诊断只选择了能特别明显地反映全身情况的部位为目标而已（图7-6）。

手诊掌中八卦为后天八卦，离属火配心，坎属水配肾，巽和震属木配

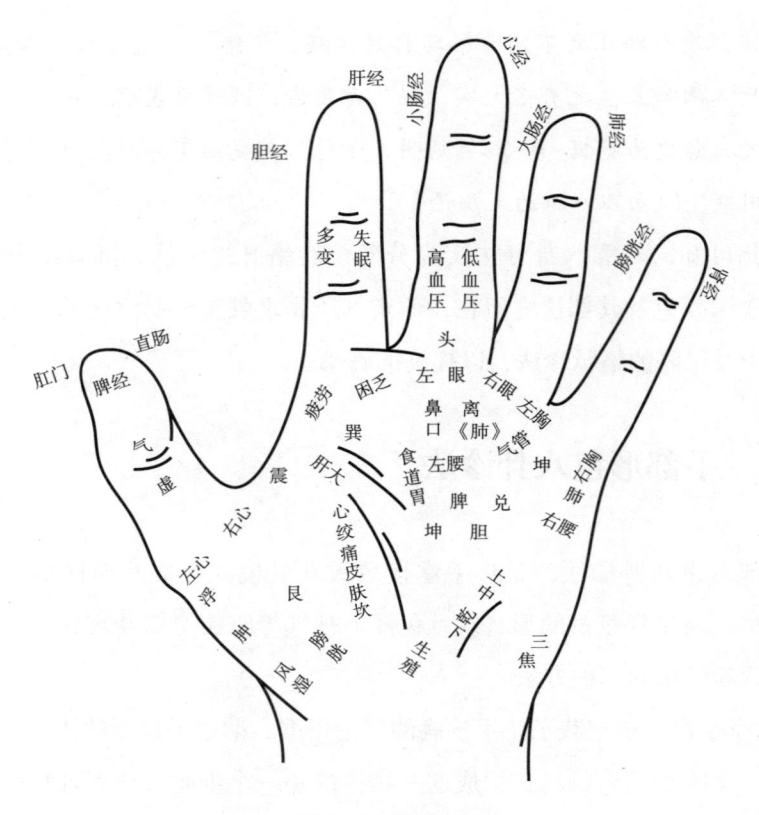

图 7-6 手诊图

肝，兑和乾属金配肺，艮和坤属土配脾。依靠手部卦象图，就可以用中医望诊的方法来诊察脏腑机能的健康状况。食指下方至鱼际上方属巽震木之位，此处代表肝胆功能的位置。一般说来，这个位置隆起而高耸，且颜色粉红，是肝胆功能良好的表现。若此处纹路散乱，皮肤粗糙而颜色较暗，则提示肝胆功能出了毛病。木能克土，若此部位颜色为浅黑灰色，就表示胃部可能有毛病。不论是胃炎、胃溃疡等种种程度不一的症状，只要胃受伤害，此处即呈晦暗色，其可靠性很强。鱼际处属艮土，木克土，则鱼际处的颜色也呈晦暗色。这就是鱼际络诊法。上述部位若呈浓褐色则有患胃癌的可能。巽主少阳生发长养之气，少阳之气不能生发，生化失职，初病疲劳困乏，继生百病。离居中指和无名指下方，属火主心，关系到血液循环及两眼视力。此处隆起高耸，颜色粉红而无乱纹的人，大多心脏功能健全，视力良好。若此处纹路散乱，颜色发暗，往往心脏功能较差；若过于低陷，且青筋浮起，多心力衰弱，或心火旺盛；还有沉郁之人多有精神官能症。在兑和乾部位，若出现红色或黑色斑点是发热的先兆；若出现由褐色转变为黑色时，可能会患消化道器官重症；若呈现蛇形波状，可能因喝酒过度而伤及肝脏，金克木也。此处颜色晦暗或黑灰，可能患腹中寒冷症，尤其是妇女多患有此症，或呼吸器官有疾患。手掌中央若出现由小指横向鱼际的线纹则暗示消化系统有疾患。坤位小指下方，属土，此处若呈红色，是心火乘脾土，表示可能患有心脏病。乾位一般反映男女生殖器官的状态，有时也能表示膀胱、肾脏的异常，痛风或糖尿病等。又乾为首，故此处形色的改变，若见暗红色，须防脑中风病。坎属水位于掌后，提示泌尿生殖器官功能的强弱。此处纹乱，皮肤粗糙而呈暗色者，多是幼年期营养较差，体力较弱，成人之后，因元气不足，容易疲劳。若青筋浮起，位置低陷，薄而无肉者，表示肾功能较弱。若呈枯叶色时，要注意生殖器官有危重症出现的可能。

五、舌部诊法

清代张振鋆所辑《厘正按摩要术》验舌苔门中载一全舌图，见图7-7。

图中左肝右肺的说法，即是根据后天八卦方位图提出的。离卦位南，离主心，故舌尖属心。坎卦位北，坎主肾，故舌根属肾。震卦位左东，震主肝，故舌左边属肝。兑卦位右西，兑主肺，故舌右边属肺。

舌分部辨病，举例说明如下。

舌为心窍，故多为心痛。

舌中无苔，而舌根有黑苔干燥者，热在下焦也。

舌本无苔，惟尖黑而燥，为心火自焚，不可救药。(《温热经纬》)

医易启悟

舌黑而燥者，津枯火炽也，宜泻南补北。若燥而中心厚者，土燥水竭，以咸苦下之。(《温热篇》)

舌有半边干半边湿者，为胆病。舌半边白苔半边黄黑苔者危。(周于蕃)

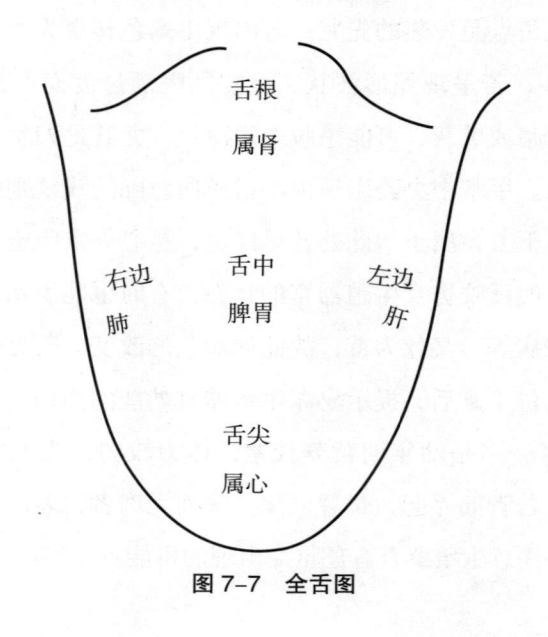

图 7-7 全舌图

第8章 治则学说

中医治病的方法虽然多种多样,总离不开一个"中"字,贯穿《周易》的尚中思想。

一、养生的尚中原理

从根本上说,养生是一种积极的治疗原则,故《素问·四气调神论》说:"圣人不治已病治未病,不治已乱治未乱。"《素问·刺法论》说:"正气存内,邪不可干。"养生就是为了增强体质,是提高正气抗邪能力的关键。根据《黄帝内经》的记载,养生健身要注意调摄精神、顺应阴阳及食居有常等,而这些养生原则都是《周易》尚中思想的具体应用。

养生学的"用中"不仅指气功法中的调心、调身、调息的协调平衡问题,更涉及高层次气功的功理,这在佛、道、儒三家中都是完备的阐述。佛家讲"中道",道家讲"守中",儒家讲"中庸"。这里的"中"绝不是折中主义的意思,它包含极其深刻的思想内容,它是高级气功功能态中对宇宙、人生的体察和认识。道家和佛家常用"非有非无""非色非空""恬淡虚无""无为"等术语来表达这种认识。

(一)恬淡虚无

《素问·上古天真论》说:"恬淡虚无,真气从之,精神内守,病安从来。"这就是说,只有强调思想上安定清静,不贪欲妄想,使真气和顺,精神守一,就不会发生疾病。然而恬淡虚无并不是绝对的无欲,精神内守也不是思维的停止,而是要求人的思想、精神保持一种安分守己、思不出位的相对稳定的状态,如《周易·乾》"潜龙勿用";《素问·上古天真论》"志闲而少欲,心安而不惧""各从其欲,皆得所愿""美其食,任其服,乐其俗,高下不相慕""嗜欲不能劳其目,淫邪不能惑其心,愚智贤不肖不惧于物"。这种相对稳定的思想状态是一种不偏不倚、无太过不及的适中状态,是人体元气运行的最理想环境,包含着尚中的原理。

(二)法于阴阳

《素问·上古天真论》说:"其知道者,法于阴阳,和于术数。"这里的阴阳,指四时寒暑的规律,术数是阐释事物的规律、推测事物气数的数字符号排列。因此,"法于阴阳,和于术数"已含有追求人与自然统一、实现人与天道和谐的意义。人禀天地之气而生,于是要效法天地自然之道,《黄帝内经》极为强调"法于阴阳"的作用和意义,在《素问·四气调神论》中提出"四时阴阳者,万物之终始也,死生之本也。逆之则灾害生,从之则苛疾不起,是谓得道。道者,圣人行之,愚者佩之"的观点。一个"道"字概涵着"尚中"的全部内容。

(三)食居有常

《素问·上古天真论》提出"饮食有节,起居有常,不妄作劳"的养生原则。"饮食有节"是后天化源的保证,水谷精微能化生营卫气血充养机体。"起居有常"是"法于阴阳"的保证。"不妄作劳"是保存能量的保证,是精神充沛的基础。这种思想就是不偏不倚、无太过无不及的"用中"原则。如果"以酒为浆，以妄为常，醉以入房，以欲竭其精，以耗散其真，不知持满，不时御神，务快其心，逆于生乐，起居无节"，必然落得，"半百而衰"的后果，这应当是对否定"用中"者的一种惩罚。

二、调整阴阳的尚中思想

关于疾病的发生，推其最根本的原因是人体阴阳的偏胜偏衰，所以调整人体的阴阳错乱是中医治疗疾病的一个根本原则，故《素问·至真要大论》说："谨察阴阳所在而调之，以平为期。"这里的"阴阳"已经不是"阴阳匀平"的协调状态，而是"阴阳相失"的失调局面，为了重建人体阴阳的协调与相对的平衡，必须着眼于阴阳对立互补关系的沟通，借助阴阳相反力量的相互制约，利用和引导阴阳对立双方的变化，审时度势，执两端而用，促使偏胜偏衰的一方向其相反的方向转化，包含着"用中"的原理。

中医学中，"阴阳相失"的关系有两种类型，共八种情况。

1. 阴阳偏胜：包括阴胜则寒，阳胜则热，阴胜则阳病，阳胜则阴病。
2. 阴阳偏衰：包括阴虚则热，阳虚则寒，阴损及阳，阳损及阴。

对于阴阳偏胜的治疗，原则上是损其有余，其相对一方偏衰，则兼顾不足。对于阴阳偏衰的治疗，原则上是补其不足。虚热则滋阴壮水，抑制阳光，即王冰所说的"壮水之主，以制阳光"；虚寒则扶阳益火，消退阴寒，即王冰所说的"益火之源，以消阴翳"。这些治疗原则都是《周易》"裒多益寡，称物平施"思想的具体应用和发展。(参《医易概论》)

第9章 本草学说

中药的性能有四气、五味、升降浮沉和归经等，它们的提出应用了《周易》取象比类的原理和方法。李东垣用卦象阐发中药的性能，甚是精辟，撰有专文《药类法象》以论述中药法象。

风升生，味之薄者，阴中之阳，味薄则通，酸苦咸平是也。

热浮长，气之厚者，阳中之阳，气厚则发热，辛甘温热是也。

湿化成，戊，湿，其本气平，其兼气温，凉寒热，在人以胃应之；己，土，其本味咸，其兼味辛，甘咸苦，在人以脾应之。

燥降收，气之薄者，阳中之阴，气薄则发泄，辛甘淡平寒凉是也。

寒沉藏，味之厚者，阴中之阴，味厚则泄，酸苦咸气寒是也。（《药类法象》）

在《东垣试效方》中还载有"药象阴阳补泻之图"，见图9-1。

注：苦药平升，微寒平亦，升，甘辛药平降，苦寒泻湿热，苦甘寒泻血热。

脾不主时，于四季末各旺一十八日乃坤土也，生化十一藏，受胃之业乃能生化也。

在药象阴阳补泻图中，李东垣把中药的四气、五味和升降浮沉的性能都用卦象、时间来加以说明，给人以直观感。

明代李时珍在《本草纲目》药物分类中，首先列水部、火部，大谈坎离卦象。

第9章 本草学说

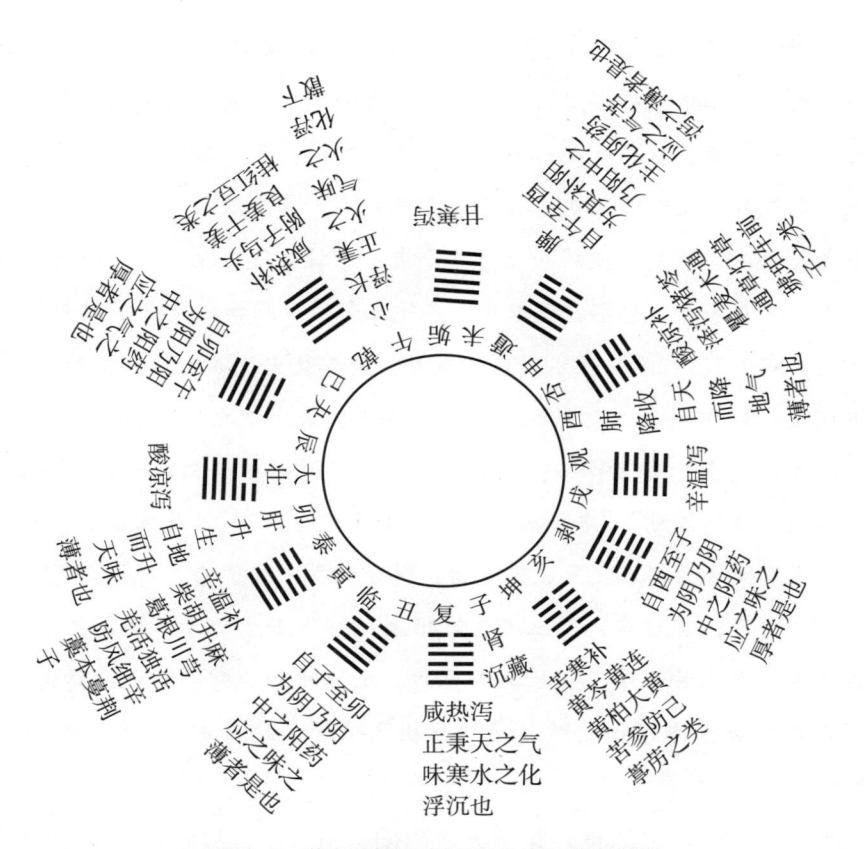

图9-1 药象阴阳补泻之图（十二消息卦）

水者，坎之象也，其文横则为☵卦，纵则为♅，其体纯阴，其用纯阳。火者，南方之行，其文横则为☲卦，直则为火字，炎上之象也。

一、四气五味的取象比类原理

四气是指物的寒、热、温、凉四种属性，五味是指药物的辛、甘、酸、苦、咸五种药味。中药的四气、五味与产地和生产采收时间有密切关系。明代缪希雍对此有精辟的论述，如下。

夫物之生也，必亲于天，其成也必资乎地。天布令，主发生，寒热温

267

凉，四时之气行焉，阳也；地凝质，主成物，酸苦辛咸甘味，五行之味滋焉，阴也。故知微寒微温者，春之气也；大温热者，夏之气也；太热者，长夏之气也；凉者，秋之气也；大寒者，冬之气也。凡言微寒者，禀春生之气以生，春气升而生；言温热者，感夏之气以生，夏气微而长；言大热者，感长夏之气以生，长夏之气软而化；言平者，感秋之气以生，平即凉也，秋气降而收；言大寒者，感冬之气以生，冬气沉而藏。此物之气得乎天者也。《周易·乾文言》载："天一生水，地六成之；地二生火，天七成之；天三生木，地八成之；地四生金，天九成之；天五生土，地十成之""水曰润下，润下作咸；火曰炎上，炎上作苦；木曰曲直，曲直作酸；金曰从革，从革作辛；土爰稼穑，稼穑作甘""本乎天者亲上，本乎地者亲下"。气味多少，各从其类也。凡言酸者，得木之气；言辛者，得金之气；言咸者，得水之气；言苦者，得火之气；言甘者，得土之气。惟土也，寄王于四季，生成之数皆五，故其气平，而味甘而淡，其性和而无毒。土德冲和，感而类之，莫或不然，固万物之所出，亦万物之所入乎。此物之味资乎地者也。(《本草经疏·续序例》)

四气者，寒热温凉也，此乃天之阴阳，由天生，故随四季而变化。五味者，辛甘酸苦咸也，此乃地之阴阳，由地出，故随五行所属而别。由此可知，四气五味的理论显然是取象比类于四时五行的结果。

二、升降浮沉的取象比类原理

中药的升降浮沉功能，升与浮是指向上向外的作用，沉与降是指向下向里的作用。李东垣对此功能论述最精辟且实用。清代吴塘曾以太极原理论述药物的升降浮沉作用，也很精彩。

古来著本草者，皆逐论其气味性情，未尝总论夫形体之大纲，生化收藏之运用，兹特补之。盖芦主生，干与枝叶主长，花主化，子主收，根主藏，木也；草则收藏皆在子。凡干皆升，芦胜于干；凡叶皆散，花胜于叶；凡枝皆走络，须胜于枝；凡根皆降，子胜于根；由芦之升而长，而化而收，子则复降而升而化而收矣。此草木各得一太极之理也。(《温病条辨·草木各得一太极论》)

生长为升浮，属阳；收藏为沉降，属阴。从芦生、干与枝叶长、花化至子收根藏的过程，是由芦开始的升浮到子开始的沉降一过程的展现，体现了太极图阴阳消长的变化规律，物各有一太极，太极在物在，太极亡物亡，它说明中药的升降浮沉与药用部位和质地轻重有着密切不可分割的关系。花叶及质轻的药物大都能升浮，如辛夷、荷叶、升麻等；相对的，子实及质重的药物大都能沉降，如苏子、枳实、熟地、磁石之类。尽管这个规律不是绝对的，如"诸花皆散，旋覆花独降"，苏子辛温当升，由于质重而降，但这只是共性中的个性，不能因此而否定中药升降浮沉取象比类的一般原则。

三、中药归经的取象比类原理

中药的归经功能，指药物对人体某部分的选择性作用，包括脏腑及经络。李东垣曾简要地讲到这个问题，如下。

东方甲风乙木，其气温，其味甘，在人以胆、肝应之。

南方丙热丁火，其气热，其味辛，在人以心、小肠、三焦、包络应之。

中方戊湿，其本气平，其兼气温凉寒热，在人以胃应之。己土其本味咸，其兼味辛甘酸苦，在人以脾应之。

西方庚燥辛金，其气凉，其味酸，在人以大肠、肺应之。

北方壬寒癸水，其气寒，其味苦，在人以膀胱、肾应之。(《东垣试效方》)

这是五方应脏腑的正常气味，起滋育长养的作用。李东垣治内伤杂病多宗此原理。脏腑取象比类而法时，药物也是取象比类而法时。故药物与脏腑有相应的取象比类原理，这与五行制克的归经方法不同，我们应该明白这个道理。

四、中药功效的取象比类原则

中药功效与药物的形态、结构、部位、状态、质地、颜色和生态有密切的关系，因此，中药的功效可以通过取象比类的原则来认识。

（一）形态与功效原则

根据中药的形态可以确定中药的功效。

吴瑭言：前人训鸡子黄，金谓鸡为巽木，得心之母气，色赤入心，虚则补母而已，理虽至当，殆未尽其妙。盖鸡子黄有地球之象，为血肉有情，生生不已，乃奠安中焦之圣品，有甘草之功能，而灵于甘草；其正中有孔，故能上通心气，下达肾气，居中以达两头，有莲子之妙用；其性和平，能使亢者不争，弱者得振；其气焦臭，故上补心；其味甘咸，故下补肾；再释家有地、水、风、火之喻，此证大风一起，荡然无余，鸡子黄镇定中焦，通彻上下，合阿胶能预息内风之震动也。（《温病条辨·下焦》）

李时珍在《本草纲目》论述新汲井华水时说：井泉地脉也，人之经血象之，须取其土厚水深，源远而质洁者，食用可也。《易》曰"井泥不食，井洌寒泉食"是矣。

（二）结构与功效原则

中药的功效也可以根据药物的结构判定。

吴瑭说：硫黄感日之精，聚土之液，相结而成。生于艮土者佳，艮土者少土也，其色晶莹，其气清而毒小。生于坤土者恶，坤土者，老土也，秽浊之所归也，其色板滞，其气浊而毒重，不堪入药，只可作火药用。（《温病条辨》）

（三）部位与功效原则

按药用部位与人体部位的类似可以判定中药的功效。

张秉成解释五皮饮时说："皆用皮者，因病在皮，以皮行皮之意。"（《成方便读》）

吴瑭论扁豆花的功效时说："鲜扁豆花，凡花皆散，取其芳香而散，且保肺液……，夏日所生之物，多能解暑，惟扁豆花为最。"（《温病条辨》）

汪机论述虎胫的功效时说："虎之强悍，皆赖于胫，故治脚胫无力用之。"（《本草汇编》）

（四）状态、习性与功效原则

中药的状态与习性、功效有关。

吴瑭说："晚蚕砂化浊中清气，大凡肉体未有死而不腐者，蚕则僵而不腐，得清气之纯粹者也，故其粪不臭不变色，得蚕之纯清，虽走浊道而清气独全，既能下走少腹之浊部，又能化浊湿而使之归清，以已之正，正人之不正也，用晚者，本年再生之蚕，取其生化最速也。"（《温病条辨》）

李时珍论述白花蛇的功效是从它的习性入手的，他说："风善行数变，蛇亦善行数蜕。而花蛇又食石南，所以能透骨搜风，截惊定搐，为风痹惊搐癫癣恶疮要药，取其内走脏腑，外彻皮肤，无处不到也。"（《本草纲目》）

（五）质地轻重与功效原则

中药的功效与其质地轻重有关。

陈士铎言："苏叶性轻而味厚，性轻则上泛，味厚则下沉，宣乎可以通达内外矣。然而性轻而香，味厚而辛，香则外驰易而入内难，故但散在表之风邪，而不能散在里之风邪，乃散初风之圣药也。"（《本草秘录》）

黄宫绣说："昔徐之才十剂篇云，重可去怯，磁石、铁粉之属是也，故怯

则气浮，宜重剂以镇之。(《本草求真》)

(六)生态与功效原则

中药的生态环境往往能够影响其功效作用。例如，鳖甲为蠕动之物，生活于水中，阴中阳物，故能潜阳入阴，既能养阴，又能入络搜邪，入肝经至阴之分。

又如，桑(叶)得箕星之精，箕好风，风气通于肝，故桑叶善平肝风；春乃肝令而主风，木旺金衰之候，故抑其有余；桑叶芳香有细毛，横纹最多，故亦走肺络而宣肺气。

白头翁无风而摇者，禀甲乙之气，透发下陷之邪，使之上出；又能有风而静，禀庚辛之气，清能除热，燥能除湿，湿热之积滞去而腹痛自止。(《温病条辨》)

(七)颜色与功效原则

中药的颜色与功效有关。

柯韵伯说："石膏、麦冬禀西方之色，多液而甘寒，培肺金主气之源，而气可不郁。二叶禀东方之色，入通于肝，枇杷叶外应毫毛，固肝家之肺药，而经霜之桑叶，非肺家之肝药乎？"(《古今名医方论》)

第10章 方剂学说

易学原理是中医方剂学的指导理论，历代医家多将卦象及取象比类的直观思维方法用于方剂学中。

一、用卦象或卦爻辞命名方剂

中医学中用卦象或卦爻辞命名的方剂有很多，现举数例于下。

1. 坎离丸（《北京市中药成方选集》）

生地黄　山药　泽泻　杜仲炭　山萸肉　牡丹皮　茯苓　知母　黄柏

功能：滋阴降火，补肾益气。

主治：肾气亏损，虚火上炎，心血不足，夜不安眠。

另外还有坎离既济丸、坎离砂。郑钦安创有补坎填离丹，用治心阳虚，以大辛大热之桂附为君，补坎中真阳；用蛤粉补离中之真阴，加姜草调中，交通上下之枢机。

2. 清宁丸（九制大黄丸）

清宁丸，又名乾坤得一丸。用九制大黄作丸，取《老子》"天得一以清，地得一以宁"之义。以乾坤代表天地，一，即纯一不杂之义。

3. 清震汤（《兰室秘藏》）

羌活　酒黄柏　升麻　柴胡　苍术　黄芩　泽泻　麻黄根　猪苓　防风

炙甘草　当归　藁本　红花

功能：主肝经湿热，震主肝。

主治：小便色黄，臊臭淋漓，睾丸如冰，阴汗浸多。

4. 巽顺丸（《张氏医通》）

巽顺丸，取义于《说卦传》"巽为鸡"及巽为顺之义。

乌骨白毛鸡　乌贼骨　茜草根　鲍鱼　陈酒　童便

主治：妇人倒经。

5. 贞元饮（《景岳全书》）

张景岳贞元饮，取乾卦《彖》辞"元亨利贞"之义。"贞元"，有贞下起元之义，即到贞结束，从元又重新开始。

6. 资生丸（《医学衷中参西录》）

张锡纯创制资生丸，取坤卦《彖》辞"至哉坤元，万物资生，乃顺承天"义。

7. 丽泽通气汤（《张氏医通》）

取兑卦卦象"丽泽，兑。君子以朋友讲习"之义。注"两泽相丽，互相滋益，朋友讲习，其象如此"，即使两鼻孔互相通气之意。

羌活　防风　苍术　升麻　葛根　麻黄　白芷　黄芪　甘草　葱白　蜀椒　生姜　大枣

主治：久风鼻塞。

8. 清离定巽法（《时病论》）

连翘　竹叶　细生地黄　玄参　甘菊花　冬桑叶　钩藤　宣木瓜

功能：清火滋阴，定风痛。

主治：昏倒抽搐，热极生风之证。

9. 坤顺丹（《集验良方》）

取坤为女、坤为顺之义，治妇人胎前产后诸病。

10. 太极丸（《伤寒瘟疫条辨》）

太极丸，即升降散。

僵蚕　蝉蜕　姜黄　大黄

主治：温病表里三焦大热，其证治不可名状。

二、用易学原理解释方义

用易学原理解释方义，历代医家亦不乏其人，举例如下。

1. 枳术丸（《内外伤辨》）

李东垣在谈论其师创制的枳术丸时说：当时设下一药，枳实一两（30克），麸炒黄色为度，白术二两（60克），以此二味，荷叶裹烧饭为丸。以白术苦甘温，其甘温补脾胃之元气，其苦味除胃中之湿热，利腰脐间血，故先补脾胃之弱，过于枳实克化之药一倍。枳实味苦寒，泄心下痞闷，消化胃中所伤。当是之时，未悟用荷叶烧饭为丸之理，老年味之始得，可谓神奇矣。荷叶之一物，中央空虚，象震卦之体。震者，动也，人感之生足少阳甲胆也，甲胆者风也，生化万物之根蒂也。……其色青，形乃空，清而象风木者也，食药感此气之化，胃气何由不上升乎？其主意用此一味为引用，可谓远识深虑，合于道者也。更以烧饭和药，与白术协力，滋养谷气而补令胃厚，再不至内伤，其利广矣大矣！

2. 坎离丸（《串雅内外编》）

坎离丸，即知柏四物汤，唯其制法精奇。

赵学敏说："此药取天一生水、地二生火之意，药虽轻而功用极大，久服必可取效，最能生精益血，升水降火，治虚损尤验。"

3. 交泰丸

交泰丸，药用黄连、肉桂，取象天地交泰之义。《易》曰："天地交而万物通，上下交而其志同。"用辛甘大热之肉桂，温补肾间命门相火，鼓舞肾水化气上升。用黄连之苦寒，直折心火上炎，引导心火下行。如此一补一泻，一清一温，调其坎离水火，心肾阴阳之升降，则水火既济，天地交泰，故名

275

交泰丸。

4. 清宫汤（《温病条辨》）

清宫汤，药用玄参心、莲子心、竹叶卷心、连翘心、犀角尖、连心麦冬。此用药取以心清心之意，法用取象比类。

吴瑭释其方义说：此咸寒甘苦法，清膻中之方也。谓之清宫者，以膻中为心之宫城也。俱用心者，凡心有生生不已之意，心能入心，即从清秽浊之品，便补心中生生不已之生气，救性命于微芒也。火能令人昏，水能令人清，神昏谵语，水不足而火有余，又有秽浊也。且离以坎为体，玄参味苦属水，补离中之虚，犀角灵异味咸，辟秽解毒，所谓灵犀一点通，普通心气，色黑补水，亦能补离中之虚，故以二物为君。莲心甘苦咸，倒生根，由心走肾，能使心火下通于肾，又回环上升，能使肾水上潮于心，故以为使。连翘象心，心能退心热。竹叶心锐而中空，能通窍清心，故以为佐。麦冬之所以用心者，……以散心中秽浊之结气，故以之为臣。

5. 小定风珠方（温病条辨》）

小定风珠方药用生鸡子黄、阿胶、生龟板、童便、淡菜等，主治温病后期，肝肾阴亏，虚风内动之证。

吴瑭释其方义说：温邪久踞下焦，烁肝液为厥，扰冲脉为哕，脉阴阳俱减，则细，肝木横强则劲，故以鸡子黄实土而定内风；龟板补任而镇冲脉；阿胶沉降，补液而息肝风；淡菜生于咸水之中而能淡，外偶内奇，有坎卦之象，能补阴中之真阳，其形翕阖，故又能潜真阳之上动；童便以浊液仍归浊道，用以为使也。名定风珠者，以鸡子黄宛如珠形，得巽木之精，而能息肝风，肝为巽木，巽为风也。龟亦有珠，具真武之德而镇震木。震为雷，在人为胆，雷动未有无风者，雷静而风亦静矣。元阳直上巅顶，龙上于天也，制龙者，龟也。古者豢龙御龙之法，失传已久，其大要不出乎此。

下篇

易学原理对中医临床医学的指导作用

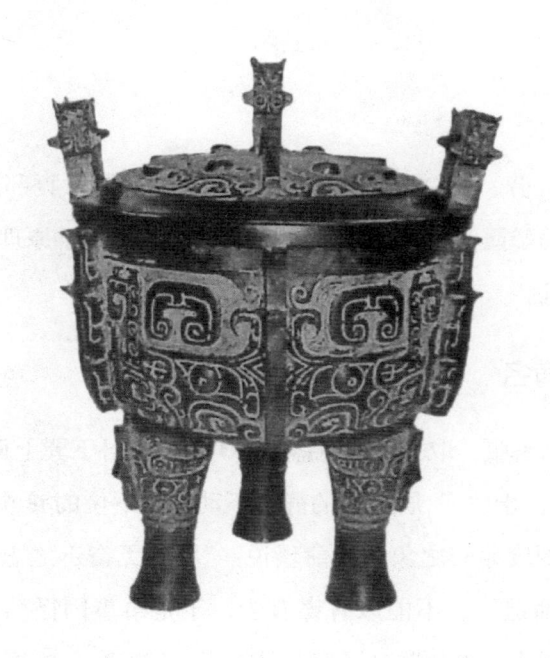

中医临床医学中各科都包含着丰富的易学理论，易学原理不仅促进了中医临床医学的形成，还影响着中医临床医学的发展，为中医临床医学做出了重大贡献。

第11章 杂病学说

历代医家以易学原理阐述病症的不乏其人，且多颇有见地，使人耳目一新，启人悟性。

一、臌胀

臌胀为风、劳、臌、膈四大难治病证之一，是以腹部胀大如鼓，皮色苍黄，甚至青筋暴露为特征的病症。历来医家多用易学原理分析臌胀病的病名、病因、病机。

（一）释病名

臌胀，亦称蛊胀，取义于山风蛊（☶）卦。本卦下巽上艮，《说卦传》说："巽，顺也。艮，止也。"居上位的静止不动，居下位的巽顺听命，就什么事亦办不成，有颓废偷安之象。如俞琰说："巽则无奋迅之志，止则无健行之才，上下皆萎靡退缩，不能以有谋有为，于是事事因循苟且，积弊而至于蛊，故曰'巽而止，蛊'。"又《序卦传》说："蛊者，事也"，即为坏极而有事的意思。

（二）病因病机

蛊卦，外卦为艮，内卦为巽。李东垣说："伤寒从气而入？……自艮而之内，从外入，先太阳也，位在东北。杂病从血而出，……自巽而之外，从内出，先少阳也，位在东南。"准此，则臌胀病有内外二因，有气分、血分之分别。又艮主湿土，巽主少阳相火，则臌胀又有湿热之因。从人伦来讲，艮为少男，巽为长女，有女惑男之象。故历代医家的见解有所不同。

1. 春秋时秦国名医医和用人伦易象解释

晋侯求医于秦，秦伯使医和视之，曰："疾不可为也，是谓近女室，疾如蛊……"赵孟曰："何谓蛊？"对曰："淫溺惑乱之所生也，于文皿虫为蛊，谷之飞亦为蛊。在《周易》女惑男，风落山谓之蛊（☶），皆同物也。"（《左传·昭公元年》）

这里，医和引用了蛊卦卦象分析晋侯的病情。巽为长女，艮为少男，蛊卦有女惑男之象。又巽为风，艮为山，有风吹落山木之象。男沉溺于女色，风吹落山木，在医和看来，蛊卦是晋侯"疾不可为"的病理模型。

2. 朱丹溪《鼓胀论》

心肺阳也，居上；肝肾阴也，居下；脾居中，亦阴也，居土。《经》曰："饮食入胃，游溢精气，上输于脾，脾气散精，上归于肺，通调水道，下输膀胱，水精四布，五经并行。"是脾具坤静之德，而有乾健之运，故能使心肺之阳降，肝肾之阴升，而成天地交之泰，是为无病之人。今也七情内伤，六淫外侵，饮食不节，房劳致虚，脾土之阴受伤，转输之官失职，胃虽受谷，不能运化，故阳自升，阴自降，而成天地不交之否。于斯时也，清浊相混，隧道壅塞，气化浊血瘀郁而为热，热留而久，气化成湿，湿热相生，遂成胀满，《经》曰"鼓胀是也"。以其外虽坚满，中空无物，有似于鼓，其病胶固，难以治疗。又名曰蛊，若虫侵蚀，有蛊之义。（《格致余论》）

朱氏从否泰的卦象原理论述臌胀病的病因病机，真是别具天地，景物一新。

3. 陈修园论臌胀病

陈修园在《医学三字经》中以蛊卦对臌胀病因病机做了提纲性的说明：

医易启悟

单腹胀，实难除，山风卦，指南车，《易》中旨，费居诸。

陈氏自注道，《易》曰："蛊，刚上而柔下，巽而止，蛊。"注：卦变、卦体，刚上柔下，上情高亢而不下接，下情退缩而不上交，两情不相通也。卦德，下巽上止，在下逡巡畏缩，而无敢为之心，在上因循止息，而无必为之志，遮事日以隳也，此言致蛊之由，医者参透此理，亦知蛊病之由。《易》又曰："蛊，元亨而天下治也，利涉大川，往有事也。先甲三日，后甲三日，终则有始，天行也。"注：当蛊坏之日，有人以治之，宜涉险阻以济之，其止也当矫之以奋发，其巽也当矫之以刚果，是往有事也。治之之道，必先甲三日以更始，后甲三日以图终，则拨乱反治，乱之终则治之始，终则有始，人事之挽回，即天运之循环，天行也。此言治蛊之事，医者参透此理，亦可以治蛊病矣。要知人身中胃属艮卦，不欲其一向苟止。肝属巽卦，不欲其一向卑巽。利涉大川，元亨前大有经济，自新丁宁，涉川时大费精神，能见此回天手段，而后无愧为上医。（《医学三字经·胀满蛊胀》）

陈氏用《周易》卦象做了许多解释，大致上认为艮山属土，巽风属木。其亦指蛊胀之成因，系由于肝脾不和致病之意。

从蛊卦卦体卦象看，陈氏从肝、脾论治是不全面的。蛊卦下巽上艮，中互兑、震两卦。兑主肺气而艮止，有气滞之象。巽为少阳之气，艮为湿土，少阳之气伏于脾土之中，有气郁之象，湿热之因。震肝藏血，血止而瘀，血不行则化水。准此，则有气、血、水之分，脏及肺、脾、肝、肾四脏。故喻昌于胀病独倡"水裹气结血凝"之说。（《医门法律》）

此外，张景岳谓："颐为膨胀之形。"颐（䷚）卦是阴寒凝于中而成臌胀实证。

综观上文可知，医和论男沉溺于女色而成蛊胀，肾虚所致也。李东垣则从外感内伤论臌胀，有寒热及湿热之别。朱丹溪及李东垣湿热成臌胀的病因病机，从升降浮沉论之。陈修园则从肝脾不和论臌胀。各有见地，相辅相成，使人大开灵窍。

（三）膨胀的辨治

李东垣创制的中满分消丸和中满分消汤，是治胀满的著名方剂，载于《兰室秘藏》中，具体用法如下所述。

中满者泻之于内，谓脾胃有病，当令上下分消其湿，下焦如渎，气血自然分化，不待泄滓秽。如或大实大满，大小便不利，从权以寒热药下之。或伤酒湿面及味厚之物，膏粱之人或食便卧，使湿热之气不得施化，致令腹胀满，此胀亦定热胀。治热胀，分消丸主之。如或多食寒凉，脾胃久虚之人，胃中寒则胀满，或脏寒生满病。治寒胀，中满分消汤主之。

中满分消丸，治中满热胀、臌胀、气胀、水胀，此非寒胀类。

白术、人参、炙甘草、猪苓（去黑皮）、姜黄，以上各一钱（3克）。白茯苓（去皮）、干生姜、砂仁，以上各二钱（6克）。泽泻、橘皮，以上各三钱（9克）。知母（炒）四钱（12克）。黄芩（祛腐炒）、半夏用一两二钱（36克）。黄连（净炒）、半夏（汤洗七次）、枳实（炒），以上各五钱（15克），厚朴（姜制）一两（30克）。

除茯苓、泽泻、生姜外，共为极细末，入上三味和匀，汤浸蒸饼为丸，如梧桐子大，每服一百丸，焙热，白汤下，食远服，量病人大小加减。

中满分消汤，治中满寒胀，寒疝，大小便不通，阴燥，足不收，四肢厥逆，食入反出，下虚中满，腹中寒，心下痞，下焦燥寒沉厥，奔豚不收。

川乌、泽泻、黄连、人参、青皮、当归、生姜、麻黄、柴胡、干姜、荜澄茄，以上各二分（0.6克）。益智仁、半夏、茯苓、木香、升麻，以上各三分（0.9克）。黄芪、吴茱萸、厚朴、草豆蔻仁、黄柏，以上各五分（1.5克）。剉如麻豆大，都作一服，水两大盏，煎至一盏，食前热服，忌房室、酒、生冷及油腻等物。

李东垣之后，如朱丹溪、赵献可、孙一奎、王宇泰、张介宾、张石顽、喻嘉言等名医对于膨胀病都各有发挥，读者可参看。

二、战栗

战栗，又称振寒、寒战。自觉寒冷并伴随身体颤抖。自古医家多从脾虚寒论治此证，唯刘河间以易理为据，认为是火极似水而作。

栗者，寒冷也。或言寒战为脾寒者，未明变化之道也。此由心火热甚，亢极而战，反兼水化制之，故寒栗也。然寒栗者，由火甚似水，实非兼有寒气也。或平人冒极寒而战栗者，由寒主闭藏，而阳气不能散越，则怫热内作故也。如冬寒而地中反暖也。或云：冬，阳在内而阴在外，地上寒而地中暖，夏则反此者，乃真理也。假令冬至为地阴极，而生阳上升，至夏则阳在上而阴在地中者，当地上热而地中寒可也。奈何夏至为天阳极，而生阴下降，至冬则入地反暖，地上反寒欤！或曰：冬后阳升而出，则阴降而入，夏后阳降而入，则阴升而出者，为妄意也。如冬至子正一阳升，而得其复（☷☳）（《易》地雷复卦），至于巳则阴绝，而六阳备，是故得其纯乾（☰，八纯乾）；夏至午正则一阴生，而得姤（☴☰，天风姤）。至于亥则阳绝，而六阴备，是故得其纯坤（☷，八纯坤）。至于冬至则阳复也。然子后面南，午后面北，视卦之爻，则子后阳升，午后阴降明矣。安得反言冬后阴降，而夏后阳降耶？……其地中寒燠者，《经》言：火热主于出行，寒水主于闭藏。故天气热，则地气通泄而出行，故地中寒也，犹人汗出之后体凉；天气寒则地凝冻而闭塞，气难通泄，故怫郁而地中暖也。《经》言：人之伤于寒也，则为病热。又如水本寒，寒极则水冰如地，而冰下之水反不寒也。冰厚则水温，即闭藏之道也。或大雪加冰，闭藏之甚，则水大温，而鱼乃死矣。故子正一阳生，而至于正月寅，则三阳生，而得其泰（☷☰，地天泰）泰者，通利而非否塞也。午正一阴生，而至于七月申，则三阴生，而得否（☰☷，天地否）。否者，否塞而非通泰也。然而否极则泰，泰极则否。故六月泰极，则地中至寒；十二月否极，则地中至暖。然则地寒燠，明可见焉。故知人之冒于寒，而内为热者，或平人极恐而战栗者，由恐为肾志，其志过度，则劳伤本藏，故恐则伤肾，肾水衰则心火自甚，而为战栗也。又如酒苦性热，养于心火，故饮之过多，则心火热甚，而为战栗………故诸战栗者，表之阳气与邪热并甚于里，热极而水化制之，故寒栗也。虽尔，为热极于里，乃火极而似水化也。（《素问玄机原病式·六气为病》）

刘河间以天人相应的观点，用《周易》八卦卦象原理说明阴阳消长的规律性，意在用取象比类说明人虽有外部寒证表现，而常为郁热内结、阳气不通所致，从而形象地说明战栗属热的原委。

三、伤寒

《伤寒论·伤寒例》首例四时八节、二十四气、七十二候决病法，就是以后天八卦图为模型来预测外感病的。

夫欲候知四时正气为病，及时行疫气之法，皆当按斗历占之。四时八节、二十四气、七十二候决病法。

立春正月节斗指艮，雨水正月中指寅。

惊蛰二月节指甲，春分二月中指卯。

清明三月节指乙，谷雨三月中指辰。

立夏四月节指巽，小满四月中指巳。

芒种五月节指丙，夏至五月中指午。

小暑六月节指丁，大暑六月中指未。

立秋七月节指坤，处暑七月中指申。

白露八月节指庚，秋分八月中指酉。

寒露九月节指辛，霜降九月中指戌。

立冬十月节指乾，小雪十月中指亥。

大雪十一月节指壬，冬至十一月中指子。

医易启悟

小寒十二月节指癸，大寒十二月中指丑。

二十四气，节有十二，中气有十二，五日为一候，气亦同，合有七十二候，决病生死，此须洞解之也。

又说：十五日得一气，于四时之中，一时有六气，四六名为二十四气。然气候亦有应至仍不至，或有未应至而至者，或有至而太过者，皆成病气也。但天地动静，阴阳鼓击者，各正一气耳。是以彼春之暖，为夏之暑；彼秋之忿，为冬之怒。是故冬至之后，一阳爻升，一阴爻降也；夏至之后，一阳气下，一阴气上也。斯则冬夏二至，阴阳合也；春秋二分，阴阳离也；阴阳交易，人变病焉。此君子春夏养阳，秋冬养阴，顺天地之刚柔也。小儿触冒，必婴暴疹，须知毒烈之气，留在何经，而发何病，详而取之。是以春伤于风，夏必飧泄；夏伤于暑，秋必病疟；秋伤于湿，冬必咳嗽；冬伤于寒，春必病温，此必然之道，可不审明之。

这是以乾坤阴阳爻的消长取象比类来说明一年四时阴阳消长的变化规律，而阐发外感病的发病规律。王朴庄在《伤寒例新注》中曾有阐述，如下。

此本《内经》言四时之气，又可以阴阳二气统之。卦有阴阳，爻有消长，以此之长，知彼之消。冬至于卦为复，五阴聚而一阳为主，阴合于阳也。夏至于卦为姤，五阳聚而一阴为主，阳合于阴也。春分卦为大壮，四阳进而二阴渐退，阴离于阳也。秋分卦为观，四阴进而二阳渐退，阳离于阴也。阴阳消长之机，日夜不息，人在气交，苟不得养，未有不病者，况天地之气候亦有乖戾之时，则病气更为迭变矣。盖阳长之时，预为阴生于午之根，阴长之时，预为阳生于子之根，如乾坤二卦之刚柔相推而生变化也。春应泰卦，内刚外柔；秋应否卦，内柔外刚。故云"顺天地之刚柔也"。时有否泰，而君子则无时不保合太和也。盖风暑湿寒原为正气，故当时有不即病者，其夏之飧泄，升极必降也。秋之痎疟，散极必蓄也。冬之咳嗽，降极必升也。春之温病，蓄极必散也，故曰"必然之道"也。

张仲景在辨外感病阴阳两大证型的总纲中，则用河图之数作为判断阴阳证型的预后。

病有发热恶寒者，发于阳也；无热恶寒者，发于阴也。发于阳者七日愈，发于阴者六日愈。以阳数七阴数六故也。(《伤寒论·辨太阳病脉证并治法上第五》)

阳证属火，生数二，成数七；阴证属水，生数一，成数六。生数为始，成数为终，故"发于阳者七日愈，发于阴者六日愈"。所以成无己注释说："火成数七，水成数六。阳病七日愈者，火数足也；阴病六日愈者，水数足也。"(《注解伤寒论》)

第12章 妇科学说

在《周易》中曾多处提到婚嫁之事，并进而提到胎育之事，如渐卦九三爻辞说："夫征不复，妇孕不育。"《素问·五常政大论》曾根据五运六气的规律阐明了六气五类相互制约而形成岁有胎孕不育的道理。

北宋科学家、思想家沈括曾以八卦配合天干地支的纳甲法说明胎育的道理，首论父母卦乾坤三爻互交生成六子女卦之由，次论卦叙亦合胎甲倒生之理。将自然界生命胎育的生化原理置于纳甲说的模型之中，只有深悉易学原理者能之。

乙 卯巳未	坤　乾	甲 辰寅子
丁 丑卯巳 未酉亥	生 ☱ ☶ 生 　兑　　艮	丙 申午辰 寅子戌
己 亥丑卯 巳未酉	生 ☲ ☵ 生 　离　　坎	戊 午辰寅 子戌申
辛 酉亥丑 卯巳未	生 ☴ ☳ 生 　巽　　震	庚 辰寅子 戌申午
癸 酉亥丑		壬 戌申午

图 12-1　纳甲图

第12章 妇科学说

沈括言：《易》有纳甲之法（图12-1），未知起于何时，予尝考之，可以推见天地胎育之理。乾纳甲壬，坤纳乙癸者，上下包之也。震、巽、坎、离、艮、兑纳庚、辛、戊、己、丙、丁者，六子生于乾坤之包中，如物之处于胎甲者。左三刚爻，乾之气也，右三柔爻，坤之气也。乾之初爻交于坤生震，故震之初爻纳子午（乾之初爻子午故也）；中爻交于坤生坎，初爻纳寅申（震纳子午，顷传寅申，阳道顺）；上爻交于坤生艮，初爻纳辰戌（亦顺传也）。坤之初爻交于乾生巽，故巽之初爻纳丑未（坤之初爻丑未故也）；中爻交于乾生离，初爻纳卯酉（巽纳丑未，逆传卯酉，阴道逆）；上爻交于乾生兑，初爻纳巳亥（亦逆传也）。乾坤始于甲乙，则长男长女乃其次，宜纳丙丁。少男少女居其末，宜纳庚辛。今乃反此者，卦必自下生。先初爻，次中爻，末乃至上爻，此《易》之叙，然亦胎育之理也。物之处于甲莫不倒生，自下而生者，卦之叙，而冥合造化胎育之理。此至理合自然者也。凡草木百谷之实皆倒生，首系于干，其低于颖处反是根。人与鸟兽生胎，亦首皆在下。（《梦溪笔谈·象数一》）

清代唐宗海大概受到沈括以纳甲说阐发胎育之理的启发，遂开灵窍，而以先天八卦次序推衍人体胚胎形成的过程。

推衍八卦之序，而知人之初胎在母腹中，第一月只是一点元阳之气，以应乾一；有气即有液，第二月又化液，以应兑二主津液；第三月气泽合化为热，以应离三；第四月振振而动，以应震四；既震且动，则有呼吸，象风气；第五月随母气而有呼吸，以应巽五；第六月胎水始盛，以应坎六；第七月子之肠胃已具，以艮土，主中土；第八月肌肉皆成，以应坤八，形体俱全。（《医易通说》）

明代张景岳也曾以卦象论述胎育之理。

以生育言之，则天地绸缪，万物化醇，男女媾精，万物化生。天尊地卑，乾父坤母，乾道成男，坤道成女，震坎艮是三男，巽离兑是三女。欲知子强弱，则震巽进而前，艮兑退而止……；欲为广嗣谋，则畜坎填离宫，借兑

287

为乾计；欲明布种法，则天时与地利，亏盈果由气，冬至始阳强，阴胜须回避。知乎此，而胎孕交感之道，存乎其中。(《类经附翼·医易义》)

这是以先天八卦结合太极图原理论述胎育之理。秦天一亦用易学原理阐述胚胎的形成过程，如下。

《易》曰："大哉乾元，万物资始"，此言气之始也。又曰："至哉坤元，万物资生"，此言形之始也。人得父母之气，以生气生形，即禀此乾坤之气也。两仪既兆，五行斯彰。故天一生水，水属肾，肾脏先生。地二生火，火属心，心又次生。天三生木，木属肝，肝又次生。地四生金，金属肺，肺又次生。天五生土，土属脾，脾又次生。天既以五行生五脏，而仁义礼智信之五德，亦即寓于其中。朱夫子所云：天以阴阳五行，化生万物，气以成形，而理亦赋焉，此之谓也。……然六淫之感，七情之伤，妊妇禀气有强弱，小儿胎元有静躁。(《临证指南·胎前》按语)

这是以太极化生万物和河洛之数生成之理，并结合天人相应说来论述胎儿的生成及体质禀赋。

第13章 儿科学说

儿科学中，小儿推拿术中的一种独特推拿方法就是运八卦，这是一种按照后天八卦方位配属脏腑五行的原理进行推拿，达到补泻脏腑虚实、祛除邪气，以发挥治疗作用的目的。人的手掌实际上是幅后天八卦图，以掌心掌背分内八卦和外八卦。把八卦理论用于小儿推拿术中的历史较早，明代杨继洲著《针灸大成》，录有陈氏（佚名）《小儿按摩经》一书，其中就有以八卦论推拿部位及治疗范围的记载。周子藩著《推拿秘法》进一步运用八卦对手掌推拿的规律进行了总结，丰富了推拿、按摩的内容。迨至清代，手掌八卦推拿不断被临床医家充实和完善，促进了易学八卦理论和推拿的关系。

一、手掌图

手掌图系把手掌按八卦方位分区的图形，《小儿按摩经》中分阳掌图（掌心）和阴掌图（掌背）两种（图13-1和图13-2）。

张振鋆说：阳掌，掌正面也。掌心为内劳宫，前离、后坎、左震、右兑、乾艮巽坤寄四隅，内八卦也。

阴掌者，掌背也。掌背心为外劳宫，与阳掌八卦相同，为外八卦。(《厘正按摩要术》)

一般认为男运左掌女运右掌。

图 13-1 阳掌图　　　　　图 13-2 阴掌图

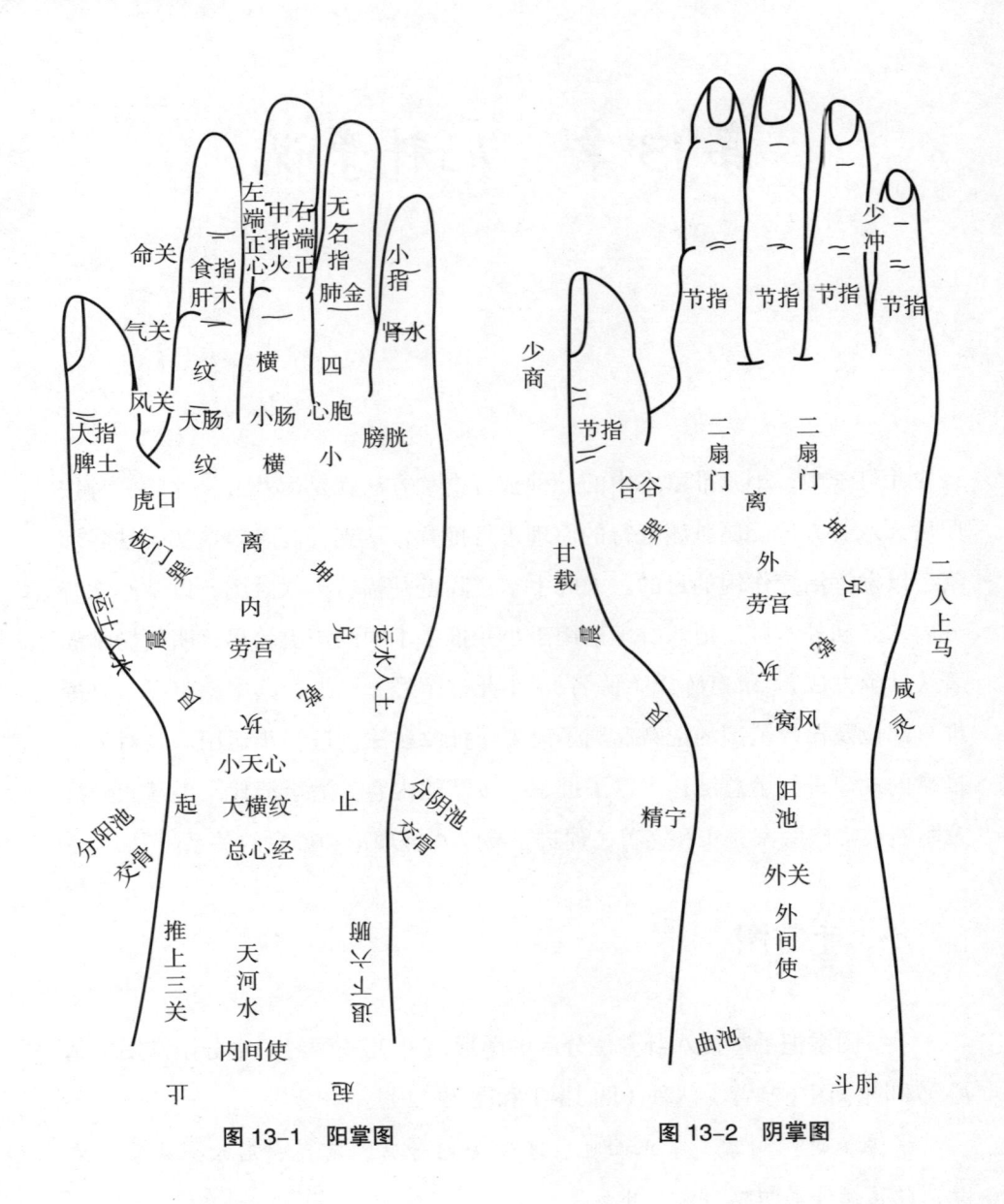

二、运八卦

通过对手掌八卦部位施以推拿按摩之法，可以调整脏腑气机，安神定志，宣肺解表，治疗疾病。

张振鋆说：揉外八卦，主凉，除脏腑秘结，通血脉。

运内八卦法，以大指面自乾起，运至兑止，到离宜轻运，恐推动心火，余俱从重。能开胸化痰。

法：治心热痰迷，医用左手挈儿左手四指，掌心朝上，右手四指托儿手背，以大指自乾运起至震卦略重，又轻运七次为定魄，再自巽起推至兑四卦，照前七次为安魂；又自坤至坎七次，能退热；又自艮至离七次，能发汗；若咳嗽，自离运至乾七次，再坎离二宫直推七次，为水火既济。

运水入土、运土入水法：法治肾脾。将儿手掌向上，医用右大指面，蘸葱姜汤，由肾水起，经乾坎艮三宫边过，至脾土止，为运水入土，治痢疾。由脾土起，经艮坎乾三宫边过，至肾水止，为运土入水，治泄泻。(《厘正按摩要术》)

通过推拿按摩手掌不同的卦位，可以开脏腑之结，通畅血脉，治疗心热痰迷、魂魄不定、感冒咳嗽、心肾不交、便秘、泄泻、痢疾等病证。医者只要变换手法或取不同的卦位，就能治多种小儿疾病。

清代骆如龙又说：从乾宫向兑坤小指边左旋到坎，归乾，为一运。其运离宫则从大指甲上过去，此法开胸化痰，除气闷满胀。至于化乳食，有九重三轻之法。医者分阴阳之后，必次及于此。(《幼科推拿秘书》)

从生物全息的观点来看，手掌是人体整体成比例的缩小，人体脏腑的信息必定在手掌上反映出来。因此，通过手掌的八卦定位反映脏腑的功能活动是完全可能的，按摩手掌的八卦分区位置，治疗相应脏腑疾患，是有科学根据的。(《医易概论》)

第14章 外科学说

吴师机著《理瀹骈文》，他论述外治膏药用药之数时，总以河图洛书天地之数来说明其道理。

余之初制膏也，亦不敢自肆，惟谨守汤头绳墨而已。以其用之应手，知内外可以同效，于是渐而扩之，视本方有加味者而加焉。酌取其各半，参诸偶方、复方，更层累其剂。喜其无所窒。因思天地之数起于一，而充之以至于十、百、千、万，自有其要。……惟膏可不病其多。(《理瀹骈文》)

意思是说：他开始制膏药的时候，只是严格地遵守原方药味的法度，不敢随意加减。经过临床实践，用起来得心应手，懂得了内服外治殊途同归的道理，于是逐渐扩充了药味之数，或效法张仲景各半汤的办法，或参考偶方、复方的办法，一次次地加上去，经过临床的检验，亦没有什么害处。因而暗思其道理，想到天地之数原本起于一，叫作太极，太极生两仪，而后扩大到十、百、千、万，自然有它的道理，所以膏药可不必担忧药味太多，且药味虽多，并非流散无穷。

吴师机又说：始于一而终于九，流散之数操以总；木似金而火似水，变迁之道寓乎通。(《理瀹骈文》)

《内经》说："天地之数，始于一而终于九，数之可十，推之可百、千、万，然其要一也。"又说："知其要者一言而终，不知其要者流散无穷。"膏药操太极阴阳之总，故能味多治百病。物极则变，木极似金[①]，火极似水[②]，把变迁之道寓在通治之中。膏药主通治，故能适应各种变化。

吴师机创制外治膏药亦用卦象原理。他说："乾坤体其生意，水火占其既济。"意思是说，我创制的乾坤一气膏，体现了乾坤生意之理；创制的水火既济膏，应用的是水火相济之法。

1. 乾坤一气膏

治诸风瘫痪、湿痰流注、各样恶疮、百般怪症。男子夜梦，妇人赤白带下，男女精寒，血冷，不育，并贴之。

当归、赤芍、白芍、白附子、白芷、生地黄、熟地黄、炮甲、木鳖仁、巴仁、蓖麻仁、三棱、莪术、续断、灵脂、肉桂、玄参各一两（30克），乳香、没药各一两二钱（36克），麝香三钱（9克），阿魏二两（60克），香油熬，黄丹收，贴肾俞穴。如遗精、白带，贴丹田。

2. 水火既济膏

用麻油二十两（600克），象皮三钱（9克），红花三钱五分（9.5克），蓖麻仁二十粒，五铢钱两个，蟾蜍六个，头发一把，红丹八两（240克），同入锅内，用槐枝捣熬一滚取起，连锅放水缸内顿一时，再熬。如此数十次成膏，下乳香、没药、儿茶、麝香各四分（1.2克），搅匀摊贴，治风气、跌打损伤、夹棍、瘿瘤、烂疮俱可。

[①] 木极似金：风木过甚，反而出现强直等燥金一类的征象，失去了木的柔性。
[②] 火极似水：火热过甚，反而出现寒战等寒水一类的征象，实为假象。

第15章 五官科学说

一、鼻病

刘河间以易学原理解释鼻病，说理清楚，独具一格，非格物致知者不能道。

（一）鼻窒

鼻窒：窒，塞也。火主䐜膹肿胀，故热客阳明，而鼻中膹胀则窒塞也。或谓寒至闭藏，妄以鼻窒为寒者，误也。盖阳气甚于上，而侧卧则上窍通利而下窍闭塞者，谓阳明之脉左右相交，而左脉注于右窍，右脉注于左窍，故风热郁结，病偏于左，则右窍反塞之类也。俗不知阳明之脉左右相交，注于鼻孔，但见侧卧则上窍通利，下窍窒塞，反疑为寒尔。所以否泰之道者，象其肺金之盈缩也。(《素问玄机原病式》)

刘氏借否泰卦象之理指鼻气的阻塞与通利。否，阻塞不通。泰，上下相交而通利。盈，在此指胀满而言，因前文已说明"火主䐜膹肿胀"，所以是肺火郁滞之象。缩，与盈相对，指肺体清收而无壅胀，是无阳热郁闷的正常现象。因为大肠与肺相表里，而又同属金，故手阳明大肠经郁热所致的鼻窒闭塞，正反映了肺的郁热，而鼻气通利，则说明肺无郁热的情况，因此说："否泰之道者，象其肺金之盈缩也。"

（二）鼽

鼽者，鼻出清涕也。夫五行之理，微则当其本化，甚则兼有鬼贼。故《经》曰"亢则害，承乃制"也。《易》曰："燥万物者，莫熯乎火。"以火炼金，热极而反化为水，及身热极，则反汗出也。……《经》曰：鼻热者，出浊涕。凡痰、涎、涕、唾稠浊者，火热极甚，销烁致之然也。或言鼽为肺寒者，误也。彼但见鼽、嚏、鼻窒，冒寒则甚，遂以为然，岂知寒伤皮毛，则腠理闭密，热极怫郁，而病愈甚也。（《素问玄机原病式》）

刘氏以易理立论，提出鼽为火热极甚所致，这种创新的精神，实为易学之灵悟，智慧从易理出也。

鼻窒和鼽，金以前的医家多从肺寒分析，刘河间受易理的启发，始从火热立论，认为前者为郁结化热，而后者为火热极甚所致，非寒邪所为的见解，无疑是对鼻窒和鼽证病因、病机认识的发展。

二、眼针疗法

当代名老中医彭静山（辽宁中医学院）在中医临床中善于运用华佗"观眼识病"法，并经过长期的临床实践观察，体会到眼球上血管形态颜色的变化和脏腑经络的病变有密切关系，于是改进了华佗"观眼识病"的八廓八卦眼睛经区的划分，去掉了命门，发展了三焦的分布部位。经过彭静山教授的改进，眼区八卦与脏腑经络的配应关系见表15-1。

表15-1　眼区八卦与脏腑经络配合表

乾	坎	艮	震	巽	离	坤	兑
肺 大肠	肾 膀胱	上焦	肝 胆	中焦	心 小肠	脾 胃	下焦

这样根据八卦经区血管形态颜色的细微变化就可测知何脏腑何经发生病变及传到何经,并在该区施以针刺而达到治疗目的。这就是彭静山教授在"观眼识病"的基础上独创的"眼针疗法",这无疑是对眼科学说的重大发展,也是对八卦理论实际应用的重大贡献。

彭静山教授说:华佗是用八卦作为代名词,把眼球分成八个经区,以左眼为主,患者仰卧,头向北方,把眼分成八个相等区,从西北起顺时针方向为乾、坎、艮、震、巽、离、坤、兑。左眼的进行序列为顺时针,右眼则把左眼翻转其八卦的进行顺序为逆时针。我们为了便于使用,改为1—8八个数字。(《中国针灸》1988年第6期)

眼区穴位八区十三穴,见图15-2。

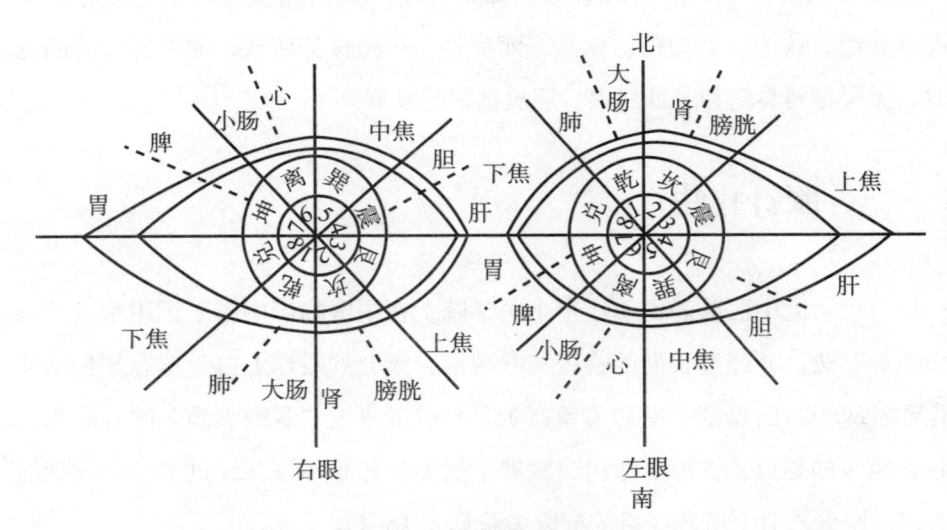

图 15-2 眼区穴位分布图(八区十三穴)

眼针的穴位不另起名,根据"观眼识病"和经络分布的8个经区,穴位在眼眶外一周,距离眼球一横指之外,上眶在眉毛下际,下眶离眼眶边缘0.2寸许,叫作"眼周眶区穴"。

彭敏等在《眼针疗法在临床上的应用概况》(《中国针灸》1988年第6

期）一文中介绍：彭氏对242例中风偏瘫患者进行了临床观察，其中痊愈23.14%，显效38.43%，总有效率达97.52%。张氏观察了200例偏瘫患者，其中脑血栓形成所致偏瘫165例，有效率为89.69%；脑出血所致偏瘫10例，有效率为30%；其他脑栓塞、蛛网膜下腔出血、脑外伤、脑炎后遗症等所致偏瘫共25例，有效率为36%；200例偏瘫的总有效率为80%（$P<0.01$），其中以脑血栓形成所致偏瘫的有效率为最高。李氏对110例肩痛症的患者进行眼针治疗，观察结果总有效率达96.3%。王氏对122例胆石症伴有胆绞痛发作者进行了250人次的眼针治疗，观察其结果，眼针治疗后5分钟内胆绞痛痛止者占62.4%，好转者占35.6%。还有人曾对常见的六种疼痛性疾病共422例做了临床治疗观察，其中对腿痛治疗的有效率为97.6%，肩痛的有效率为96.8%，腰（腿）痛的有效率为96.8%，头痛的有效率为87.4%，胃脘痛、胁痛的有效率为82.6%。422例疼痛性病证的总有效率为92.17%。

综上所述，眼针疗法确为中医针灸临床上一种新的有效的针刺治疗方法，其疗效较高且确切，深受广大中医人士喜欢。

第16章 针灸学说

易学原理在针灸临床中应用的例子颇多，如生成息数法、子午流注法、针灸避忌太一法等，其中以灵龟八法和飞腾八法最为受人推崇，且具有较好的临床效果。

一、灵龟八法

灵龟八法，又名"奇经纳卦法"。灵龟二字起源于《周易》，应用在针灸上始于徐凤著的《针灸大全》。灵龟八法是运用九宫、八卦原理，结合人体奇经八脉气血的汇合，配合八个孔穴及天干地支、河洛数字等，根据阴阳的演变而推出来的按日、时取穴的一种独特治疗针法。九宫八卦与八脉八穴的配合有两首歌诀，见第4章。

这两首歌诀说明了八卦与八穴相通的关系。八卦中每一卦都有代表的数字，这个数字来源于九宫数，谓"戴九履一，左三右七，二四为肩，六八为足，五十而居中"。九宫八卦八穴图，见第4章。

日、时干支与河洛数的配应关系（表16–1和表16–2），《针灸大成》有两首歌诀可以说明，如下。

八法逐日干支歌

甲己辰戌丑未十，乙庚申酉九为期，

丁壬寅卯八成数，戊癸巳午七相宜，

丙辛亥子亦七数，逐日支干即得知。

表16-1　八法逐日干支表

	十	九	八	七	七
天干	甲己	乙庚	丁壬	戊癸	丙辛
地支	辰戌 丑未	申酉	寅卯	巳午	亥子

八法逐时干支歌

甲己子午九宜用，乙庚丑未八无疑，
丙辛寅申七作数，丁壬卯酉六顺知，
戊癸辰戌各有五，巳亥单加四共齐，
阳日除九阴除六，不及零余穴下堆。

表16-2　八法逐时干支表

	九	八	七	六	五	四
天干	甲己	乙庚	丙辛	丁壬	戊癸	
地支	子午	丑未	寅申	卯酉	辰戌	巳亥

灵龟八法的具体运算方法是，将日、时干支的四个代表数字相加，所得总数之和，阳日以九除之，阴日以六除之，所除之余数，按八卦代表的数字去开穴。若无余数，则阳日仍以九计之，阴日仍以六计之。

黄自元说：灵龟八法包含着易学象数的原理。首先，它体现了八卦系统整体观的思想。奇经纳卦图中的经卦呈文王八卦方位，九数按洛书数图排列，文王八卦与洛书数图是象与数的对立统一。而将八会穴分属于文王八卦，是八卦古朴系统整体观思想的运用与发展。其次，日干配数包含着河图数的原理。日干之中，甲己化土，土的成数是十，所以甲己为十。乙庚化金，金的成数是九，所以乙庚为九。丙辛化水，水的成数是六，但以火的成数七表示。因为水火被称为同属先天始生之物，八卦中属于火的离卦，为离中虚，中虚即火中藏有真水，日中有月精之意，所以丙辛亥子不用水六的成数而仍用火七的成数。丁壬化木，木的成数是八，所以丁壬为八。戊癸化火，火的成数是七，所以戊癸为七。日支之中，寅卯属木居东，为成数八。巳午属火居南，为成数七。辰戌丑未属土旺于四季，为成数十。申酉属金居西，为成数九。亥子属水属北，为成数七（理同丙辛）。第三，时干支配数运用了老阳之数的计算原则。从甲或子数至第九数，分别为壬或申，壬与申为老阳之数的代表，任何一个干支的配数总是以该干支到壬申的间隔数的成数来确定（午以后的时支依次同子以后的配数）。例如，天干中从甲到壬，相距数九，故甲配九；乙到壬相距数八，故乙配八，以下依此类推，丙为七，丁为六，戊为五。地支从子到申相距九，故子配九，丑到申相距八，故丑配八，以下依此类推，寅为七，卯为六，辰为五，巳为四。第四，阳日除九，阴日除六，体现了用九、用六的原理。九与六作为奇数与偶数的抽象，最初用于称谓爻性。九为老阳之数，六为老阴之数，阳至九而极，阴至六而变，具有阴阳由生而极的周期涵义。在人体来说，即气血运行一周的全过程。所以灵龟八法用六与九来衡量气血运行情况，气血每日五十营于周身，阳日除九，即用九来衡量阳日之阳气在人体中循环了几周（一个九表示循环了一周），即盛衰了几次。所余之数说明阳气正运行在一个整循环当中的某个地方，而把这个地方定为开穴，这样针灸时就能在阳气最旺盛的地方进行，以充分调动正气抗邪，从而取得最好的疗效。诚如《子午流注针法》所说："每日开穴的时间，即气血生旺之时，可以辨虚实而刺之的最适当的时机。"阴日是阴气主气机，阴日除六，意义与阳日相同。(《医易概论》)

二、飞腾八法

飞腾八法与灵龟八法虽然都是以人体奇经八脉为基础，配合八卦、干支，构成按时开穴的一种针灸疗法，但其运用略有不同。杨继洲著《针灸大成》，将飞腾八法与灵龟八法混为一谈，称灵龟八法图为"灵龟取穴飞腾针图"，徐凤则认为不应混为一谈。

徐凤言：愚谓奇经八脉之法，各不相同，有灵龟八法，阳日除九，阴日除六，十变开合之理，用之得时无不捷效；经用飞腾八法，亦明师所授，故不敢弃，亦载于此，以示后之学者。

"飞腾"二字，取义于飞黄腾达，有简捷、迅速之意。即飞腾八法不论本日干支或逐时干支，只以时辰的天干为主。时辰的天干与八卦、八穴的配合关系见表16-3。

表16-3 天干八卦八穴配合表

八卦	乾	坤	艮	兑	坎	离	震	巽
天干	甲壬	乙癸	丙	丁	戊	己	庚	辛
阴阳	阳	阴	阳	阴	阳	阴	阳	阴
八脉	冲脉	阳跷	阴维	阴跷	带脉	任脉	阳维	督脉
八穴	公孙	申脉	内关	照海	临泣	列缺	外关	后溪

飞腾八法的运用规律，可用如下歌诀表示。

壬甲公孙即是乾，丙居艮上内关然，
戊午临泣生坎水，庚属外关震相连，
辛上后溪装巽卦，乙癸申脉到坤传，
己土列缺南离上，丁居照海兑金全。

若逢时辰在天干为壬甲的取乾卦对应的公孙穴为开穴，逢时辰为乙癸的取坤卦对应的申脉穴为开穴。其余依此类推。

飞腾八法的原理是纳甲说。所谓纳甲者，是以月亮的晦朔盈亏以象八卦，再纳以天干，以此显示八卦消息的学说。东汉人魏伯阳著《周易参同契》，即采用"纳甲"之说以论炼丹之意。而飞腾八法的时辰天干与八卦的结合，正是基于"纳甲"说而确立的。

飞腾八法与灵龟八法的关系，灵龟八法以六十天为一周期，飞腾八法以五天为一周期，两者在同一时辰里所开穴位不同者共638个时辰，相同者共90个（如申子日丁卯时飞腾八以开照海穴，灵龟八法也开照海穴；癸酉日癸亥时，两者都开申脉穴等），若以百分比计算，两法在同一时辰里取穴，穴名不同者占87.5%，相同者占12.5%。又从两者取穴方法来看，飞腾八法与灵龟八法取穴的方法各不同，皆有其独特的依据。飞腾八法着重于"天干"取穴，方法简便；灵龟八法着重于"九宫"数取穴，方法较繁。虽然两者在同一时辰内所开穴位多不相同（如甲子日甲子时，飞腾八法以公孙开穴，灵龟八法以内关开穴等），然而无论采用何穴法，皆能取得疗效，这是两者同异之处，也是值得今后研究与重视之处。(《子午流注传真》)

另外，《此事难知》载有以"纳甲"法作为针灸补泻方法，谓：月晦前后各二日属坤，为癸乙，月缺，无泻；月望前后各二日属乾，为甲壬，月满，无补。初三日至上弦，属震，仰盂，为庚；上弦日至月望，属兑，上缺，为丁；月望日至下弦，属巽，为风，为辛；下弦日至月晦，属艮，纳雨，为丙。

第17章 气功学说

中华气功学是研究人体生命的一门学科，其最重要的应用是在临床医学方面。在第一部中医学经典著作《黄帝内经》中，就已经记载了气功是临床治疗疾病和预防疾病的一种主要方法。

例如，《素问·上古天真论》说："恬淡虚无，真气从之，精神内守，病安从来"，这种养心的方法，是中医气功理论的一个重要原则。在治疗疾病方面，如《灵枢·病传》说："余受九针于夫子，而私览于诸方，或有导引行气，乔摩、灸、熨、刺、饮药之一者，可独守乎，将尽行之乎。"《素问·异法方宜论》说："中央者，其地平以湿，天地所生万物也众，其民食杂不劳，故多痿厥寒热，其治宜导引按跷，故导引按跷者，亦从中求出也。"

这里的"导引行气"，今日即谓之气功。中华气功学在漫长的发展历史过程中，虽然形成了众多的功法派别，但无论哪一种功法，在其形成和发展的过程中无不受易学的影响，其中内丹功法即是以易象为说理工具来阐明内丹功的功理功法。因此，内丹功成为气功的核心功法和最高级功法。

一、内丹气功的理法与易学关系

内丹气功主要是以东汉魏伯阳的《周易参同契》和北宋张伯端的《悟真篇》为理论基础，认为《系辞》所讲"易有太极，是生两仪，两仪生四象，

303

医易启悟

四象生八卦"和《老子》所讲"道生一,一生二,二生三,三生万物"是生生不息的造化之道,故均假借易象来论述内丹修炼的原理。

内丹气功的修炼理法,主要是以《周易》的阴阳、五行、八卦、象数理论进行解说。如内丹功主要是修炼体内的精气神,使后天的精气神返还到先天的精气神,称精、气、神为三味药,修炼时,用意念的力量把精、气、神三味药运送到丹田炉鼎中烹炼,经过一定的烹炼过程,三者相互凝结,最后结成金丹。炼内丹就是运用己身的药物(精气神)来祛病延年,强身益智。

内丹功的修炼过程一般分为四个步骤,又叫四个阶段,即筑基、炼精化气、炼气化神、炼神还虚。所谓筑基,就是祛病补亏,打好练功的基础。祛病补亏,即扶正祛邪,以扶正而达到除邪。所谓扶正,就是达到精、气、神"三全"。具体方法是以神运气,用意念调动精气沿任督二脉上下运行。这样上下反复运转,称为"转河车",是入门功夫。经过一段时间筑基,达到"三全"以后,就可以进入正式炼丹阶段,即炼精化气阶段,被称为初关。

《中和集》论炼精化气谓:(☵)归道,乃水府求玄。丹书云,癸生须急采,望远不堪尝。所谓采者,不采之采,谓之采也。苟实有所采,坎中一画,如何得升?精乃先天至灵之化,因动而有身,身中之至精乃阳也,采者采此也。譬如(☰)乾乃先天至灵,始因一动交坤而成坎,即至灵化元精之象也。坎为水,坎中一画元属乾金,假名水中金。金乃水之母,反居水中,故曰母隐子胎也。采铅消息,难形笔舌,达者观雷在地中,复"先王至日闭关,商旅不行,后不省方"之语,思过半矣。

初关的主要任务是反复烹炼其精,使精化气,取坎填离,故又谓此法为坎离交媾小周天。接着进入第三阶段,炼气化神,称为中关。

《中和集》论述炼气化神谓:(☲)崇释,则离宫修定。丹书云,真土制真铅,真铅制真汞,铅汞归土釜,身心寂不动。斯言尽矣。既得真铅,则真汞何虑乎!不凝炼炁之要,贵乎运动,一阖一辟,一往一来,一升一降,无有停息。始者用意，后则自然，一呼一吸，夺一年之造化，即太上云"玄牝之门，是谓天地根，绵绵若存，用之不勤"。正此义也。达者若于乾坤易之门，与夫复（☷☷）姤（☰☰）之内上留意，炼气之要备矣。

中关的主要任务是反复烹炼其气，使气化神，使离卦成为纯阳乾卦，乾金就是结成的金丹，此法称为乾坤交媾大周天。最后一关称为上关，即炼神还虚，或称炼神合道，达到虚寂合道，自然无为，终见无为而无不为的境界。《中和集》中将初、中、上三关用图表示，见图17-1。

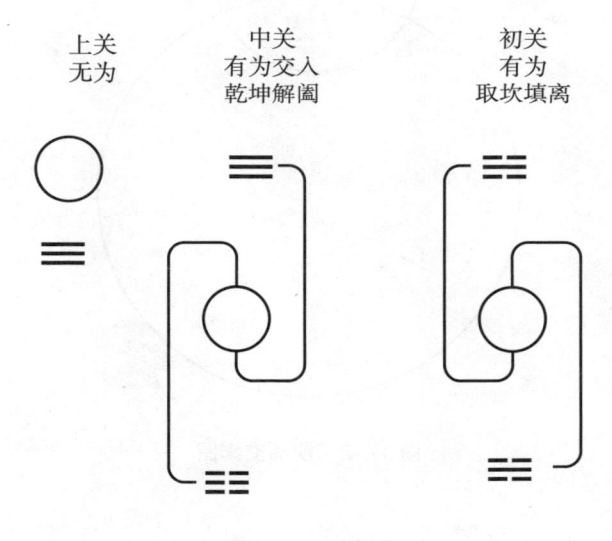

图 17-1 三关图

由图17-1可知，内丹功修炼的方法是进行坎离交媾和乾坤交媾。

何谓坎离交媾？《悟真篇》说："取将坎位心中实，点化离宫腹内阴，从此变成乾健体，潜龙飞跃尽由心。"坎离交媾就是取坎填离，也称水火既济，心肾相交。坎的卦象是（☵），离的卦象是（☲），它们是由乾、坤两卦的中间一爻互换交入而变成。内丹功法认为，父为乾卦，母为坤卦，父母乾坤在交媾成胎之前为先天八卦图像，即乾南坤北，在父母交媾成胎之后，就变成婴儿后天八卦图像，即坎北离南。内丹功的修炼，就是要使其复还原本的先

医易启悟

天八卦图形，才能延年益寿。

元代陈冲素说："坎离交媾（图17-2），亦谓之小周天，在立基百日之内见之。水火升降于中宫，阴阳混合于丹鼎，云收雨散炁结神凝，见此验矣。"（《规中指南》）

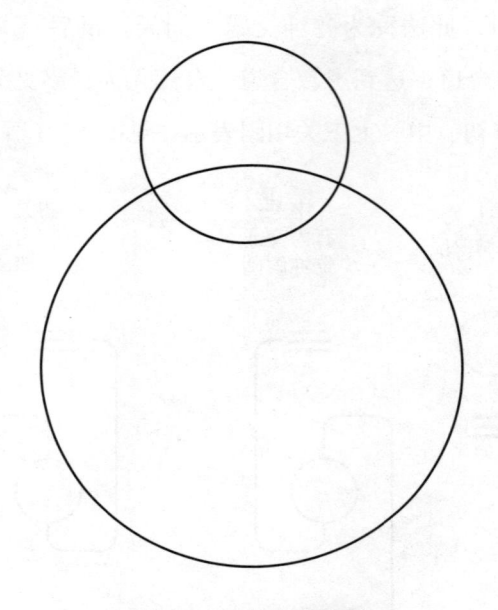

图 17-2　坎离交媾图

追二炁于黄道。

会三性于元宫。

铅龙升，汞虎降，驱二物，勿纵放。（《规中指南》）

何谓乾坤交媾？陈冲素在《规中指南》中也有论述，且图文并茂。

夫乾坤交媾，亦谓之大周天，在坎离交媾之后见之。盖药既生矣，于斯出焉。右诀曰：离从坎下起，兑在鼎中生。离者火也，坎者水也，兑者金也，金者药也。是说也，乃起水中之火，以炼鼎中之药。

庄子云：水中有火乃成大块玉蟾。云一点真阳生坎内，填却离宫之阙，造化无声水中起火，妙在虚危穴。丹阳真人云：水中火发休心景，雪里花开灭意春。其证验如此。夹脊如车轮，四肢如山石，两肾如汤煎，膀胱如火热，一息之间，天机自动，轻轻然运，默默然举，微以意而定息，应造化之枢机，则金木自然混融，水火自然升降，忽然一点大如黎珠，落于黄庭之中。仍用采铅投汞之机，百日之内，结一日之丹也。当此之时，身心混然，与虚空等。大知身之为我，我之为身。亦不知神之为炁，炁之为神，似此造化，非存想，非作为，自然而然，亦不知其所以然。(《规中指南》)

乾坤交媾，炼就纯阳乾体，金丹结成，打通十二经脉和奇经八脉，故身健如仙体，《规中指南》并附图17-3加以说明。

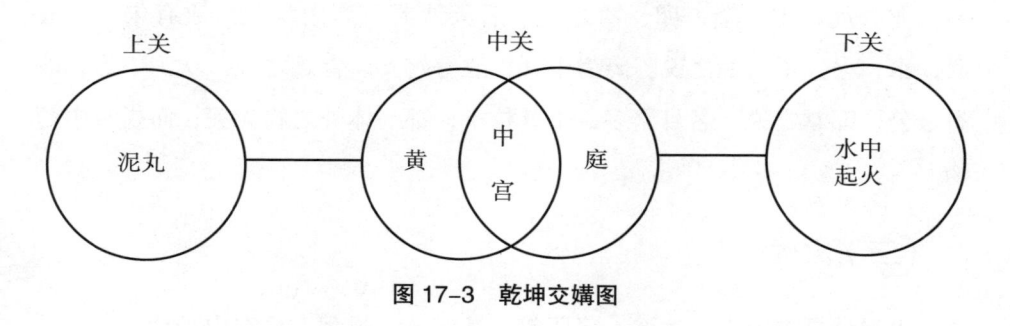

图17-3　乾坤交媾图

二、内丹三要

《还真集》卷上说，"内丹三要：一鼎器，二药物，三火候。"这是内丹气功修炼的三个基本要素，历代内丹修炼者多借用易象原理表达之。

（一）鼎器

鼎器，原指外丹术炼丹的器具，内丹修炼者则借喻丹田为鼎卦，卦象则指乾坤为鼎器。如《悟真篇》说："先把乾坤为鼎器""安炉设鼎法乾坤"，以乾坤两卦代替鼎器，是从卦象而来。乾为首故为鼎，坤为腹故为炉。在内丹功炼周天时，乾坤与鼎炉相配合。

现在一般认为：上丹田在泥丸，中丹田在绛宫，下丹田在肾前脐后间。

（二）药物

内丹气功所称药物指内药，即精、气、神。如《规中指南》说："采药者，采身中之药也。身中之药者，神、炁、精也。"精、气、神三者之间的关系是炼精化气、炼气化神，多用坎离交媾和乾坤交媾表示。不过丹家所言药物，多用坎离卦象表示。如坎代表月、月魄、月光、玉兔、偃月、铅等，离代表日、日魂、日精、汞、日鸟、流珠等。先天八卦，离东坎西，故有青、白、龙、虎、木、金、卯、酉之说。后天八卦，离南坎北，故有朱雀、玄武、水、火、子、午之说。离为中女，故有姹女、青娥之说；坎为中男，故有金公、郎君之说。名目繁多，不胜枚举，都与体外之物无关，而指身中药物。

（三）火候

火候就是进阳火－沐浴－退阴符－沐浴这一过程，这在内丹功法中原属不传之秘，如薛道光在《还丹复命篇》中说："圣人传药不传火，从来火候少人知"；《悟真篇》说："契论丹经讲至真，不将火候著于文。"可见内丹功中最重要的一环就是掌握火候，所以"纵识朱砂与黑铅，不知火候也如闲"。（《悟真篇》）

火候一般是用意念掌握呼吸来完成，进火于子时，退火于午时，整个过程在内丹气功功法中往往用一个月或一年的卦象来表示。如《周易参同契》就是用八卦纳甲和六十卦配合一个月，用十二消息卦配合一年十二个月来表示炼丹的火候。

三日出爽，震受庚西方，八日兑受丁，上弦平如绳，十五乾体就，盛满甲东方。七八道已讫，屈折低下降，十六传受统，巽辛见平明，艮直于丙南，下弦二十三，坤乙三十日，东北丧其明，节尽相禅与，继体复生龙，壬

癸取甲乙，乾坤括始终。(《周易参同契》)

魏伯阳以卦爻的阴阳消长配合月象的晦朔弦望说明火候的情况。

六十卦用，张布为舆。

六十卦，各自有日。

月节有五六，经纬奉日使，兼并为六十，刚来有表里。

朔旦屯直事，至暮蒙当受。昼夜各一卦，用之依次序，既未至晦爽，终则复更始。(《周易参同契》)

这是用六十卦表示一个月，昼夜各一卦，其次序是依据《序卦》而排列。在一月的六十卦中，每日两卦，卦爻自相反对。以卦爻反对，寓火候进退。

朔旦为复，阳气始复，出入无疾，立表微刚，黄钟建子，兆乃滋彰，播施柔暖，黎蒸得常。

临炉施条，开路生光，光曜渐进，日以益长，丑之大吕，结正低昂。

仰以成泰，刚柔并隆，阴阳交接，小往大来，辐辏于寅，进而趋时。

渐列大壮，侠列卯门，榆荚堕落，还归本根，刑德相负，昼夜始分。

夬阴以退，阳升而前，洗濯羽翮，振索宿尘。

乾健盛明，广被四邻，阳始于巳，中而相干。

姤始纪序，履霜最先，井底寒泉，午为蕤宾，宾服于阴，阴为主人。

遯世去位，收敛其精，怀德俟时，栖迟昧冥。

否塞不通，萌者不生，阴伸阳屈，毁伤姓名。

观其权量，察仲秋情，任畜微稚，老枯复荣，荠麦萌蘖，因冒以生。

剥烂肢体，消灭其形，化气既竭，亡失至神。

道穷则反，归乎坤元，恒顺地理，承天布宣。(《周易参同契》)

这是用十二消息卦的卦爻阴阳消长来说日月一年十二个月火候的进退。

第18章 医案举隅

一、中医医案

（一）真阳上脱案

1. 论金道宾真阳上脱之证

金道宾之诊，左尺脉和平，右尺脉如控弦，如贯索，上冲其锐。予为之骇曰：是病枝叶未有害，本实先拨，必得之醉而使内也。曰：诚有之，但已绝欲二年，服人参勘许，迄今诸无所苦，惟闭目转眩，则身非己有，恍若离魂者然，不识可治与否？予曰：可治。再四令疏方，未知方中之意，归语门人，因请立案。予曰：凡人佳冶当前，贾勇以明得意，又助之以曲糵，五脏翻复，宗筋纵弛，百脉动摇，以供一时之乐。不知难为继也。尝有未离女躯，顷刻告殒者矣。是病之有今日者，幸也。绝欲二年，此丈之行可收桑榆者，但不知能之不为乎，抑为之不能乎？不为者，一阳时生，斗柄常运；不能者，相安于无事而已。夫人身之阴阳相抱而不脱，是以百年有常，故阳欲上脱，阴下吸之，不能脱也；阴欲下脱，阳上吸之，不能脱也。病态非一，阴阳时有亢战，旋必两协其平。唯大醉大劳，乱其常度，二气乘之脱离，所争不必其多，即寸中脱出一分，此一分便孤而无偶，便营魄不能自主。治法要在寻其罅漏而缄固之。断鳌立极，炼石补天，非饰说也。若不识病所，而博搜以冀弋获，虽日服人参，徒竭重赀，究鲜实益。盖上脱者，妄见妄闻，有如神灵；下脱者，不见不闻，有如聋聩。上脱者，身轻快而汗多淋漓；下脱者，身重着而肉多青紫。昔有新贵人，马上扬扬得意，未及回寓，一笑而逝者，此上脱也。又有人寝而遭魇，身如被杖，九窍出血者，此下脱也。其有上下一时俱脱者，此则暴而又暴，不多经见者。其有左右相畸而脱者，左从上，右从下，魂升魄降，同例也。但治分新久，药贵引用。新病者，阴阳相乖，补偏救敝，宜用其偏；久病者，阴阳渐入，扶元养正，宜用其平。若久病误以重药投之，转南其竭绝耳。引用之法：上脱者，用七分阳药，三分阴药而夜服，从阴以引其阳；下脱者，用七分阴药，三分阳药而昼服，从阳以引其阴。引之又引，阴阳忽不觉其相抱，虽登高临深无所怨，发表攻里无所伤矣。《经》云：阴平阳秘，精神乃治，正谓此也。善调者，使坎中之真阳上升，则周身之气如冬至一阳初生，便萋葭管飞灰，天地翕然从其阳；使离中之真阴下降，则固身之气如夏至一阴初生，便蜩送应，天地翕然从其阴。是身中原有大药，岂区区草木所能方其万一者耶！

2. 金道宾后案

金道宾前案次年，始见而问治焉，今再伸治法。夫道宾之病，真阳上脱之病也。真阳者，父母媾精时，一点真气结为露水小珠，而成胎之本也。故胎在母腹，先结两岐，即两肾也。肾为水脏，而真阳居于其中，在《易》坎中之阳为真阳，即此义也。真阳既以肾为窟宅，而潜伏水中，凝然不动，嘿与一身相管摄，是以足供百年之用。唯夫纵欲之度，肾水日竭，真阳之面目始露。夫阳者，亲上者也。至于露则魄汗淋漓，目中有光，面如渥丹，其飞扬屑越，孰从把握之哉？所谓神魂飘荡，三年未有宁宇也。故每岁至冬而发，至春转剧。盖无以为冬水收藏之本，无以为春木发生之基。以故腰脊牵强，督脉缩而不舒，且眩掉动摇，有风之象，总繇自伐其生生之根耳。夫生长化收藏之运，有一不称其职，便为不治之症。今奉藏者少，奉生者更少，为不治无疑矣。而仆断为可治者，以有法治之也。且再经寒暑，阴阳有渐入之机，而验之人事，三年间如处绝域，居围城，莫必旦夕之命，得于惩创者必深，夫是以知其可治也。初以煎剂治之，剂中兼用三法：一者以涩固脱，一者以重治怯，一者以补理虚。缘真阳散越于外，如求亡子，不得不多方图之，服之果获大效。于是为外迎之法以导之，更进而治其本焉。治本一法，实有鬼神不觑之机，未可以语言形容者，姑以格物之理明之。畜鱼千头者，必置介类于池中，不则其鱼乘雷雨而冉冉腾散。盖鱼虽潜物，而性乐于动，以介类沉重下伏之物，而引鱼之潜伏不动，同气相求，理通玄奥也。故治真阳之飞腾屑越，不以鼋之类引之下伏，不能也。此义直与奠玄圭而告平成，施八索（八卦）以维地脉，同符合撰。前案中所谓断鳌立极，蚤已言之矣。然此法不可渎也，渎则鱼乱于下矣。其次用半引半收之法，又其次用大封大固之法。封固之法，世虽无传，先贤多有解其旨者。观其命方之名，有云三才封髓丸者，有云金锁正元丹者，封锁真阳不使外越，衰自显然，先得我心之同矣。（《寓意草》）

按：喻嘉言氏精通易学，故能以易论医，议论风发，阐理精微。此以坎离相交论阴阳之相抱，坎离不交论阴阳之相脱而分析病情。又取象比类以论治法及用药，深入浅出，示人以真理，用心苦矣。

（二）两仪阴阳失调案

震泽一妇，产后十余日，延我师金大文诊视，余从。据述新产时，证似虚脱，服温补药数剂，近日变一怪证：左边冷，右边热，一身四肢尽然，前后中分，冷则如冰，热则如炭，鼻亦如之，舌色左白，右黑。师问曰：此是何病？用何方治？余曰：书未曾载，目未曾睹，不知应用何方。师曰：奇证当于无方之书求之。经不云乎？左右者，阴阳之道路也；阴阳者，水火之征兆也。败血阻住阴阳升降道路，不能旋转，阳盛处自热，阴盛处自寒，所以偏热偏寒。用泽兰、楂肉、刘寄奴、苏木、桃仁、琥珀等药两剂，病热减半，继服不应。遂更医杂治，以致不起。由今思之，此证不但血阻，必兼痰

滞。我师见及阻住阴阳升降道路，病源已经识出，特跳不出产后消瘀圈子耳！(录自《沈氏女科辑要》)

按：本案奇特，临床少见。案见阴阳不和，而呈水火冷热之症状，是两仪阴阳同类呈象的典型病例，真耐人寻味也。

(三) 取颜色象案

木工方某，28 岁，1981 年 8 月 21 日来诊。自述 3 年来，每天头面部汗出黏稠如胶状，瞬间变黑，洗擦后须臾复有，四肢、躯体未见，伴尿少色黄。舌淡红苔薄，脉细弱。汗为心液，气不摄纳故汗多；汗出黏稠如胶状为阴虚；色黑属肾。此气阴两虚，治拟滋补心肾为法，用六味地黄汤合生脉散。

熟地黄 12 克　淮山药 9 克　茯苓 9 克　泽泻 9 克　党参 9 克　麦冬 9 克　牡丹皮 6 克　枣皮 6 克　五味子 5 克

进药 3 剂后，汗出减少，汗液稍黏，色淡黄。原方继进 3 剂，诸症悉退。随访半年，未见复发。(录自《中医奇证新编》)

按：北方肾水主黑色。本案虽奇特少见，但在脏象理论指导下，医者断为心肾气阴两虚，以滋肾阴为主，佐以补心，效果颇佳。

(四) 比类取象——见水思尿案

刘某，女，56 岁，职工家属。1975 年 1 月初诊。

患者有高血压病史 10 年，停经 4 年。平素常感头晕头痛，性急易怒，多梦少寐。于 1975 年春节前在水管放水时发生小便不能自控，之后见水思尿频发。平时无尿频、尿急、尿痛，尿常规检查数次无异常发现。查其形体肥胖，面色淡白，舌嫩苔薄白，脉弦缓，两尺细弱。证属肝肾阴虚，肝阳上亢，加之年届八七，肾气早衰，膀胱开阖失职，是以小便不能自控。拟用二仙汤合缩泉丸(汤)加减。

淫羊藿 30 克　仙茅 12 克　肉苁蓉 15 克　巴戟天 12 克　枸杞子 12 克　山药 30 克　益智仁 12 克　菟丝子 30 克　乌药 8 克　珍珠母 20 克　黄柏 10 克

上方先服 3 剂，症状显著减轻，连服 15 剂，基本痊愈。（录自《中医奇证新编》）

按：水尿同类，见水思尿有同声相应之义。水管与尿管同象异物也，故有此条件反射。肝主疏泄，作用犹如水管的水龙头。今肝肾阴虚，肝阳上亢，故疏泄开阖失职。治用滋补肝肾，佐以潜阳镇肝，修整开阖之关，故药到病愈。

（五）五行取象——嗜食黄土案

张某，男，38 岁，工人，1963 年 4 月 10 日就诊。

患者自去年开始患食土证，无其他痛苦，唯不思食，逐渐消瘦，四肢酸重无力。每天必吃黄土块（火炕或灶膛黄土块）三次，每次能食一碗，若不食则觉心里难受，口甜，身沉，口出异味。其面色苍白，精神疲倦，舌质淡，苔白厚而滑，脉弦而有力，寸脉弱。病乃脾运失职，不能制湿，湿郁中焦之故。治宜健脾燥湿，投以独味白术散。

白术 500 克，黄土炒后研为细粉，每日 3 次，每次 6 克，白开水送服。服药期间忌食瓜果、腥冷食物。

服药一剂，诸症悉除，恢复如常人。（录自《中医奇证新编》）

按：脾属土色黄。本案嗜食黄土，说明脾虚失健，故患者索黄土而食，补脾土之虚也。黄土本脾脏五行之象，同类相求也。《灵枢·本脏》说："视其外应，以知其内脏，则知所病矣"，此之谓也。

（六）辨运气，治疫病而神效

雍正癸丑，疫气流行，抚吴使者，嘱叶天士制方救之。叶曰："时毒疠气，必应司天，癸丑湿土气化运行，后天太阳寒水湿寒合德，夹中运之火流行，气交阳光不治，疫气大行，故凡人之脾胃虚者，乃应其疠气，邪从口鼻皮毛而入。病从湿化者，发热目黄，胸满丹疹，泄泻，当察其舌色，或淡白，或舌心干焦者，湿邪犹在气分，甘露消毒丹治之；若壮热旬日不解，神昏谵语斑疹，当察其舌锋干光圆硬，津涸液枯，是寒从火化，邪已入营矣，用神犀丹治之。"

甘露消毒丹方

飞滑石十五两（450克） 淡黄芩十两（300克） 茵陈十一两（330克） 藿香四两（120克） 连翘四两（120克） 石菖蒲六两（180克） 白蔻仁四两（120克） 薄荷四两（120克） 木通五两（150克） 射干四两（120克） 川贝母五两（150克）

生晒研末，每服三钱（9克），开水调下。或神曲糊丸，如弹子大，开水化服亦可。

神犀丹方

犀角尖六两（180克） 生地黄一斤（500克，熬膏） 香豆豉八两（240克，熬膏） 连翘十两（300克） 黄芩六两（180克） 板蓝根九两（270克） 金银花一斤（500克） 金汁十两（300克） 玄参七两（210克） 天花粉四两（120克） 石菖蒲六两（180克） 紫草四两（120克）

用生香豉、金汁捣丸，每丸三钱（9克）重，开水磨服。（录自《续名医类案·疫》）

（七）不辨运气，治暑温兼湿而延缓时日

葛某，男，成年，一个多月来持续高热不退，医前以青霉素、链霉素等不减，继配中药犀角、金银花、连翘辈等亦不效，后经某医院反复检查确诊为伤寒。但因患者拒绝应用氯毒素而不得不再求治于余。审视再三，见其面赤身热，大汗时出，体温40℃，胸满脘痞，咳嗽微喘，下利稀水，小便短

赤，口时渴而不甚渴饮，舌红赤，苔黄滑，脉洪大滑数。反复推敲，思之再三，病起暑令，汗出身热，阳明暑温（兼湿）之证也。然暑伤气阴何如反见下利、胸满脘痞之湿证乎？推之再三，得之癸亥之岁，中运火之不足，火不足则后半年之初往往湿土来复，又值少阳相火在泉之火，主气之湿相兼，故湿火为邪，治之以三石汤加减。

滑石10克　生石膏10克　寒水石10克　杏仁10克　竹茹10克　金银花15克　连翘22克　通草6克

次日往诊，昼夜兼进2剂，体温即降至正常，再服4剂，诸症消失，数日后再去某院检查，已愈。（录自《天人相应与辨证论治》）

二、气功医案

近年来，应用气功治疗疾病已非常广泛，在试用于许多疾病的治疗中时，均取得一定的疗效。在《中华气功学》中搜集了已公开发表的部分临床观察结果，如下。

1. 呼吸系统疾病

气功治疗呼吸系统疾病主要有肺结核、肺气肿和支气管哮喘等。

据上海市第二结核病院等单位报道，应用气功疗法治疗肺结核病296例，总有效率为76%。在伴有空洞的158例中，空洞关闭和缩小的占64%。在痰菌阳性的180例中，痰菌转阴的为61%。

上海市劳动卫生职业病研究所等单位，应用气功疗法治疗肺气肿60例，近期胸痛症状改善率达100%，对膈肌活动和肺功能等也有较明显的改善。

上海市第六人民医院以气功疗法为主，治疗了支气管哮喘129例，总有效率为97%。

2. 消化系统疾病

气功治疗消化系统疾病也取得较好疗效。中国医学科学院等单位，用气